病棟の薬

ナースポケットブックmini

| 監修 |

伊勢雄也

日本医科大学付属病院薬剤部 部長

| 編集 |

林 太祐

日本医科大学多摩永山病院薬剤部
副薬剤部長

Gakken

＜監修＞
伊勢　雄也　日本医科大学付属病院薬剤部　部長

＜編集＞
林　　太祐　日本医科大学多摩永山病院薬剤部　副薬剤部長

＜執筆＞
秋間　莉衣　日本医科大学付属病院薬剤部
市川友紀子　日本医科大学付属病院薬剤部
岩出　佳樹　日本医科大学付属病院薬剤部
岩堀　里奈　日本医科大学付属病院薬剤部
庄司　美侑　日本医科大学付属病院薬剤部
白石　沙貴　日本医科大学付属病院薬剤部
田中　弘人　日本医科大学付属病院薬剤部　主任
中川　由歩　日本医科大学付属病院薬剤部
林　　太祐　前掲
村上　美聖　日本医科大学付属病院薬剤部

はじめに

　看護師の皆さん，一度は薬に関して"ドキリとした，やってしまった"そんな経験があるのではないでしょうか．薬剤によるエラーがヒヤリハット事例の上位を占めるのは，日々看護師の皆さんが行う業務のうち，薬剤に関連したものが多いことを反映しているのだと思います．エラーにはいわゆるうっかりミスのように，努力だけでは防げないものも多くあります．すべての看護行為に常に集中しミスなく取り組むことは限界があり，常に緊張を強いられる医療現場においては，すべてを完璧にこなさなければならないという気持ちはさらなるエラーを惹起する要因になります．

　一方で，薬剤の特徴や危険性を知らなかったから起こってしまった，知っていればもう少し注意したということもあります．とはいえ薬剤は本当に数多くあり，すべてを覚えることも現実的ではありません．注意すべき点がわかっていれば，メリハリのある業務を行うことができるようになり，安定した業務が可能になるかもしれません．

　本書は数ある薬剤の中で，日常的に頻用されるものを中心に看護上の注意点をまとめました．この薬剤は粉砕していいのだっけ？配合変化はあるの？　相互作用は？　投与後注意すべき点や観察ポイントは？　そんな日常の疑問にお答えする本書は，ベテランのあなたが繁忙な夜勤業務の最中にちょっと立ち止まって調べたり，新人のあなたが薬剤の勉強がしたいけど何から手を付けていいかわからない，そんなときそばにいてくれる存在です．

　本書の構成は商品名，一般名，製剤写真，錠剤やカプセルに書いてある記号(刻印)，効能効果，用法用量，重大な副作用，禁忌のほか，その薬において注意すべき点を看護のポイントとしてまとめています．

　本書が業務中の不安を軽減する，まるであなた専用の薬剤師がいるようなそんな存在に本書がなれれば，そんな思いを込めて贈ります．

　最後に，一緒に執筆していただいた日本医科大学付属病院薬剤部の皆さん，最後の最後までご迷惑をかけた(株)Gakkenメディカル出版事業部の黒田周作さんに心からの謝辞をお贈りいたします．

2023年7月

執筆者を代表して

林　太祐

CONTENTS

編集協力：大内ゆみ
カバー・本文デザイン：星子卓也
本文イラスト：日本グラフィックス

凡 例

- 本書は病棟で使用される頻度の高い約560薬剤の情報を絞って掲載しています.
- 章ごとに系統別(薬効別)分類し, さらに機序による分類を行っています.
- 商品名と一般名の目次を掲載していますので, そこから目的の薬剤を探してください.
- 各薬剤には, 商品名, 一般名, 剤形, 製剤写真(掲載されていないものもある), 識別コードを掲載しています.
- 薬剤の情報として, 効能効果, 用法用量, 重大な副作用, 禁忌を掲載し, ナースに必要な看護のポイントを掲載しています.
- 本書に掲載されているアイコンは各々

  👤 妊婦への禁忌薬剤　　🔨 粉砕の注意

  💊 薬物相互作用の注意　　⬤ 血管外漏出に注意

  を示しています.

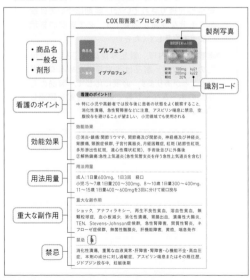

- 商品名
- 一般名
- 剤形

製剤写真

| 商品名 | ブルフェン | BRUFEN Ma.100 |
| 一般名 | イブプロフェン | 顆粒 100mg ky21
顆粒 200mg ky22
顆粒 20% |

識別コード

看護のポイント

看護のポイント!!
→ 特に小児や高齢者では投与後に患者の状態をよく観察すること. 消化性潰瘍, 急性腎障害に注意, アスピリン喘息に禁忌, 空腹投与を避けることが望ましい. 小児領域でも使用される

効能効果

効能効果
①消炎・鎮痛:関節リウマチ, 関節痛及び関節炎, 神経痛及び神経炎, 背腰痛, 頸肩腕症候群, 子宮付属器炎, 月経困難症, 紅斑(結節性紅斑, 多形滲出性紅斑, 遠心性環状紅斑), 手術後並びに外傷後
②解熱鎮痛:急性上気道炎(急性気管支炎を伴う急性上気道炎を含む)

用法用量

用法用量
成人:1日量600mg, 1日3回 経口
小児:5～7歳1日量200～300mg, 8～10歳1日量300～400mg,
11～15歳1日量400～600mgを3回に分けて経口投与

重大な副作用

重大な副作用
ショック, アナフィラキシー, 再生不良性貧血, 溶血性貧血, 無顆粒球症, 血小板減少, 消化性潰瘍, 胃腸出血, 潰瘍性大腸炎, TEN, Stevens-Johnson症候群, 急性腎不全, 間質性腎炎, ネフローゼ症候群, 無菌性髄膜炎, 肝機能障害, 黄疸, 喘息発作

禁忌

禁忌 👤
消化性潰瘍, 重篤な血液異常・肝障害・腎障害・心機能不全・高血圧症, 本剤の成分に対し過敏症, アスピリン喘息またはその既往症, ジドブジン投与中, 妊娠後期

使用上の注意

● 本書を活用される際に以下の点にご注意ください.

● 本書の記述内容の文責は，監修・編集・著者ならびに出版社にありますが，医薬品の詳細については，該当医薬品の最新の添付文書〔電子化された添付文書(以下，電子添文)〕を十分にご確認ください.

● 用法用量については，特に記載のない場合は成人への投与を示しています.

● 用量は年齢や症状によって増減されることがあります．また妊婦・授乳婦，小児への投与の安全性が確立されていない薬剤については投与に十分な注意が必要です．必ず医師の指示に従って投与してください.

● 本書の記載内容，製品写真は2023年5月現在のものです．製品は改良等のため写真と異なることがあります．必要に応じて，製品の発売元のホームページ等で最新の情報を確認してください.

解熱鎮痛薬

〔共通の注意〕
・消化性潰瘍がある場合悪化する恐れがある
・リン系アレルギー，アスピリン喘息患者に禁忌

ピリン系解熱鎮痛薬-ピラゾロン系（ピリン系）

商品名	**スルピリン**
一般名	**スルピリン水和物** 　　注 250mg 注 500mg

看護のポイント!!

➡ 特に小児や高齢者では投与後に患者の状態をよく観察すること．ピリン系アレルギー歴は禁忌である．経口摂取可能な患者には原則使用しない

効能効果

他の解熱剤では効果が期待できないか，あるいは他の解熱剤の投与が不可能な場合の緊急解熱

用法用量

1回250mg，症状により最大500mgまで．1日2回まで皮下注・筋注

重大な副作用

ショック，TEN，Stevens-Johnson症候群，剝脱性皮膚炎，再生不良性貧血，無顆粒球症，黄疸，急性腎不全

禁忌

本剤の成分またはピラゾロン系化合物に対し過敏症の既往歴，先天性G-6PD欠乏症，消化性潰瘍，重篤な血液異常・肝障害・腎障害・心機能不全，アスピリン喘息またはその既往歴

非ピリン系解熱鎮痛薬−アニリン系

商品名	**アセリオ**
一般名	アセトアミノフェン　注 1000mg/100mL

看護のポイント!!

➡ 小児から高齢者まで比較的安全に使用できることから，広く用いられている

アレルギー，皮膚障害，肝障害には注意．小児では過度の解熱に注意

特に小児や高齢者では投与後に患者の状態をよく観察すること

配合変化注意!!

➡ 他剤と配合せず，ルートも単独が望ましい

投与速度注意!!

➡ 15分（早すぎても遅すぎても不可）

効能効果

経口製剤および坐剤の投与が困難な場合における疼痛および発熱

用法用量

1回300〜1000mg，投与間隔は4〜6時間以上とし，1日最大4000mg．体重50kg未満は15mg/kg，1日最大60mg/kg．2歳以上の小児は1回10〜15mg/kg，1日最大60mg/kg，4〜6時間ごと．2歳未満の幼児は1回7.5mg/kg，1日最大30mg/kg，4〜6時間ごと

静注

重大な副作用

ショック，アナフィラキシー，TEN，Stevens-Johnson症候群，

急性汎発性発疹性膿疱症，喘息発作の誘発，劇症肝炎，肝機能障害，黄疸，顆粒球減少症，間質性肺炎，間質性腎炎，急性腎障害，薬剤性過敏症症候群

禁忌

消化性潰瘍，重篤な血液異常・肝障害・腎障害・心機能不全，本剤の成分に対し過敏症，アスピリン喘息またはその既往歴

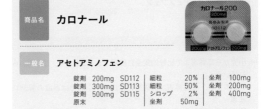

商品名	**カロナール**

一般名	アセトアミノフェン

錠剤	200mg	SD112	細粒	20%	坐剤	100mg
錠剤	300mg	SD113	細粒	50%	坐剤	200mg
錠剤	500mg	SD115	シロップ	2%	坐剤	400mg
原末			坐剤	50mg		

看護のポイント!!

➡ 小児から高齢者まで比較的安全に使用できることから，広く用いられている．特に小児や高齢者では投与後に患者の状態をよく観察すること．アレルギー，皮膚障害，肝障害には注意

効能効果

〈錠剤・原末・細粒〉
各種疾患及び症状における鎮痛
下記疾患の解熱・鎮痛
急性上気道炎（急性気管支炎を伴う急性上気道炎を含む）
〈全製剤共通〉
小児科領域における解熱・鎮痛

用法用量

〈経口投与〉成人 1回300〜1000mg，投与間隔は4〜6時間以上とし，年齢，症状により適宜増減（1日総量4000mgを限度）
小児 1回10〜15mg/kg，投与間隔は4〜6時間以上とし，年齢，症状により適宜増減（1日総量60mg/kgを限度），ただし成人の用量を超えない
〈坐剤(小児用)〉1回10〜15mg/kg，投与間隔は4〜6時間以上とし，年齢，症状により適宜増減（1日総量60mg/kgを限度）

重大な副作用

ショック，アナフィラキシー，TEN，Stevens-Johnson症候群，急性汎発性発疹性膿疱症，喘息発作の誘発，劇症肝炎，肝機能障害，黄疸，顆粒球減少症，間質性肺炎，間質性腎炎，急性腎障害，薬剤性過敏症症候群

禁忌

消化性潰瘍，重篤な血液異常・肝障害・腎障害・心機能不全，本剤の成分に対し過敏症の既往歴，アスピリン喘息またはその既往歴

COX阻害薬-フェナム酸

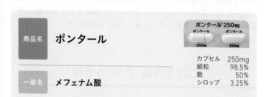

商品名	ポンタール	ポンタール 250mg
一般名	メフェナム酸	カプセル　250mg 細粒　98.5% 散　50% シロップ　3.25%

看護のポイント!!

➡ 小児のインフルエンザの患者には用いない．特に小児や高齢者では投与後に患者の状態をよく観察すること．消化性潰瘍，急性腎障害などに注意．アスピリン喘息に禁忌．空腹投与を避けることが望ましい

効能効果

〈カプセル・細粒・散〉
①手術後及び外傷後の炎症及び腫脹の緩解
②変形性関節症，腰痛症，症候性神経痛，頭痛（他剤が無効な場合），副鼻腔炎，月経痛，分娩後疼痛，歯痛
〈全製剤共通〉
③急性上気道炎の解熱・鎮痛

用法用量

〈カプセル・細粒・散〉
①, ②：成人 1回500mg, その後6時間毎に1回250mg
③：成人 1回500mg, 1日1500mgまで, 小児 1回6.5mg/kg 頓用, 1日2回まで 経口

重大な副作用

ショック, アナフィラキシー, 溶血性貧血, 無顆粒球症, 骨髄形成不全, TEN, Stevens-Johnson症候群, 急性腎障害, ネフローゼ症候群, 間質性腎炎, 消化性潰瘍, 大腸炎, 劇症肝炎, 肝機能障害, 黄疸

禁忌

消化性潰瘍, 重篤な血液異常・肝障害・腎障害・心機能不全, 本剤の成分に対し過敏症の既往歴, アスピリン喘息またはその既往歴, 重篤な高血圧症, 過去に本剤により下痢, 妊娠末期

COX阻害薬-アリール酢酸

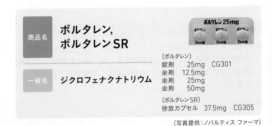

商品名	ボルタレン, ボルタレンSR
一般名	ジクロフェナクナトリウム

（ボルタレン）
錠剤　　25mg　CG301
坐剤　　12.5mg
坐剤　　25mg
坐剤　　50mg

（ボルタレンSR）
徐放カプセル　37.5mg　CG305

（写真提供：ノバルティス ファーマ）

看護のポイント!!

➡ インフルエンザの患者には用いない. 特に小児や高齢者では投与後に患者の状態をよく観察すること. 消化性潰瘍, 急性腎障害などに注意. アスピリン喘息に禁忌. 空腹投与を避けることが望ましい. 抗炎症, 鎮痛作用は他のNSAIDsと比較して強い

効能効果

関節リウマチ, 変形性関節症, 腰痛症, 肩関節周囲炎, 頸肩腕症候群, 手術ならびに抜歯後（錠・坐）, 急性上気道炎の鎮痛・消炎（錠・坐）

用法用量

内服　錠剤：1回25 mg, 1日3回, 最大100mg　経口
徐放カプセル：1回37.5mg, 1日2回　経口
坐剤：1回25〜50mg, 1日2回まで　挿門

重大な副作用

ショック（胸内苦悶, 冷汗, 呼吸困難, 四肢冷却, 血圧低下, 意識障害等）, アナフィラキシー（蕁麻疹, 血管浮腫, 呼吸困難等）, 出血性ショックまたは穿孔を伴う消化管潰瘍, 消化管の狭窄・閉塞（消化管の潰瘍に伴い, 狭窄・閉塞があらわれることがある）, 再生不良性貧血, 溶血性貧血, 無顆粒球症, 血小板減少, TEN, Stevens-Johnson症候群, 紅皮症（剥脱性皮膚炎）, 急性腎不全（間質性腎炎, 腎乳頭壊死等）, ネフローゼ症候群, 重症喘息発作（アスピリン喘息）, 間質性肺炎, うっ血性心不全, 心筋梗塞, 無菌性髄膜炎（項部硬直, 発熱, 頭痛, 悪心・嘔吐, 意識混濁等）, 重篤な肝障害（劇症肝炎, 広範な肝壊死等）, 急性脳症（特に, かぜ様症状に引き続き, 激しい嘔吐, 意識障害, 痙攣等の異常が認められた場合には, ライ症候群の可能性を考慮すること）, 横紋筋融解症（急激な腎機能悪化を伴うことがある）, 脳血管障害

禁忌

消化性潰瘍, 重篤な血液異常・肝障害・腎障害・高血圧症・心機能不全, 本剤の成分に対し過敏症の既往歴, アスピリン喘息またはその既往歴, 妊婦または妊娠している可能性, トリアムテレン投与中, インフルエンザの臨床経過中の脳炎・脳症の患者（錠・坐）

COX阻害薬-アリール酢酸（ピラノ酢酸系）

商品名	ハイペン, オステラック

 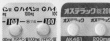

一般名	エトドラク				
		（ハイペン）		（オステラック）	
		錠剤　100mg	@116	錠剤　100mg	AK441
		錠剤　200mg	@117	錠剤　200mg	AK451

看護のポイント!!

➡ COX2選択性が高いため他のCOX阻害薬よりは消化性潰瘍などのリスクは多少低いが注意は怠らない．消化性潰瘍，急性腎障害などに注意．アスピリン喘息に禁忌．空腹投与を避けることが望ましい．

効能効果

①消炎・鎮痛：関節リウマチ，変形性関節症，腰痛症，肩関節周囲炎，頸腕症候群，腱鞘炎
②手術後並びに外傷後の消炎・鎮痛

用法用量

1日量400mg，1日2回，朝・夕食後　経口（年齢，症状により適宜増減）
他の消炎鎮痛剤との併用を避ける．高齢者では少量（例：200mg/日）から開始し慎重に投与

重大な副作用

ショック，アナフィラキシー，消化性潰瘍（穿孔を伴うことがある），Stevens-Johnson症候群，TEN，汎血球減少，溶血性貧血，無顆粒球症，血小板減少，腎不全，肝機能障害，黄疸，うっ血性心不全，好酸球性肺炎，間質性肺炎

禁忌

消化性潰瘍，重篤な血液異常・肝障害・腎障害・心機能不全・高血圧症，本剤の成分に対し過敏症，アスピリン喘息またはその既往歴，妊娠後期の女性

COX阻害薬-プロピオン酸

商品名	**ブルフェン**	

| 一般名 | イブプロフェン | 錠剤 100mg ky21
錠剤 200mg ky22
顆粒 20% |

看護のポイント!!

→ 特に小児や高齢者では投与後に患者の状態をよく観察すること. 消化性潰瘍, 急性腎障害などに注意. アスピリン喘息に禁忌. 空腹投与を避けることが望ましい. 小児領域でも使用される

効能効果

①消炎・鎮痛:関節リウマチ, 関節痛及び関節炎, 神経痛及び神経炎, 背腰痛, 頸腕症候群, 子宮付属器炎, 月経困難症, 紅斑 (結節性紅斑, 多形滲出性紅斑, 遠心性環状紅斑), 手術後並びに外傷後
②解熱鎮痛:急性上気道炎 (急性気管支炎を伴う急性上気道炎を含む)

用法用量

成人:1日量600mg, 1日3回 経口
小児:5〜7歳 1日量200〜300mg, 8〜10歳 1日量300〜400mg, 11〜15歳 1日量400〜600mgを3回に分けて経口投与

重大な副作用

ショック, アナフィラキシー, 再生不良性貧血, 溶血性貧血, 無顆粒球症, 血小板減少, 消化性潰瘍, 胃腸出血, 潰瘍性大腸炎, TEN, Stevens-Johnson症候群, 急性腎障害, 間質性腎炎, ネフローゼ症候群, 無菌性髄膜炎, 肝機能障害, 黄疸, 喘息発作

禁忌

消化性潰瘍, 重篤な血液異常・肝障害・腎障害・心機能不全・高血圧症, 本剤の成分に対し過敏症, アスピリン喘息またはその既往歴, ジドブジン投与中, 妊娠後期

商品名	**ロピオン**	
一般名	**フルルビプロフェンアキセチル**	注　50mg

看護のポイント!!

→ 特に小児や高齢者では投与後に患者の状態をよく観察すること．消化性潰瘍，急性腎障害などに注意．アスピリン喘息に禁忌

投与速度注意!!

→ できるだけゆっくりと（1分間以上かけて）静注．生食液や5％ブドウ糖液に混合して点滴静注も可
DEHP含有の輸液セットは用いない（DEHPフリーを用いる）

効能効果

術後，各種がんによる鎮痛

用法用量

1回50mg
1日数回　静脈注射

重大な副作用

ショック，アナフィラキシー，急性腎障害，ネフローゼ症候群，胃腸出血，痙攣，喘息発作，TEN，Stevens-Johnson症候群，剥脱性皮膚炎，（類薬）再生不良性貧血

禁忌　

消化性潰瘍，重篤な血液異常・肝障害・腎障害・心機能不全・高血圧症，本剤の成分に対し過敏症，アスピリン喘息またはその既往歴，エノキサシン水和物・ロメフロキサシン・ノルフロキサシン・プルリフロキサシンの投与中，妊娠後期

商品名	**ナイキサン**
一般名	ナプロキセン

錠剤　100mg　TA124

看護のポイント!!

→ 特に小児や高齢者では投与後に患者の状態をよく観察すること．消化性潰瘍，急性腎障害などに注意．アスピリン喘息に禁忌．空腹投与を避けることが望ましい

効能効果

①消炎，鎮痛，解熱：関節リウマチ，変形性関節症，痛風発作，強直性脊椎炎，腰痛症，肩関節周囲炎，頸肩腕症候群，腱炎・腱鞘炎，月経困難症，帯状疱疹，歯科・口腔外科領域における抜歯後並びに小手術後
②外傷後並びに手術後の消炎，鎮痛

用法用量

1回100〜200mg
1日2〜3回　経口
初回最大は300〜600mg

重大な副作用

ショック，PIE症候群，Stevens-Johnson症候群，胃腸出血，潰瘍，再生不良性貧血，溶血性貧血，無顆粒球症，血小板減少，糸球体腎炎，間質性腎炎，腎乳頭壊死，ネフローゼ症候群，腎不全，表皮水疱症，表皮壊死，多形性紅斑，胃腸穿孔，大腸炎，劇症肝炎，聴力障害，視力障害，無菌性髄膜炎，血管炎

禁忌

消化性潰瘍，重篤な血液異常・肝障害・腎障害・心機能不全・高血圧症，本剤の成分または他の非ステロイド性消炎鎮痛剤に対し過敏症，アスピリン喘息またはその既往歴，妊娠後期

商品名	ロキソニン	
一般名	ロキソプロフェン ナトリウム水和物	錠剤　60mg　SANKYO157 細粒　10%

看護のポイント!!

➡ 特に小児や高齢者では投与後に患者の状態をよく観察すること，消化性潰瘍，急性腎障害などに注意．アスピリン喘息に禁忌．空腹投与を避けることが望ましい

効能効果

①消炎・鎮痛・解熱：関節リウマチ，変形性関節症，腰痛症，肩関節周囲炎，頸肩腕症候群，術後の歯痛，②急性上気道炎の解熱，鎮痛

用法用量

1回60mg，1日3回　経口

重大な副作用

ショック，アナフィラキシー，血圧低下，蕁麻疹，喉頭浮腫，呼吸困難，無顆粒球症，白血球減少，溶血性貧血，再生不良性貧血，血小板減少，中毒性表皮壊死融解症（Toxic Epidermal Necrolysis，TEN）皮膚粘膜眼症候群，Stevens-Johnson症候群，多形紅斑，急性腎障害，ネフローゼ症候群，間質性腎炎，高カリウム血症，うっ血性心不全，間質性肺炎，発熱，咳嗽，胸部X線異常，好酸球増多，消化管出血，重篤な消化性潰瘍，吐血，下血，血便，消化管穿孔，心窩部痛，腹痛，小腸潰瘍，大腸潰瘍，小腸狭窄，小腸閉塞，大腸狭窄，大腸閉塞，悪心，嘔吐，腹部膨満，劇症肝炎，肝機能障害，黄疸，AST上昇，ALT上昇，γ-GTP上昇，喘息発作，急性呼吸障害，無菌性髄膜炎，頭痛，項部硬直，意識混濁，横紋筋融解症，筋肉痛，脱力感，CK上昇，血中ミオグロビン上昇，尿中ミオグロビン上昇

禁忌

消化性潰瘍，重篤な血液異常・肝機能障害・腎機能障害・心機能不全，本剤の成分に対し過敏症，アスピリン喘息，妊娠後期

COX阻害薬-オキシカム系

商品名	**モービック**	

一般名	メロキシカム	錠剤 5mg C5 錠剤 10mg C10

看護のポイント!!

➡ 特に小児や高齢者では投与後に患者の状態をよく観察すること. 消化性潰瘍, 急性腎障害などに注意. アスピリン喘息に禁忌. 空腹投与を避けることが望ましい

COX2選択性が高いためCOX阻害薬よりは消化性潰瘍などのリスクは多少低いが注意は怠らないこと

効能効果

消炎・鎮痛：関節リウマチ, 変形性関節症, 腰痛症, 肩関節周囲炎, 頸肩腕症候群

用法用量

1回10〜15mgまで, 1日1回, 食後 経口

重大な副作用

消化性潰瘍（穿孔を伴うことがある）, 吐血, 下血等の胃腸出血, 大腸炎, 喘息, 急性腎障害, 無顆粒球症, 血小板減少, Stevens-Johnson症候群, 中毒性表皮壊死症, 水疱, 多形紅斑, ショック, アナフィラキシー, 血管浮腫, 肝炎, 重篤な肝機能障害, 再生不良性貧血, 骨髄機能抑制, ネフローゼ症候群

禁忌

消化性潰瘍, 重篤な血液異常・肝機能障害・腎機能障害・心機能不全・高血圧症, 本剤の成分, サリチル酸塩（アスピリン等）または他の非ステロイド性消炎鎮痛剤に対して過敏症の既往歴, アスピリン喘息（非ステロイド性消炎鎮痛剤等による喘息発作の誘発）またはその既往歴, 妊婦または妊娠している可能性

COX阻害薬−非ステロイド性消炎・鎮痛剤 (シクロオキシゲナーゼ-2選択的阻害剤)

商品名	**セレコックス**

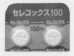

一般名	**セレコキシブ**

錠剤 100mg 214
錠剤 200mg 215

(写真提供：ヴィアトリス)

看護のポイント!!

➡ 消化性潰瘍，急性腎障害などに注意．アスピリン喘息に禁忌．空腹投与を避けることが望ましい
COX2選択性が高いためCOX阻害薬よりは消化性潰瘍などのリスクは多少低いが注意は怠らないこと

効能効果

消炎・鎮痛：①関節リウマチ，②変形性関節症，腰痛症，肩関節周囲炎，頸肩腕症候群，腱・腱鞘炎，③手術後，外傷後並びに抜歯後

用法用量

①：成人 1回100〜200mg，1日2回朝・夕食後　経口
②：成人 1回100mg，1日2回朝・夕食後　経口
③：成人 初回のみ400mg，2回目以降は1回200mg，投与間隔は6時間以上あけること，頓用の場合は初回のみ400mg，以降は200mgを6時間以上あける，1日2回　経口

重大な副作用

ショック，アナフィラキシー，消化性潰瘍，消化管出血，消化管穿孔，心筋梗塞，脳卒中，心不全，うっ血性心不全，肝不全，肝障害，肝機能障害，黄疸，再生不良性貧血，汎血球減少症，無顆粒球症，急性腎障害，間質性腎炎，TEN，Stevens-Johnson症候群，多形紅斑，急性汎発性発疹性膿疱症，剝脱性皮膚炎，間質性肺炎

禁忌

本剤の成分またはスルホンアミドに対し過敏症の既往歴，アスピリン喘息またはその既往歴，消化性潰瘍，重篤な肝障害・腎障害・心機能不全，冠動脈バイパス再建術の周術期，妊娠末期

14

生物組織抽出液

商品名	**ノイロトロピン**
一般名	ワクシニアウイルス接種家兎炎症皮膚抽出液

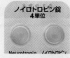

錠剤　4単位　　Z111
注　　1.2単位
注　　3.6単位

看護のポイント!!

➡ 効果はシャープではなく発現も遅いため患者説明の際は注意

配合変化注意!!

➡ ジアゼパムと混注すると沈殿を生じる

効能効果

①錠：帯状疱疹後神経痛，腰痛症，頸肩腕症候群，肩関節周囲炎，変形性関節症
②注：腰痛症，頸肩腕症候群，症候性神経痛，皮膚疾患（湿疹・皮膚炎，蕁麻疹）に伴うそう痒，アレルギー性鼻炎

用法用量

①：1回8単位，1日2回　経口
②：1回3.6単位，1日1回　静注/筋注/皮下注

重大な副作用

ショック，アナフィラキシー，肝機能障害，黄疸

禁忌

本剤に対し過敏症の既往歴

神経障害性疼痛治療薬

疼痛治療薬（神経障害性疼痛・線維筋痛症に伴う疼痛）

商品名	リリカ
一般名	プレガバリン

カプセル	25mg	PGN25
カプセル	75mg	PGN75
カプセル	150mg	PGN150
OD錠	25mg	PTLY25
OD錠	75mg	PTLY75
OD錠	150mg	PTLY150

（写真提供：ヴィアトリス）

看護のポイント!!

➡ めまい，傾眠，意識消失が現れることがあるため注意．特に開始時・増量時，高齢者，腎機能低下患者で現れやすい
急な中止により不眠，悪心，頭痛，下痢，不安，多汗症等の離脱症状に注意

効能効果

①神経障害性疼痛
②線維筋痛症に伴う疼痛

用法用量

①：成人 初期用量150mg，1日2回 経口，1週間以上かけて1日用量300mgまで漸増，1日最高投与量600mg，いずれも1日2回 経口
②：成人 初期用量150mg，1日2回 経口，1週間以上かけて1日用量300mgまで漸増，300mg〜450mgで維持，1日最高用量は450mg，いずれも1日2回 経口

重大な副作用

めまい，傾眠，意識消失，心不全，肺水腫，横紋筋融解症，腎不全，血管浮腫，低血糖，間質性肺炎，ショック，アナフィラキシー，Stevens-Johnson症候群，多形紅斑，劇症肝炎，肝機能障害

禁忌

本剤の成分に対し過敏症の既往歴

末梢性神経障害性疼痛治療薬

| 商品名 | タリージェ | |

| 一般名 | ミロガバリンベシル酸塩 | 錠剤 2.5mg / OD錠 2.5mg
錠剤 5mg / OD錠 5mg
錠剤 10mg / OD錠 10mg
錠剤 15mg / OD錠 15mg |

看護のポイント!!

→ めまい，傾眠，意識消失が現れることがあるため注意．特に開始時・増量時，高齢者，腎機能低下患者で現れやすい
急な中止により不眠，悪心，頭痛，下痢，不安，多汗症等の離脱症状に注意

効能効果

末梢性神経障害性疼痛

用法用量

1回2.5〜15mg，1日2回　経口，徐々に増量

重大な副作用

めまい，傾眠，意識消失，肝機能障害

禁忌

本剤の成分に対し過敏症の既往歴

睡眠薬

非ベンゾジアゼピン系

商品名	**マイスリー**
一般名	ゾルピデム酒石酸塩

マイスリー 5mg　マイスリー 5mg
★ ★ ★　入眠剤　★ ★ ★

錠剤　　5mg　601
錠剤　10mg　631

看護のポイント!!

➡ 呼吸抑制，ふらつき，転倒転落，せん妄悪化の副作用に注意

服用間隔注意!!

➡ 就寝直前に服用させる．また依存性あり，使用はできる限り短期間とすること

効能効果

不眠症（統合失調症及び躁うつ病に伴う不眠症は除く）

用法用量

1回5～10mg
1日1回，就寝直前　経口

重大な副作用

依存性，離脱症状，精神症状，意識障害，一過性前向性健忘，もうろう状態，睡眠随伴症状（夢遊症状等），呼吸抑制，肝機能障害，黄疸

禁忌

本剤の成分に対し過敏症の既往歴，重篤な肝障害，重症筋無力症，急性閉塞隅角緑内障，本剤により睡眠随伴症状（夢遊症状等）として異常行動を発現したことがある患者

〈警告〉
本剤の服用後に，もうろう状態，睡眠随伴症状（夢遊症状等）があ

らわれることがある．また，入眠までの，あるいは中途覚醒時の出来事を記憶していないことがあるので注意すること

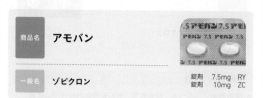

商品名	**アモバン**		
一般名	ゾピクロン	錠剤 7.5mg	RY
		錠剤 10mg	ZC

看護のポイント!!

➡ 呼吸抑制，ふらつき，転倒転落，せん妄悪化の副作用に注意
翌日苦味を感じることがある

服用間隔注意!!

➡ 就寝直前に服用させる．また依存性あり，使用はできる限り短期間とすること

効能効果

①不眠症
②麻酔前投薬

用法用量

①1回7.5～10mg　10mgまで1日1回，就寝前　経口　適宜増減
②1回7.5～10mg, 10mgまで, 1日1回, 就寝前または手術前　経口, 適宜増減

重大な副作用

依存性，呼吸抑制，肝機能障害，精神症状，意識障害，一過性前向性健忘，もうろう状態，アナフィラキシー，睡眠随伴症状（夢遊症状等）

禁忌

本剤の成分またはエスゾピクロンに対し過敏症の既往歴，重症筋無力症，急性閉塞隅角緑内障，本剤により睡眠随伴症状（夢遊症状等）として異常行動を発現したことがある

商品名	ルネスタ	
一般名	エゾピクロン	錠剤　1mg 錠剤　2mg 錠剤　3mg

看護のポイント!!

➡ 呼吸抑制，ふらつき，転倒転落，せん妄悪化の副作用に注意

服用間隔注意!!

➡ 就寝直前に服用させる．また依存性あり，使用はできる限り短期間とすること

効能効果

不眠症

用法用量

1回2mg，最大3mgまで
高齢者は1回1mg，最大2mgまで
1日1回，就寝前　経口

重大な副作用

ショック，アナフィラキシー，依存性，呼吸抑制，肝機能障害，精神症状，意識障害，一過性前向性健忘，もうろう状態，睡眠随伴症状（夢遊症状等）

禁忌

本剤の成分またはゾピクロンに対し過敏症の既往歴，重症筋無力症，急性閉塞隅角緑内障

ベンゾジアゼピン系-超短時間作用型

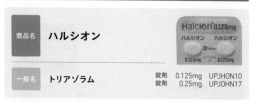

商品名	**ハルシオン**	
一般名	トリアゾラム	錠剤　0.125mg　UPJHON10 錠剤　0.25mg　UPJOHN17

看護のポイント!!

➡ ベンゾジアゼピン系薬とよばれ，作用は強力だが依存性，せん妄悪化，転倒転落といった症状が起こることがあり，濫用は慎む

服用間隔注意!!

➡ 就寝直前に服用させる．また依存性あり，使用はできる限り短期間とすること

効能効果

不眠症

用法用量

0.25mg，最大0.5mg
高齢者0.125mg，最大0.25mgまで
1日1回，就寝前　経口

重大な副作用

依存，精神症状，呼吸抑制，一過性前向性健忘，もうろう状態，アナフィラキシー，睡眠随伴症状（夢遊症状等），肝炎，肝機能障害，黄疸

禁忌

本剤に対し過敏症の既往歴，急性閉塞隅角緑内障，重症筋無力症
次の薬剤を投与中：イトラコナゾール，ボサコナゾール，フルコナゾール，ホスフルコナゾール，ボリコナゾール，ミコナゾール，HIVプロテアーゼ阻害剤（アタザナビル硫酸塩，ダルナビル エタノール付加物，ホスアンプレナビルカルシウム水和物，リトナビル，ロピナビル・リトナビル），ニルマトレルビル・リトナビル，エンシトレルビル フマル酸，コビシスタット含有製剤，エファビレンツ
本剤により睡眠随伴症状（夢遊症状等）として異常行動を発現したことがある

21

ベンゾジアゼピン系－短時間作用型

商品名	デパス

一般名	エチゾラム

錠剤	0.25mg	YDP025
錠剤	0.5mg	YDP0.5
錠剤	1mg	YDP1
細粒	1%	

看護のポイント!!

➡ ベンゾジアゼピン系薬とよばれ，作用は強力だが依存性，せん妄悪化，転倒転落といった症状が起こりやすく，濫用は慎む

服用間隔注意!!

➡ 睡眠障害では就寝直前に服用させる．また依存性あり，使用はできる限り短期間とすること

効能効果

①神経症における不安・緊張・抑うつ・神経衰弱症状・睡眠障害
②うつ病における不安・緊張・睡眠障害
③心身症（高血圧症，胃・十二指腸潰瘍）における身体症候ならびに不安・緊張・抑うつ・睡眠障害
④統合失調症における睡眠障害
⑤次記疾患における不安・緊張・抑うつ及び筋緊張：頸椎症，腰痛症，筋収縮性頭痛

用法用量

〈神経症，うつ病〉1日3mg，1日3回　経口
〈心身症，頸椎症，腰痛症，筋収縮性頭痛〉1日1.5mg，1日3回経口
〈睡眠障害〉1日1〜3mg，就寝前1回　経口
上記の用法すべて：高齢者は1日1.5mgまで

重大な副作用

依存性，呼吸抑制，炭酸ガスナルコーシス，悪性症候群，横紋筋

融解症，間質性肺炎，肝機能障害，黄疸

禁忌

急性閉塞隅角緑内障，重症筋無力症

商品名	**レンドルミン**	
一般名	**ブロチゾラム**	錠剤　0.25mg　13A D錠　0.25mg　13C

看護のポイント!!

➡ ベンゾジアゼピン系薬とよばれ，作用は強力だが依存性，せん妄悪化，転倒転落といった症状が起こりやすく，濫用は慎む

服用間隔注意!!

➡ 就寝直前に服用させる．また依存性あり，使用はできる限り短期間とすること

効能効果

①不眠症，②麻酔前投与

用法用量

①：1回0.25mg，1日1回，就寝前　経口
②：〈手術前夜〉1回0.25mg，就寝前　経口，〈麻酔前〉1回0.5mg経口

重大な副作用

肝機能障害，黄疸，一過性前向性健忘，もうろう状態，依存性，呼吸抑制

禁忌

急性閉塞隅角緑内障，重症筋無力症

商品名	リスミー	

一般名	リルマザホン塩酸塩水和物	錠剤 1mg リスミー1/1 錠剤 2mg リスミー2/2

看護のポイント!!

→ ベンゾジアゼピン系薬とよばれ，作用は強力だが依存性，せん妄悪化，転倒転落といった症状が起こりやすく，濫用は慎む

服用間隔注意!!

→ 就寝直前に服用させる．また依存性あり，使用はできる限り短期間とすること

効能効果

不眠症

用法用量

1回1〜2mg
1日1回，就寝前　経口

重大な副作用

呼吸抑制，炭酸ガスナルコーシス，依存性，刺激興奮，錯乱，一過性前向性健忘，もうろう状態

禁忌

急性閉塞隅角緑内障，重症筋無力症，本剤の成分に対し過敏症の既往歴

商品名	エバミール，ロラメット
一般名	ロルメタゼパム

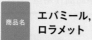

（エバミール）
錠剤　1mg　CF

（ロラメット）
錠剤　1mg　AK229

看護のポイント!!

➡ ベンゾジアゼピン系薬とよばれ，作用は強力だが依存性，せん妄悪化，転倒転落といった症状が起こりやすく，濫用は慎む

服用間隔注意!!

➡ 就寝直前に服用させる．また依存性あり，使用はできる限り短期間とすること
連用中における投与量の急激な減少ないし投与の中止により，痙攣発作，せん妄，振戦，不眠，不安，幻覚，妄想等の離脱症状があらわれることがあるため，投与を中止する場合には，徐々に減量するなど慎重に行うこと

効能効果

不眠症

用法用量

1回1〜2mg
1回，就寝前　経口（高齢者には1回2mgを超えないこと）

重大な副作用

依存性，刺激興奮，錯乱，呼吸抑制，炭酸ガスナルコーシス，一過性前向性健忘，もうろう状態

禁忌

急性閉塞隅角緑内障，重症筋無力症，本剤の成分に対し過敏症の既往歴

ベンゾジアゼピン系-中時間作用型

商品名	**サイレース**

錠剤	1mg	201
錠剤	2mg	202
注	2mg	

看護のポイント!!

→ ベンゾジアゼピン系薬とよばれ，作用は強力だが依存性，せん妄悪化，転倒転落といった症状が起こりやすく，濫用は慎む

服用間隔注意!!

→ 就寝直前に服用させる．また依存性あり，使用はできる限り短期間とすること

効能効果

錠剤：不眠症
注射：全身麻酔の導入，局所麻酔時の鎮静

用法用量

1回0.5〜2mg
高齢者：1回1mgまで
1日1回，就寝前　経口
注射：0.01〜0.03mg/kg　静注

重大な副作用

依存性，刺激興奮，錯乱，呼吸抑制，炭酸ガスナルコーシス，肝機能障害，黄疸，横紋筋融解症，悪性症候群 (Syndrome malin)，意識障害，一過性前向性健忘，もうろう状態

禁忌

本剤の成分に対し過敏症の既往歴，急性閉塞隅角緑内障，重症筋無力症

商品名	**ユーロジン**
一般名	エスタゾラム

錠	1mg	141
錠	2mg	142
散	1%	

看護のポイント!!

➡ ベンゾジアゼピン系薬とよばれ，作用は強力だが依存性，せん妄悪化，転倒転落といった症状が起こりやすく，濫用は慎む

服用間隔注意!!

➡ 就寝直前に服用させる．また依存性あり，使用はできる限り短間間とすること

効能効果

不眠症，麻酔前投薬

用法用量

1回1～4mg
1日1回，就寝前　経口

重大な副作用

依存性，呼吸抑制，炭酸ガスナルコーシス，刺激興奮，錯乱，無顆粒球症，連用中における投与量の急激な減少ないし投与の中止により，せん妄，痙攣等の離脱症状，一過性前向性健忘（類薬），もうろう状態（類薬）

禁忌

重症筋無力症，リトナビル（HIVプロテアーゼ阻害剤）を投与中

商品名	ベンザリン, ネルボン	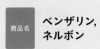		

一般名	ニトラ ゼパム	〔ベンザリン〕 錠剤 2mg KW BZL/2 錠剤 5mg KW BZL/5 錠剤 10mg KW BZL/10 細粒 1%	〔ネルボン〕 錠剤 5mg NF111 錠剤 10mg NF112 散 1%

看護のポイント!!

➡ ベンゾジアゼピン系薬とよばれ，作用は強力だが依存性，せん妄悪化，転倒転落といった症状が起こりやすく，濫用は慎む

服用間隔注意!!

➡ 不眠症の場合，就寝直前に服用させる．また依存性あり，使用はできる限り短期間とすること

効能効果

①不眠症
②てんかん

用法用量

①：1回5～10mg，1日1回，就寝前　経口
②：1日5～15mg，1日数回，適宜分割　経口

重大な副作用

呼吸抑制，炭酸ガスナルコーシス，依存性，刺激興奮，錯乱，肝機能障害，黄疸，一過性前向性健忘，もうろう状態

禁忌

本剤の成分に対し過敏症の既往歴，急性閉塞隅角緑内障，重症筋無力症

商品名	ドラール錠

一般名	クアゼパム

錠　15mg　SS515
錠　20mg　SS520

看護のポイント!!

→ ベンゾジアゼピン系薬とよばれ，作用は強力だが依存性，せん妄悪化，転倒転落といった症状が起こりやすく，濫用は慎む

服用間隔注意!!

→ 就寝直前に服用させる．また依存性あり，使用はできる限り短期間とすること

効能効果

不眠症

用法用量

1回20〜30mg
1日1回，就寝前　経口

重大な副作用

依存性，刺激興奮，錯乱，呼吸抑制，炭酸ガスナルコーシス，一過性前向性健忘，もうろう状態，精神症状（幻覚，妄想等），意識障害，思考異常，勃起障害，興奮，運動失調，運動機能低下，錯乱，協調異常，言語障害，振戦

禁忌

本剤の成分に対し過敏症の既往歴，急性閉塞隅角緑内障，重症筋無力症，睡眠時無呼吸症候群，リトナビルを投与中

メラトニン受容体作動薬

商品名	ロゼレム
一般名	ラメルテオン

錠剤　8mg　157

看護のポイント!!

➡ ベンゾジアゼピン系睡眠薬と異なり，せん妄の原因になりにくく，ふらつきなどが起こる可能性は低いが注意する

服用間隔注意!!

➡ ベンゾジアゼピン系睡眠薬と比べて効果がマイルドであるため，1回の服用では効果が認められないこともある．睡眠のリズムを整える薬であるため，できる限り決まった時間に継続して効果を判定することが望ましい

効能効果

不眠症における入眠困難の改善

用法用量

1回8mg
1日1回，就寝前　経口

重大な副作用

アナフィラキシー

禁忌

本剤の成分に対する過敏症の既往歴，高度な肝機能障害，フルボキサミンマレイン酸塩を投与中

オレキシン受容体拮抗薬

商品名	ベルソムラ	

一般名	スボレキサント	錠剤 10mg 33 錠剤 15mg 325 錠剤 20mg 335

看護のポイント!!

➡ 従来の睡眠薬と異なり，ふらつきなどが起こる可能性は低いが注意する
ベンゾジアゼピン系睡眠薬と切り替えると一時的に効果が弱くなったと感じる可能性があるため，その場合は患者に説明をする

相互作用注意!!

 CYP3A4を強く阻害する薬剤とは併用禁忌であるため，相互作用には注意が必要である

効能効果

不眠症

用法用量

1日1回　就寝直前　経口
成人：20mg
高齢者：15mg

重大な副作用

添付文書（電子添文）記載なし

禁忌

本剤の成分に対し過敏症の既往歴，CYP3Aを強く阻害する薬剤（イトラコナゾール，ポサコナゾール，ボリコナゾール，クラリスロマイシン，リトナビル，ネルフィナビル）を投与中

商品名	**デエビゴ**	
一般名	**レンボレキサント**	錠剤　2.5mg　LEM 2.5 錠剤　5mg　LEM 5 錠剤　10mg　LEM 10

看護のポイント!!

➡ ベンゾジアゼピン系睡眠薬と異なり，せん妄の原因になりにくく，ふらつきなどが起こる可能性は低いが注意する

　ベンゾジアゼピン系睡眠薬から切り替えると一時的に効果が弱くなったと感じる可能性があるため，その場合は患者に説明をする

効能効果

不眠症

用法用量

1回5〜10mg
1日1回，就寝前　経口

重大な副作用

添付文書（電子添文）記載なし

禁忌

本剤の成分に対し過敏症の既往歴，重度の肝機能障害

抗不安薬

ベンゾジアゼピン系-短時間作用型

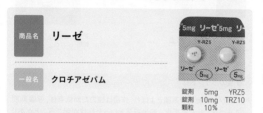

商品名	リーゼ
一般名	クロチアゼパム

錠剤	5mg	YRZ5
錠剤	10mg	TRZ10
顆粒	10%	

看護のポイント!!

➡ ベンゾジアゼピン系薬とよばれ, 作用は強力だが依存性, 呼吸抑制, ふらつき, せん妄悪化, 転倒転落といった症状が起こりやすく, 濫用は慎む

服用間隔注意!!

➡ 依存性あり, 使用はできる限り短期間とすること

効能効果

①心身症 (消化器疾患, 循環器疾患) における身体症候・不安・緊張・心気・抑うつ・睡眠障害, ②自律神経失調症のめまい・肩こり・食欲不振, ③麻酔前投薬

用法用量

①, ②:1日15〜30mg, 1日3回　経口
③1回10〜15mg, 就寝前または手術前　経口

重大な副作用

依存性, 肝機能障害, 黄疸

禁忌

急性閉塞隅角緑内障, 重症筋無力症

ベンゾジアゼピン系 - 中時間作用型

商品名	**ワイパックス**	Wypax® 0.5 ワイパックス ワイパックス 0.5mg 0.5mg
一般名	**ロラゼパム**	錠剤 0.5mg WPX/0.5 錠剤 1mg WPX/1.0

看護のポイント!!

➡ ベンゾジアゼピン系薬とよばれ,作用は強力だが依存性,呼吸抑制,
ふらつき,せん妄悪化,転倒転落といった症状が起こることがあり,
濫用は慎む

服用間隔注意!!

➡ 依存性あり,使用はできる限り短期間とすること

効能効果

不安・緊張・抑うつ,身体症候並びに不安・緊張・抑うつ

用法用量

1回0.5〜1mg
1日2〜3回　経口

重大な副作用

依存性,刺激興奮・錯乱,呼吸抑制(類薬)

禁忌

急性閉塞隅角緑内障,重症筋無力症

商品名	ソラナックス，コンスタン	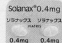	

一般名	アルプラゾラム	（ソラナックス） 錠剤　0.4mg　UPJOHN 72 錠剤　0.8mg　UPJOHN 91	（コンスタン） 錠剤　0.4mg　147/0.4 錠剤　0.8mg　148/0.8

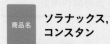

（ソラナックス写真提供：ヴィアトリス）

看護のポイント!!

➡ ベンゾジアゼピン系薬とよばれ，作用は強力だが依存性，呼吸抑制，ふらつき，せん妄悪化，転倒転落といった症状が起こりやすく，濫用は慎む

服用間隔注意!!

➡ 依存性あり，使用はできる限り短期間とすること

効能効果

身体症候ならびに不安・緊張・抑うつ・睡眠障害

用法用量

1回0.4〜0.8mg，1日最大2.4mg
高齢者1回0.4mg，1日最大1.2mg
1日3〜4回　経口

重大な副作用

依存性，離脱症状，刺激興奮，錯乱，呼吸抑制，アナフィラキシー，肝機能障害，黄疸

禁忌

本剤に対し過敏症の既往歴，急性閉塞隅角緑内障，重症筋無力症

ベンゾジアゼピン系-長時間作用型

商品名	**セルシン, ホリゾン**	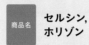

一般名	**ジアゼパム**	〔セルシン〕			〔ホリゾン〕		
		錠剤	2mg	110/2	錠剤	2mg	MI 510
		錠剤	5mg	111/5	錠剤	5mg	MI 511
		錠剤	10mg	112/10	散	1%	
		散	1%				
		シロップ	0.1%				

看護のポイント!!

➡ ベンゾジアゼピン系薬とよばれ, 作用は強力だが依存性, 呼吸抑制, ふらつき, せん妄悪化, 転倒転落といった症状が起こりやすく, 濫用は慎む

服用間隔注意!!

➡ 依存性あり, 使用はできる限り短期間とすること

効能効果

①神経症における不安・緊張・抑うつ, うつ病における不安・緊張, 心身症 (消化器疾患, 循環器疾患, 自律神経失調症, 更年期障害, 腰痛症, 頸肩腕症候群) における身体症候並びに不安・緊張・抑うつ
②次記疾患における筋緊張の軽減:脳脊髄疾患に伴う筋痙攣・疼痛

用法用量

①:1回2〜5mg, 最大15mg, 1日2〜4回 経口
②:1回2〜10mg, 1日3〜4回 経口

重大な副作用

離脱症状, 刺激興奮, 錯乱, 呼吸抑制

禁忌

急性閉塞隅角緑内障, 重症筋無力症, リトナビル (HIVプロテアーゼ阻害剤) を投与中

商品名	**セルシン，ホリゾン**

一般名	ジアゼパム	〈セルシン〉注 5mg / 注 10mg	〈ホリゾン〉注 10mg

看護のポイント!!

➡ ベンゾジアゼピン系薬とよばれ，作用は強力だが依存性，呼吸抑制，ふらつき，せん妄悪化，転倒転落といった症状が起こりやすく，濫用は慎む

配合変化注意!!

➡ 配合変化が多いため基本的に希釈混合しない

効能効果

〈セルシン・ホリゾン〉麻酔前，麻酔導入時，麻酔中，術後，アルコール依存症の禁断（離脱）症状，分娩時における不安・興奮・抑うつの軽減，
〈セルシン〉てんかん様重積状態における痙攣の抑制
〈ホリゾン〉てんかん様重積状態，有機リン中毒，カーバメート中毒における痙攣の抑制

用法用量

1回10mg，必要に応じて3～4時間ごと　静注または筋注
※添付文書（電子添文）より抜粋

重大な副作用

依存性，舌根沈下による気道閉塞，呼吸抑制，刺激興奮，錯乱，循環性ショック

禁忌

急性閉塞隅角緑内障，重症筋無力症，ショック，昏睡，バイタルサインの悪い急性アルコール中毒，リトナビル（HIVプロテアーゼ阻害剤），ニルマトレルビル・リトナビルを投与中

ベンゾジアゼピン系-超長時間作用型

商品名	**メイラックス**

一般名	ロフラゼプ酸エチル	錠剤 1mg MSM18 錠剤 2mg MSM19 細粒 1%

看護のポイント!!

➡ ベンゾジアゼピン系薬とよばれ, 作用は強力だが依存性, 呼吸抑制, ふらつき, せん妄悪化, 転倒転落といった症状が起こりやすく, 濫用は慎む

服用間隔注意!!

➡ 依存性あり, 使用はできる限り短期間とすること

効能効果

不安・緊張・抑うつ・睡眠障害

用法用量

1回1mg
1日1～2回　経口

重大な副作用

依存性, 刺激興奮, 錯乱, 幻覚, 呼吸抑制

禁忌

ベンゾジアゼピン系薬剤に対して過敏症の既往歴, 急性閉塞隅角緑内障, 重症筋無力症

セロトニン作動性抗不安薬

商品名	**セディール**	
一般名	タンドスピロンクエン酸塩	錠剤 5mg　　　　034 錠剤 10mg　　　044/10 錠剤 20mg　　DS047/20

看護のポイント!!

➡ 作用は弱いため，ベンゾジアゼピン系が無効な場合や，罹患期間が長い例，重症例には効果が現れにくい．半面依存性はなく，筋弛緩作用もないため，せん妄や転倒転落は起こしにくい
眠気・めまいに注意

効能効果

身体症候ならびに抑うつ，不安，焦躁，睡眠障害，恐怖

用法用量

1回10〜20mg
1日3回　経口

重大な副作用

肝機能障害，黄疸，セロトニン症候群，悪性症候群

禁忌

添付文書（電子添文）記載なし

抗アレルギー性緩和精神安定薬

商品名	アタラックス，アタラックス-P	

 商品名 **アタラックス，アタラックス-P**

一般名 **ヒドロキシジン塩酸塩，ヒドロキシジンパモ塩酸塩**

〈アタラックス〉
錠剤　10mg　　PT A11
錠剤　25mg　　PT A12/25

〈アタラックス-P〉
カプセル　　　　25mg　　541
カプセル　　　　50mg　　542
ドライシロップ　2.5%
散　　　　　　　10%
シロップ　　　　0.5%

看護のポイント!!

➡ 眠気による転倒転落に注意．せん妄も悪化させることがある．徐脈，緑内障，尿閉，認知症など抗コリン作用が原因で悪化することがある

効能効果

①蕁麻疹，皮膚疾患に伴う瘙痒（湿疹・皮膚炎，皮膚瘙痒症）
②神経症における不安・緊張・抑うつ

用法用量

〈アタラックス〉
①：成人 1日30〜60mg，1日2〜3回，②：成人 1日75〜150mg，1日3〜4回　分割経口
〈アタラックス-P〉
①：成人 1日85〜128mg（ヒドロキシジン塩酸塩として50〜75mg），1日2〜3回　分割経口，②成人 1日128〜255mg（ヒドロキシジン塩酸塩として75〜150mg），3〜4回　分割経口

重大な副作用

ショック，アナフィラキシー，QT延長，心室頻拍（torsades de pointesを含む），肝機能障害，黄疸，急性汎発性発疹性膿疱症

禁忌

本剤の成分，セチリジン，ピペラジン誘導体，アミノフィリン，エチレンジアミンに対し過敏症の既往歴，ポルフィリン症，妊婦または妊娠している可能性

商品名	アタラックス-P		
一般名	ヒドロキシジン塩酸塩	注	25mg
		注	50mg

看護のポイント!!

⇒ 眠気による転倒転落に注意. せん妄も悪化させることがある. 徐脈, 緑内障, 尿閉, 認知症など抗コリン作用が原因で悪化することがある

効能効果

不安・緊張・抑うつ, 術前・術後の悪心・嘔吐の防止

用法用量

1日1回25〜50mgを静注（25mg/分未満）, または1日1回50〜100mgを筋注
4〜6時間ごと　静注または筋注

重大な副作用

ショック, アナフィラキシー, QT延長, 心室頻拍 (torsades de pointesを含む), 肝機能障害, 黄疸, 注射部位の壊死, 皮膚潰瘍, 急性汎発性発疹性膿疱症

禁忌

本剤の成分, セチリジン, ピペラジン誘導体, アミノフィリン, エチレンジアミンに対し過敏症の既往歴, ポルフィリン症, 妊婦または妊娠している可能性

抗精神病薬

非定型抗精神病薬－セロトニンドパミン拮抗薬

商品名	**リスパダール**	

一般名	**リスペリドン**		
		OD錠	0.5mg	JP113
		OD錠	1mg	JP107
	錠剤 1mg JK101	OD錠	2mg	JP108
	錠剤 2mg JK102	細粒	1%	
	錠剤 3mg JK103	内用液	1mg/mL	

看護のポイント!!

⇒ 高血糖は禁忌ではないためほかの非定型抗精神病薬よりは糖尿病
患者に使いやすい
錐体外路症状はセレネースよりは弱いが，高齢者や高用量使用時
は注意する

効能効果

①統合失調症，②小児期の自閉スペクトラム症に伴う易刺激性

用法用量

①：1回1～6mg，1日1～2回　経口
②：体重により異なるが1日0.5～3mg，1日1～2回　経口

重大な副作用

悪性症候群（Syndrome malin），遅発性ジスキネジア，麻痺性イ
レウス，抗利尿ホルモン不適合分泌症候群（SIADH），肝機能障害，
黄疸，横紋筋融解症，不整脈，高血糖，糖尿病性ケトアシドーシス，
糖尿病性昏睡，低血糖，無顆粒球症，白血球減少，肺塞栓症，深
部静脈血栓症，持続勃起症，脳血管障害

禁忌

昏睡状態，バルビツール酸誘導体等の中枢神経抑制剤の強い影響下にある，アドレナリンを投与中（アナフィラキシーの救急治療を除く），本剤の成分及びパリペリドンに対し過敏症の既往歴

商品名	**ルーラン**
一般名	**ペロスピロン塩酸塩水和物**

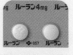

錠剤	4mg	057
錠剤	8mg	058
錠剤	16mg	DS509

看護のポイント!!

➡ 高齢者ではせん妄に用いられることがある．その際は過鎮静，誤嚥性肺炎，ふらつきによる転倒転落に注意．高血糖は禁忌ではないためほかの非定型抗精神病薬よりは糖尿病患者に使いやすい
　錐体外路症状はセレネースよりは弱いが，高齢者や高用量使用時は注意する

効能効果

統合失調症

用法用量

1回4～16mg
1日3回　経口

重大な副作用

悪性症候群（Syndrome malin），遅発性ジスキネジア，麻痺性イレウス，抗利尿ホルモン不適合分泌症候群（SIADH），痙攣，横紋筋融解症，高血糖，糖尿病性ケトアシドーシス，糖尿病性昏睡，肺塞栓症，深部静脈血栓症，無顆粒球症，白血球減少

禁忌

昏睡状態，バルビツール酸誘導体等の中枢神経抑制剤の強い影響下にある，本剤の成分に対し過敏症の既往歴，アドレナリンを投与中（アナフィラキシーの救急治療を除く）

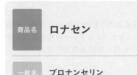

商品名	ロナセン

ロナセン **2mg**
ロナセン ロナセン
2mg 2mg

一般名	ブロナンセリン

錠剤　2mg
錠剤　4mg
錠剤　8mg
散　　2%

看護のポイント!!

➡ せん妄に用いられることもあるが，保険適用外である．過鎮静，誤嚥性肺炎，ふらつきによる転倒転落に注意．高血糖は禁忌ではないためほかの非定型抗精神病薬よりは糖尿病患者に使いやすい．錐体外路症状はセレネースよりは弱いが，高齢者や高用量使用時は注意する

相互作用注意!!

 CYP3A4関連の相互作用が多く，併用薬に注意

効能効果

統合失調症

用法用量

1回4〜12mg
1日2回　経口

重大な副作用

悪性症候群，遅発性ジスキネジア，麻痺性イレウス，抗利尿ホルモン不適合分泌症候群（SIADH），横紋筋融解症，無顆粒球症，白血球減少，肺塞栓症，深部静脈血栓症，肝機能障害，高血糖，糖尿病性ケトアシドーシス，糖尿病性昏睡

禁忌

昏睡状態，バルビツール酸誘導体等の中枢神経抑制剤の強い影響下にある，アドレナリンを投与中（アナフィラキシーの救急治療を除く），イトラコナゾール，ボリコナゾール，ミコナゾール（経口剤，口腔用剤，注射剤），フルコナゾール，ホスフルコナゾール，ポサコナゾー

ル，リトナビルを含む製剤，ダルナビル，アタザナビル，ホスアンプレナビル，エンシトレルビル，コビシスタットを含む製剤を投与中，本剤の成分に対し過敏症の既往歴

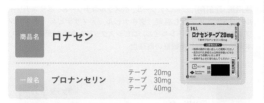

商品名	ロナセン	
一般名	ブロナンセリン	テープ　20mg テープ　30mg テープ　40mg

看護のポイント!!

➡ せん妄に用いられることもあるが，保険適用外である．過鎮静，誤嚥性肺炎，ふらつきによる転倒転落に注意．高血糖は禁忌ではないためほかの非定型抗精神病薬よりは糖尿病患者に使いやすい
錐体外路症状はセレネースよりは弱いが，高齢者や高用量使用時は注意する

相互作用注意!!

 CYP3A4関連の相互作用が多く，併用薬に注意

効能効果

統合失調症

用法用量

1回40〜80mg
1日1回　24時間ごと

重大な副作用

悪性症候群，遅発性ジスキネジア，麻痺性イレウス，抗利尿ホルモン不適合分泌症候群（SIADH），横紋筋融解症，無顆粒球症，白血球減少，肝機能障害，高血糖，糖尿病性ケトアシドーシス，糖尿病性昏睡，肺塞栓症，深部静脈血栓症

昏睡状態，バルビツール酸誘導体等の中枢神経抑制剤の強い影響下にある，アドレナリンを投与中（アナフィラキシーの救急治療を除く），イトラコナゾール，ボリコナゾール，ミコナゾール（経口剤，口腔用剤，注射剤），フルコナゾール，ホスフルコナゾール，ポサコナゾール，リトナビルを含む製剤，ダルナビル，アタザナビル，ホスアンプレナビル，エンシトレルビル，コビシスタットを含む製剤を投与中，本剤の成分に対し過敏症の既往歴

商品名	ラツーダ
一般名	ルラシドン塩酸塩　錠剤　20mg　錠剤　60mg 錠剤　40mg　錠剤　80mg

看護のポイント!!

➡ せん妄に用いられることもあるが，保険適用外である，過鎮静，誤嚥性肺炎，ふらつきによる転倒転落に注意，高血糖は禁忌ではないためほかの非定型抗精神病薬よりも糖尿病患者に使いやすい
錐体外路症状はセレネースよりは弱いが，高齢者や高用量使用時は注意する

相互作用注意!!

 CYP3A4関連の相互作用が多く，併用薬に注意

効能効果

①統合失調症，②双極性障害におけるうつ症状の改善

用法用量

①：1回40〜80mg，1日1回　経口
②：1回20〜60mg，1日1回　経口

重大な副作用

悪性症候群，遅発性ジスキネジア，痙攣，高血糖，糖尿病性ケトア

シドーシス，糖尿病性昏睡，肺塞栓症，深部静脈血栓症，横紋筋融解症，無顆粒球症，白血球減少

禁忌

昏睡状態，バルビツール酸誘導体等の中枢神経抑制剤の強い影響下にある，CYP3A4を強く阻害する薬剤（イトラコナゾール，ボリコナゾール，ミコナゾール（経口剤，口腔用剤，注射剤），フルコナゾール，ホスフルコナゾール，ポサコナゾール，リトナビルを含む製剤，ダルナビル，アタザナビル，ホスアンプレナビル，エンシトレリビル，コビシスタットを含む製剤，クラリスロマイシン）を投与中，CYP3A4を強く誘導する薬剤（リファンピシン，フェニトイン，ホスフェトニトイン）を投与中，本剤の成分に対し過敏症の既往歴，アドレナリンを投与中（アナフィラキシーの救急治療を除く）

Memo

_____

_____

_____

_____

_____

_____

_____

_____

_____

_____

_____

_____

_____

_____

_____

非定型抗精神病薬−クロザピン類

商品名	ジプレキサ

一般名	オランザピン

錠剤	2.5mg	LILLY4112
錠剤	5mg	LILLY4115
錠剤	10mg	LILLY4117

ザイディス錠 2.5mg
ザイディス錠 5mg
ザイディス錠 10mg
細粒 1%

(写真提供：日本イーライリリー(株))

看護のポイント!!

➡ がん薬物療法の制吐療法に用いられることがある．糖尿病に禁忌であり，重篤な高血糖にも注意．体重増加も起こりやすい
高齢者ではせん妄に用いられることがある．過鎮静，誤嚥性肺炎，ふらつきによる転倒転落に注意
錐体外路症状はセレネースよりは弱いが，高齢者や高用量使用時は注意する

効能効果

①統合失調症，②双極性障害における躁症状及びうつ症状の改善，③抗悪性腫瘍剤（シスプラチン等）投与に伴う消化器症状（悪心，嘔吐）

用法用量

①，②：1回5〜20mg，1日1回　経口
③：1回5〜10mg，1日1回　経口

重大な副作用

高血糖，糖尿病性ケトアシドーシス，糖尿病性昏睡，低血圧，悪性症候群（Syndrome malin），肝機能障害，黄疸，痙攣，遅発性ジスキネジア，麻痺性イレウス，無顆粒球症，白血球減少，肺塞栓症，深部静脈血栓症，薬剤性過敏症症候群，横紋筋融解症

禁忌

昏睡状態，バルビツール酸誘導体等の中枢神経抑制剤の強い影響下

にある，本剤の成分に対し過敏症の既往歴，アドレナリンを投与中 (アナフィラキシーの救急治療を除く)，糖尿病，糖尿病の既往歴

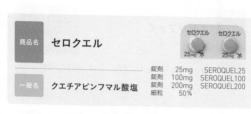

商品名	**セロクエル**		
一般名	クエチアピンフマル酸塩	錠剤 25mg 錠剤 100mg 錠剤 200mg 細粒 50%	SEROQUEL25 SEROQUEL100 SEROQUEL200

看護のポイント!!

➡ 糖尿病に禁忌であり，重篤な高血糖にも注意．体重増加も起こりやすい．高齢者ではせん妄に用いられることがある．過鎮静，誤嚥性肺炎，ふらつきによる転倒転落に注意
錐体外路症状はセレネースよりは弱いが，高齢者や高用量使用時は注意する

効能効果

統合失調症

用法用量

1回25〜250mg，1日2〜3回　経口

重大な副作用

高血糖，糖尿病性ケトアシドーシス，糖尿病性昏睡，低血糖，悪性症候群 (Syndrome malin)，横紋筋融解症，痙攣，無顆粒球症，白血球減少，肝機能障害，黄疸，麻痺性イレウス，遅発性ジスキネジア，肺塞栓症，深部静脈血栓症，中毒性表皮壊死融解症 (TEN)，皮膚粘膜眼症候群 (Stevens-Johnson症候群)，多形紅斑

禁忌

昏睡状態，バルビツール酸誘導体等の中枢神経抑制剤の強い影響下にある，アドレナリンを投与中 (アナフィラキシーの救急治療を除く)，本剤の成分に対し過敏症の既往歴，糖尿病，糖尿病の既往歴

非定型抗精神病薬−アリピプラゾール類

商品名	**エビリファイ**			

一般名	アリピプラゾール	錠剤	1mg	OG74	OD錠	3mg
		錠剤	3mg	OG72	OD錠	6mg
		錠剤	6mg	OG71	OD錠	12mg
		錠剤	12mg	OG70	OD錠	24mg
		散	1%		内用液	0.1%

看護のポイント!!

➡ 重篤な高血糖に注意．体重増加も起こりやすい．高齢者ではせん妄に用いられることがあるが適用外である．過鎮静，誤嚥性肺炎，ふらつきによる転倒転落に注意
高齢者や高用量使用時は，錐体外路症状に注意する

効能効果

①統合失調症，②双極性障害における躁症状の改善，③うつ病・うつ状態（既存治療で十分な効果が認められない場合に限る），④小児期の自閉スペクトラム症に伴う易刺激性

用法用量

①：1日6〜30mg，1日1〜2回　経口
②：1日12〜30mg，1日1回　経口
③：1日3〜15mg，1日1回　経口
④：1日1〜15mg，1日1回　経口

重大な副作用

悪性症候群（Syndrome malin），遅発性ジスキネジア，麻痺性イレウス，アナフィラキシー，横紋筋融解症，糖尿病性ケトアシドーシス，糖尿病性昏睡，低血糖，痙攣，無顆粒球症，白血球減少，肺塞栓症，深部静脈血栓症，肝機能障害

禁忌

昏睡状態，バルビツール酸誘導体・麻酔剤等の中枢神経抑制剤の強い影響下にある，アドレナリンを投与中（アナフィラキシーの救急治療を除く），本剤の成分に対し過敏症の既往歴

商品名	レキサルティ

レキサルティ錠1mg
レキサルティ レキサルティ
Otsuka
1mg BRX1 1mg

一般名	ブレクスピプラゾール

錠剤	1mg	BRX1
錠剤	2mg	BRX2
OD錠	0.5mg	
OD錠	1mg	
OD錠	2mg	

看護のポイント!!

➡ せん妄に用いられることもあるが，保険適用外である．過鎮静，
誤嚥性肺炎，ふらつきによる転倒転落に注意．高血糖は禁忌では
ないためほかの非定型抗精神病薬よりは糖尿病患者に使いやすい
高齢者や高用量使用時は，錐体外路症状に注意する

用量注意!!

➡ CYP2D，CYP3A4阻害作用のある薬剤併用時は用量を減量する
必要がある

効能効果

統合失調症

用法用量

1回1〜2mg
1日1回　経口

重大な副作用

悪性症候群（Syndrome malin），遅発性ジスキネジア，麻痺性イ
レウス，横紋筋融解症，高血糖，糖尿病性ケトアシドーシス，糖尿
病性昏睡，痙攣，無顆粒球症，白血球減少，肺塞栓症，深部静脈
血栓症

禁忌

昏睡状態，バルビツール酸誘導体・麻酔剤等の中枢神経抑制剤の強
い影響下にある，アドレナリンを投与中（アナフィラキシーの救急治
療を除く），本剤の成分に対し過敏症の既往歴

非定型向精神病薬-その他

商品名	**シクレスト**

一般名	アセナピンマレイン酸塩	舌下錠	5mg	5
		舌下錠	10mg	10

看護のポイント!!

➡ せん妄に用いられることもあるが、保険適用外である. 過鎮静、誤嚥性肺炎、ふらつきによる転倒転落に注意. 高血糖は禁忌ではないためほかの非定型抗精神病薬よりは糖尿病患者に使いやすい 錐体外路症状はセレネースよりは弱いが、高齢者や高用量使用時は注意する. 起立性低血圧によるふらつきが起こりやすい

投与方法注意!!

➡ 舌下に投与し、飲みこまないこと. また投与後10分間は飲食を避ける.

効能効果

統合失調症

用法用量

1回5〜10mg
1日2回　舌下投与

重大な副作用

悪性症候群（Syndrome malin）、遅発性ジスキネジア、肝機能障害、ショック、アナフィラキシー、舌腫脹、咽頭浮腫、高血糖、糖尿病性ケトアシドーシス、糖尿病性昏睡、低血糖、横紋筋融解症、無顆粒球症、白血球減少、痙攣、麻痺性イレウス、肺塞栓症、深部静脈血栓症

禁忌

本剤の成分に対し過敏症の既往歴、昏睡状態、バルビツール酸誘導体等の中枢神経抑制剤の強い影響下にある、アドレナリンを投与中（アナフィラキシーの救急治療を除く）、重度の肝機能障害（Child-Pugh分類C）

定型抗精神病薬−高力価群

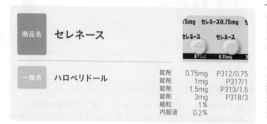

商品名	**セレネース**		
一般名	**ハロペリドール**	錠剤 0.75mg 錠剤 1mg 錠剤 1.5mg 錠剤 3mg 細粒 1% 内服液 0.2%	P312/0.75 P317/1 P313/1.5 P318/3

看護のポイント!!

➡ 錐体外路症状, 過鎮静が起こりやすい. 非定型抗精神病薬よりこれらの副作用が強く, 作用時間も長いため高齢者では特に注意が必要. せん妄に用いられることも多い

効能効果

統合失調症, 躁病

用法用量

1日0.75〜6mg
経口

重大な副作用

悪性症候群(Syndrome malin), 心室細動, 心室頻拍, 麻痺性イレウス, 遅発性ジスキネジア, 抗利尿ホルモン不適合分泌症候群(SIADH), 無顆粒球症, 白血球減少, 血小板減少, 横紋筋融解症, 肺塞栓症, 深部静脈血栓症, 肝機能障害, 黄疸

禁忌

昏睡状態, バルビツール酸誘導体等の中枢神経抑制剤の強い影響下にある, 重症の心不全患者, パーキンソン病またはレビー小体型認知症, 本剤の成分またはブチロフェノン系化合物に対し過敏症, アドレナリンを投与中(アナフィラキシーの救急治療を除く), 妊婦または妊娠している可能性

商品名	**セレネース**	

一般名	ハロペリドール	注 5mg

看護のポイント!!

⇒ 錐体外路症状，過鎮静が起こりやすい．非定型抗精神病薬よりこれらの副作用が強く，作用時間も長いため高齢者では特に注意が必要．せん妄に用いられることも多い

効能効果

統合失調症，躁病

用法用量

1回5mg
1日1〜2回　静注または筋注

重大な副作用

悪性症候群（Syndrome malin），心室細動，心室頻拍，麻痺性イレウス，遅発性ジスキネジア，抗利尿ホルモン不適合分泌症候群（SIADH），無顆粒球症，白血球減少，血小板減少，横紋筋融解症，肺塞栓症，深部静脈血栓症，肝機能障害，黄疸

禁忌

昏睡状態，バルビツール酸誘導体等の中枢神経抑制剤の強い影響下にある，重症の心不全患者，パーキンソン病またはレビー小体型認知症，本剤の成分またはブチロフェノン系化合物に対し過敏症，アドレナリンを投与中（アナフィラキシーの救急治療を除く），妊婦または妊娠している可能性

商品名	ノバミン

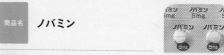

一般名	プロクロルペラジン マレイン酸塩

錠剤　5mg　5/KW NVM

看護のポイント!!

➡ オピオイド系薬の吐気止めとして用いられることが多い
長期連用で錐体外路症状が出ることがあるため，悪心・嘔吐が落ち着いているようだったら中止を検討する

効能効果

統合失調症，術前・術後等の悪心・嘔吐

用法用量

1日5〜45mg
数回に分割投与
経口

重大な副作用

悪性症候群（Syndrome malin），突然死，再生不良性貧血，無顆粒球症，白血球減少，麻痺性イレウス，遅発性ジスキネジア，抗利尿ホルモン不適合分泌症候群（SIADH），眼障害，SLE様症状，肺塞栓症，深部静脈血栓症

禁忌

昏睡状態，循環虚脱状態，バルビツール酸誘導体・麻酔剤等の中枢神経抑制剤の強い影響下にある，アドレナリンを投与中（アナフィラキシーの救急治療を除く），フェノチアジン系化合物及びその類似化合物に対し過敏症

商品名	ノバミン
一般名	プロクロルペラジン メシル酸塩　　　　筋注　5mg

看護のポイント!!

➡ オピオイド系薬の吐気止めとして用いられることが多い
　長期連用で錐体外路症状が出ることがあるため、悪心・嘔吐が落ち着いているようだったら中止を検討する

効能効果

術前・術後等の悪心・嘔吐

用法用量

1日5mg
1日1回　筋注

重大な副作用

悪性症候群（Syndrome malin），突然死，再生不良性貧血，無顆粒球症，白血球減少，麻痺性イレウス，遅発性ジスキネジア，抗利尿ホルモン不適合分泌症候群（SIADH），眼障害，SLE様症状，肺塞栓症，深部静脈血栓症

禁忌

昏睡状態，循環虚脱状態，バルビツール酸誘導体・麻酔剤等の中枢神経抑制剤の強い影響下にある，アドレナリンを投与中（アナフィラキシーの救急治療を除く），フェノチアジン系化合物及びその類似化合物に対し過敏症

定型抗精神病薬−低力価群

商品名	コントミン	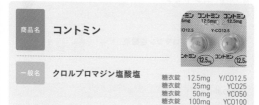
一般名	クロルプロマジン塩酸塩	糖衣錠　12.5mg　Y/CO12.5 糖衣錠　25mg　YCO25 糖衣錠　50mg　YCO050 糖衣錠　100mg　YCO100

看護のポイント!!

⇒ 錐体外路症状，過鎮静が起こりやすい．非定型抗精神病薬よりこれらの副作用が強く，作用時間も長いため高齢者では特に注意が必要．せん妄に用いられることも多い

効能効果

統合失調症，躁病，神経症における不安・緊張・抑うつ，悪心・嘔吐，吃逆，破傷風に伴う痙攣，麻酔前投薬，人工冬眠，催眠・鎮静・鎮痛薬の効力増強

用法用量

1日30〜100mg，精神科領域では1日50〜450mg
1日数回に分割投与
経口

重大な副作用

悪性症候群 (Syndrome malin)，突然死，心室頻拍，再生不良性貧血，溶血性貧血，無顆粒球症，白血球減少，麻痺性イレウス，遅発性ジスキネジア，遅発性ジストニア，抗利尿ホルモン不適合分泌症候群 (SIADH)，眼障害，SLE様症状，肝機能障害，黄疸，横紋筋融解症，肺塞栓症，深部静脈血栓症

禁忌

昏睡状態，循環虚脱状態，バルビツール酸誘導体・麻酔剤等の中枢神経抑制剤の強い影響下にある，アドレナリンを投与中 (アナフィラキシーの救急治療を除く)，フェノチアジン系化合物及びその類似化合物に対し過敏症

商品名	コントミン	
一般名	クロルプロマジン塩酸塩	筋注　10mg 筋注　25mg 筋注　50mg

看護のポイント!!

➡ 錐体外路症状，過鎮静が起こりやすい．非定型抗精神病薬よりこれらの副作用が強く，作用時間も長いため高齢者では特に注意が必要．せん妄に用いられることも多い．適応外ではあるが，静注で用いられることも多い．その場合は，急速に投与しない

効能効果

統合失調症，躁病，神経症における不安・緊張・抑うつ，悪心・嘔吐，吃逆，破傷風に伴う痙攣，麻酔前投薬，人工冬眠，催眠・鎮静・鎮痛薬の効力増強

用法用量

1回10～50mg
筋注

重大な副作用

悪性症候群（Syndrome malin），突然死，心室頻拍，再生不良性貧血，溶血性貧血，無顆粒球症，白血球減少，麻痺性イレウス，遅発性ジスキネジア，遅発性ジストニア，抗利尿ホルモン不適合分泌症候群（SIADH），眼障害，SLE様症状，肝機能障害，黄疸，横紋筋融解症，肺塞栓症，深部静脈血栓症

禁忌

昏睡状態，循環虚脱状態，バルビツール酸誘導体・麻酔剤等の中枢神経抑制剤の強い影響下にある，アドレナリンを投与中（アナフィラキシーの救急治療を除く），フェノチアジン系化合物及びその類似化合物に対し過敏症

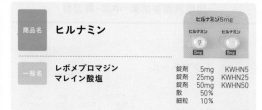

商品名	ヒルナミン		
一般名	レボメプロマジン マレイン酸塩	錠剤 5mg	KWHN5
		錠剤 25mg	KWHN25
		錠剤 50mg	KWHN50
		散 50%	
		細粒 10%	

看護のポイント!!

➡ 錐体外路症状，過鎮静が起こりやすい．非定型抗精神病薬よりこれらの副作用が強く，作用時間も長いため高齢者では特に注意が必要．せん妄に用いられることも多い

効能効果

統合失調症，躁病，うつ病における不安・緊張

用法用量

1日25～200mg
数回に分割投与
経口

重大な副作用

悪性症候群（Syndrome malin），突然死，再生不良性貧血，無顆粒球症，白血球減少，麻痺性イレウス，遅発性ジスキネジア，遅発性ジストニア，抗利尿ホルモン不適合分泌症候群（SIADH），眼障害，SLE様症状，横紋筋融解症，肺塞栓症，深部静脈血栓症

禁忌

昏睡状態，循環虚脱状態，バルビツール酸誘導体・麻酔剤等の中枢神経抑制剤の強い影響下にある，アドレナリンを投与中（アナフィラキシーの救急治療を除く），フェノチアジン系化合物及びその類似化合物に対し過敏症

定型抗精神病薬-中間・異型群

商品名	**ドグマチール**		

一般名	スルピリド		

カプセル	50mg	細粒	10%
錠剤	50mg	細粒	50%
錠剤	100mg	筋注	50mg
錠剤	200mg	筋注	100mg

看護のポイント!!

⇒ 錐体外路症状に注意. 用量により胃腸障害または精神科領域での適応に分かれる. 高齢者の場合は減量して用いることもあるため患者に使用目的を説明する際は, 処方の目的を医師に確認しておく

効能効果

①胃・十二指腸潰瘍, ②統合失調症, ③うつ病・うつ状態
カプセル・細粒:①②③, 錠剤:②③, 筋注:①②

用法用量

①(カプセル・細粒):1回50mg, 1日3回　経口, 適宜増減
②:1日300〜600mgを分割. 1日1200mgまで, 数回　経口, 適宜増減
③:1日150〜300mgを分割. 1日600mgまで, 数回　経口, 適宜増減
〈筋注〉
①:成人1回50mg, 1日2回, 適宜増減
②:成人1回100〜200mg, 1日600mgまで, 適宜増減

重大な副作用

悪性症候群(Syndrome malin), 痙攣, QT延長, 心室頻拍(Torsades de pointesを含む), 無顆粒球症, 白血球減少, 肝機能障害, 黄疸, 遅発性ジスキネジア, 肺塞栓症, 深部静脈血栓症

禁忌

本剤の成分に対し過敏症の既往歴, プロラクチン分泌性の下垂体腫瘍(プロラクチノーマ), 褐色細胞腫またはパラガングリオーマの疑い

漢方薬

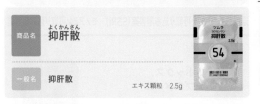

商品名	よくかんさん 抑肝散	
一般名	抑肝散	エキス顆粒　2.5g

看護のポイント!!

➡ 精神症状を抑える目的で使用．即効性はないため，規則正しく服用させる．また血清カリウム値や血圧の上昇が起こった場合はすぐ中止し，医師の指示を仰ぐ

併用注意!!

➡ カンゾウを含む他の漢方薬と併用する際は低カリウム血症，血圧上昇などの偽アルドステロン症が起こる場合がある

効能効果

虚弱な体質で神経がたかぶるものの次の諸症：神経症，不眠症，小児夜なき，小児疳症

用法用量

1回2.5g
1日3回　食間または食前　経口

重大な副作用

間質性肺炎，偽アルドステロン症，心不全，ミオパチー，横紋筋融解症，肝機能障害，黄疸

禁忌

添付文書（電子添文）記載なし

抗うつ薬・気分安定薬

選択的セロトニン再取り込み阻害薬（SSRI）－モノアミン再取り込み阻害薬

商品名	ルボックス，デプロメール		
一般名	フルボキサミンマレイン酸塩	（ルボックス） 錠剤　25mg　L25 錠剤　50mg　L50 錠剤　75mg　L75	（デプロメール） 錠剤　25mg　MS25 錠剤　50mg　MS50 錠剤　75mg　MS75

看護のポイント!!

➡ 不安，焦燥，興奮，パニック発作，不眠，易刺激性，敵意，攻撃性，衝動性，アカシジア／精神運動不穏，軽躁，躁病等などが現れることがある
　増量・減量は徐々に注意深く行うこと．また急な減量または中止で退薬症状（頭痛，嘔気，めまい，不安感，不眠，集中力低下等）が現れるため注意すること．基礎疾患の悪化または自殺念慮，自殺企図，他害行為が報告されている．

効能効果

うつ病・うつ状態，強迫性障害，社会不安障害

用法用量

成人：初期投与　1日50mg（1日150mgまで）　1日2回
小児：強迫性障害で8歳以上の小児に1日1回25mg　就寝前投与から開始，その後1週間以上の間隔をあけて1日50mgを1日2回，朝および就寝前に経口投与．年齢・症状に応じて1日150mgを超えない範囲で適宜増減，増量は1週間以上の間隔をあけて1日用量として25mgずつ行うこと

重大な副作用

痙攣，せん妄，錯乱，幻覚，妄想，意識障害，ショック，アナフィ

ラキシー, セロトニン症候群, 悪性症候群, 白血球減少, 血小板減少,
肝機能障害, 黄疸, 抗利尿ホルモン不適合分泌症候群（SIADH）

禁忌

本剤の成分に対し過敏症の既往歴, モノアミン酸化酵素（MAO）阻
害剤（セレギリン塩酸塩, ラサギリンメシル酸塩, サフィナミドメシ
ル酸塩）を投与中あるいは投与中止後2週間以内, ピモジド, チザ
ニジン塩酸塩, ラメルテオン, メラトニンを投与中

Memo

商品名	**パキシル**	

一般名	パロキセチン塩酸塩水和物	錠剤 5mg GS/TEZ
		錠剤 10mg GS/FCI
		錠剤 20mg GS/FE2

(写真提供：グラクソ・スミスクライン)

看護のポイント!!

➡ 効果はすぐに発現しない（通常2週間程度）．不安，焦燥，興奮，パニック発作，不眠，易刺激性，敵意，攻撃性，衝動性，アカシジア/精神運動不穏，軽躁，躁病等などが現れることがある
増量・減量は徐々に注意深く行うこと．また急な中止で退薬症状（頭痛，嘔気，めまい，不安感，不眠，集中力低下等）が現れるため注意すること

効能効果

うつ病・うつ状態，パニック障害，強迫性障害，社会不安障害，外傷後ストレス障害

用法用量

各効能効果によって異なる
※詳細は添付文書（電子添文）参照のこと

重大な副作用

セロトニン症候群，悪性症候群，痙攣，錯乱，幻覚，せん妄，中毒性表皮壊死融解症（TEN），皮膚粘膜眼症候群（Stevens-Johnson症候群），多形紅斑，抗利尿ホルモン不適合分泌症候群（SIADH），重篤な肝機能障害，横紋筋融解症，白血球減少，血小板減少），汎血球減少，無顆粒球症，アナフィラキシー

禁忌

本剤の成分に対し過敏症の既往歴，MAO阻害剤を投与中あるいは投与中止後2週間以内，ピモジドを投与中

商品名	**パキシル**
一般名	パロキセチン塩酸塩水和物

CR錠	6.25mg	GSK/6.25
CR錠	12.5mg	GSK/12.5
CR錠	25mg	GSK/25

（写真提供：グラクソ・スミスクライン）

看護のポイント!!

➡ 効果はすぐに発現しない（通常2週間程度）．不安，焦燥，興奮，パニック発作，不眠，易刺激性，敵意，攻撃性，衝動性，アカシジア/精神運動不穏，軽躁，躁病等などが現れることがある
増量・減量は徐々に注意深く行うこと．また急な中止で退薬症状（頭痛，嘔気，めまい，不安感，不眠，集中力低下等）が現れるため注意すること

効能効果

うつ病・うつ状態

用法用量

初期用量1回12.5mg，その後1週間以上かけて1日用量25mgに増量，1日50mgを超えない範囲で適宜増減．増量は1週間以上の間隔をあけて1日用量として12.5mgずつ行う
1日1回，夕食後　経口

重大な副作用

セロトニン症候群，悪性症候群，幻覚，錯乱，せん妄，痙攣，中毒性表皮壊死融解症（TEN），皮膚粘膜眼症候群（Stevens-Johnson症候群），多形紅斑，抗利尿ホルモン不適合分泌症候群（SIADH），重篤な肝機能障害，横紋筋融解症，白血球減少，血小板減少），汎血球減少，無顆粒球症，アナフィラキシー

禁忌

本剤の成分に対し過敏症の既往歴，MAO阻害剤を投与中あるいは投与中止後2週間以内，ピモジドを投与中

商品名	**ジェイゾロフト**	JZOLOFT® 25mg
一般名	セルトラリン塩酸塩	錠剤 25mg　OD錠 25mg 錠剤 50mg　OD錠 50mg 錠剤 100mg　OD錠 100mg

(写真提供：ヴィアトリス)

看護のポイント!!

➡ 効果はすぐに発現しない（通常2週間程度）．不安，焦燥，興奮，パニック発作，不眠，易刺激性，敵意，攻撃性，衝動性，アカシジア/精神運動不穏，軽躁，躁病等などが現れることがある．増量・減量は徐々に注意深く行うこと
また急な中止で退薬症状（頭痛，嘔気，めまい，不安感，不眠，集中力低下等）が現れるため注意すること

効能効果

うつ病・うつ状態，パニック障害，外傷後ストレス障害

用法用量

1回25〜100mg，1日100mgまで
1日1回　経口

重大な副作用

セロトニン症候群，悪性症候群，痙攣，昏睡，肝機能障害，中毒性表皮壊死融解症（TEN），皮膚粘膜眼症候群（Stevens-Johnson症候群），アナフィラキシー，QT延長，心室頻拍（torsades de pointesを含む），抗利尿ホルモン不適合症候群

禁忌

本剤の成分に対し過敏症の既往歴，MAO阻害剤を投与中あるいは投与中止後14日間以内，ピモジドを投与中

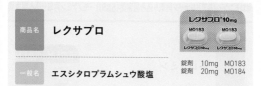

商品名	**レクサプロ**		
一般名	**エスシタロプラムシュウ酸塩**	錠剤	10mg MO183
		錠剤	20mg MO184

看護のポイント!!

⇒ 効果はすぐに発現しない（通常2週間程度）．不安，焦燥，興奮，パニック発作，不眠，易刺激性，敵意，攻撃性，衝動性，アカシジア／精神運動不穏，軽躁，躁病等などが現れることがある．増量・減量は徐々に注意深く行うこと
また急な中止で退薬症状（頭痛，嘔気，めまい，不安感，不眠，集中力低下等）が現れるため注意すること

効能効果

うつ病・うつ状態，社会不安障害

用法用量

1回10〜20mg
1日1回　夕食後　経口

重大な副作用

痙攣，抗利尿ホルモン不適合分泌症候群（SIADH），セロトニン症候群，心室頻拍（torsades de pointesを含む），QT延長

禁忌

本剤の成分に対し過敏症の既往歴，モノアミン酸化酵素（MAO）阻害剤（セレギリン塩酸塩，ラサギリンメシル酸塩，サフィナミドメシル酸塩）を投与中あるいは投与中止後14日間以内，ピモジドを投与中，QT延長

商品名	トレドミン

一般名	ミルナシプラン塩酸塩

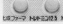

錠剤	12.5mg	117
錠剤	15mg	111
錠剤	25mg	113
錠剤	50mg	115

（写真提供：旭化成ファーマ）

看護のポイント!!

➡ 効果はすぐに発現しない（通常2週間程度），不安，焦燥，興奮，パニック発作，不眠，易刺激性，敵意，攻撃性，衝動性，アカシジア/精神運動不穏，軽躁，躁病等などが現れることがある

効能効果

うつ病・うつ状態

用法用量

1日25～100mg（高齢者は最大60mgまで）
1日2～3回　経口

重大な副作用

悪性症候群，セロトニン症候群，痙攣，白血球減少，重篤な皮膚障害，抗利尿ホルモン不適合分泌症候群（SIADH），肝機能障害，黄疸，高血圧クリーゼ

禁忌

本剤の成分に対し過敏症の既往歴，モノアミン酸化酵素（MAO）阻害を投与中あるいは投与中止後2週間以内，尿閉（前立腺疾患等）

三・四環系抗うつ薬－モノアミン再取り込み阻害薬

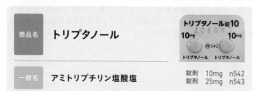

商品名	トリプタノール

一般名	アミトリプチリン塩酸塩	錠剤　10mg　n542 錠剤　25mg　n543

看護のポイント!!

➡ 抗コリン作用による，尿閉，緑内障悪化，便秘，口渇などに注意する

効果はすぐに発現しない（通常2週間程度）．眠気，ふらつき，不安，焦燥，興奮，パニック発作，不眠，易刺激性，敵意，攻撃性，衝動性，アカシジア/精神運動不穏，軽躁，躁病等などが現れることがある

増量・減量は徐々に注意深く行うこと．また急な中止で退薬症状（頭痛，嘔気，めまい，不安感，不眠，集中力低下等）が現れるため注意すること

効能効果

①精神科領域におけるうつ病・うつ状態，②夜尿症，③末梢性神経障害性疼痛

用法用量

①：1日30～300mg　経口，適宜増減
②：1日10～30mgを就寝前　経口，適宜増減
③：1日10～150mg　経口，適宜増減

重大な副作用

悪性症候群（Syndrome malin），セロトニン症候群，心筋梗塞，幻覚，せん妄，精神錯乱，痙攣，顔・舌部の浮腫，無顆粒球症，骨髄抑制，麻痺性イレウス，抗利尿ホルモン不適合分泌症候群（SIADH）

禁忌

閉塞隅角緑内障，三環系抗うつ薬に対し過敏症，心筋梗塞の回復初期，尿閉（前立腺疾患等），モノアミン酸化酵素阻害剤（セレギリン塩酸塩，ラサギリンメシル酸塩，サフィナミドメシル酸塩）を投与中あるいは投与中止後2週間以内

Memo

商品名	**テトラミド**
一般名	ミアンセリン塩酸塩

錠剤	10mg	CT4/☆ORGANON
錠剤	30mg	CT7/Organon

看護のポイント!!

→ 効果はすぐに発現しない(通常2週間程度),眠気,ふらつき,不安,焦燥,興奮,パニック発作,不眠,易刺激性,敵意,攻撃性,衝動性,アカシジア/精神運動不穏,軽躁,躁病等が現れることがある
増量・減量は徐々に注意深く行うこと,また急な中止で退薬症状(頭痛,嘔気,めまい,不安感,不眠,集中力低下等)が現れるため注意すること

効能効果

うつ病・うつ状態

用法用量

1日30〜60mg,1日1〜数回,夕食後または就寝前 経口

重大な副作用

悪性症候群(Syndrome malin),無顆粒球症,QT延長,心室頻拍(torsades de pointesを含む),心室細動,肝機能障害,黄疸,痙攣

禁忌

本剤の成分に対し過敏症の既往歴,MAO阻害剤(セレギリン塩酸塩,ラサギリンメシル酸塩,サフィナミドメシル酸塩)を投与中あるいは投与中止後2週間以内

商品名	レスリン, デジレル	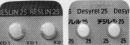

一般名	トラゾドン塩酸塩	（レスリン） 錠剤　25mg　XD1 錠剤　50mg　XD2	（デジレル） 錠剤　25mg　U041 錠剤　50mg　U042

看護のポイント!!

➡ 効果はすぐに発現しない（通常2週間程度）．眠気，ふらつき，不安，焦燥，興奮，パニック発作，不眠，易刺激性，敵意，攻撃性，衝動性，アカシジア/精神運動不穏，軽躁，躁病等などが現れることがある
増量・減量は徐々に注意深く行うこと．また急な中止で退薬症状（頭痛，嘔気，めまい，不安感，不眠，集中力低下等）が現れるおそれがあるため注意すること

効能効果

うつ病・うつ状態

用法用量

1日75〜200mg（初期用量75〜100mg）
1日1〜数回
経口

重大な副作用

QT延長，心室頻拍（torsades de pointesを含む），心室細動，心室性期外収縮，悪性症候群（Syndrome malin），セロトニン症候群，錯乱，せん妄，麻痺性イレウス，持続性勃起，無顆粒球症

禁忌

本剤の成分に対し過敏症の既往歴

ノルアドレナリン・セロトニン作動性抗うつ薬（NaSSA）

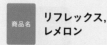

商品名	**リフレックス，レメロン**

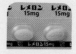

一般名	ミルタザピン

（リフレックス）			（レメロン）		
錠剤	15mg	MSM28	錠剤	15mg	MSD/TZ 3
錠剤	30mg	MSM29	錠剤	30mg	MSD/TZ 5

看護のポイント!!

➡ 効果はすぐに発現しない（通常2週間程度）．眠気，ふらつき，不安，焦燥，興奮，パニック発作，不眠，易刺激性，敵意，攻撃性，衝動性，アカシジア/精神運動不穏，軽躁，躁病等などが現れることがある
増量・減量は徐々に注意深く行うこと．また急な中止で退薬症状（頭痛，嘔気，めまい，不安感，不眠，集中力低下等）が現れるため注意すること

効能効果

うつ病・うつ状態

用法用量

1日15mgを初期用量とし，15〜30mgを1日1回　就寝前，1日45mgまで
増量は1週間以上の間隔をあけて1日用量として15mgずつ
経口

重大な副作用

セロトニン症候群，無顆粒球症，好中球減少症，肝機能障害，黄疸，抗利尿ホルモン不適合分泌症候群（SIADH），皮膚粘膜眼症候群（Stevens-Johnson症候群），多形紅斑，QT延長，心室頻拍，痙攣

禁忌

本剤の成分に対して過敏症の既往歴，MAO阻害剤（セレギリン塩酸塩，ラサギリンメシル酸塩，サフィナミドメシル酸塩）を投与中あるいは投与中止後2週間以内

気分安定薬

商品名	リーマス

リーマス錠200

一般名	炭酸リチウム

錠剤 100mg　T702
錠剤 200mg　T703

看護のポイント!!

➡ 眠気ふらつきに注意．リチウム中毒は食欲低下，嘔気，嘔吐，下痢等の消化器症状，振戦，傾眠，錯乱等の中枢神経症状，運動障害，運動失調等の運動機能症状，発熱，発汗等の全身症状から急性腎障害，けいれんなどが起こるため初期症状に注意

効能効果

躁病及び躁うつ病の躁状態

用法用量

初期：1日400〜600mg，1日2〜3回分服．最大1日1200mg
維持：1日200〜800mg，1日1〜3回分服

重大な副作用

リチウム中毒，悪性症候群（Syndrome malin），洞不全症候群，高度徐脈，腎性尿崩症，急性腎障害，間質性腎炎，ネフローゼ症候群，甲状腺機能低下症，甲状腺炎，副甲状腺機能亢進症，認知症様症状，意識障害

禁忌

てんかん等の脳波異常，重篤な心疾患，リチウムの体内貯留を起こしやすい状態，腎障害，衰弱または脱水状態，発熱，発汗または下痢を伴う疾患，食塩制限，妊婦または妊娠している可能性

抗てんかん薬

第1世代

商品名	**アレビアチン**		
一般名	**フェニトイン**	錠剤 25mg	P171
		錠剤 100mg	P172
		散 10%	

看護のポイント!!

➡ 相互作用対象薬が多いため他の薬剤との併用時は確認する．皮膚障害は重篤になる可能性があるため注意

過量投与注意!!

➡ 過量投与で血中濃度が急上昇してしまう可能性があり，誤投薬には注意が必要

効能効果

てんかんのけいれん発作：強直間代発作（全般けいれん発作，大発作），焦点発作（ジャクソン型発作を含む）
自律神経発作，精神運動発作

用法用量

1日200〜300mg
小児，学童：100〜300mg　幼児：50〜200mg　乳児：20〜100mg
1日3回に分割

重大な副作用

中毒性表皮壊死融解症（TEN），皮膚粘膜眼症候群（Stevens-Johnson症候群），過敏症症候群，SLE様症状，再生不良性貧血，汎血球減少，無顆粒球症，単球性白血病，血小板減少，溶血性貧

血，赤芽球癆，劇症肝炎，肝機能障害，黄疸，間質性肺炎，悪性リンパ腫，リンパ節腫脹，小脳萎縮，横紋筋融解症，急性腎障害，間質性腎炎，悪性症候群

禁忌

本剤の成分またはヒダントイン系化合物に対し過敏症，タダラフィル（肺高血圧症を適応とする場合），アスナプレビル，ダクラタスビル，マシテンタン，エルバスビル，グラゾプレビル，チカグレロル，アルテメテル・ルメファントリン，ダルナビル・コビシスタット，ドラビリン，ルラシドン，リルピビリン，リルピビリン・テノホビル ジソプロキシル・エムトリシタビン，リルピビリン・テノホビル アラフェナミド・エムトリシタビン，ビクテグラビル・エムトリシタビン・テノホビル アラフェナミド，ダルナビル・コビシスタット・エムトリシタビン・テノホビル アラフェナミド，エルビテグラビル・コビシスタット・エムトリシタビン・テノホビル アラフェナミド，エルビテグラビル・コビシスタット・エムトリシタビン・テノホビル ジソプロキシル，ソホスブビル・ベルパタスビル，ソホスブビル，レジパスビル・ソホスブビル，ドルテグラビル・リルピビリンを投与中

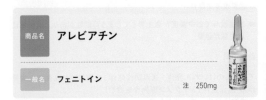

商品名	アレビアチン
一般名	フェニトイン

注　250mg

看護のポイント!!

➡ 投与速度，配合変化，血管外漏出には特に注意
　徐脈，心停止，血圧低下，呼吸抑制が起こることがあるため，急速に静注しない．また投与後はバイタルサインの観察を行うこと
　相互作用対象薬が多いため他の薬剤との併用時は確認する．皮膚障害は重篤になる可能性があるため注意

過量投与注意!!

➡ 過量投与で血中濃度が急上昇してしまう可能性があり，誤投薬には注意が必要

効能効果

てんかん様けいれん発作が長時間引き続いて起こる場合（てんかん発作重積症），経口投与が不可能でかつけいれん発作の出現が濃厚に疑われる場合（特に意識障害，術中，術後），急速にてんかん様けいれん発作の抑制が必要な場合

用法用量

1回125～250mg，30分後さらに100～150mg追加
緩徐に静注（1分あたり1mL以下）

重大な副作用

中毒性表皮壊死融解症（TEN），皮膚粘膜眼症候群（Stevens-Johnson症候群），過敏症症候群，SLE様症状，再生不良性貧血，汎血球減少，無顆粒球症，単球性白血病，血小板減少，溶血性貧血，赤芽球癆，劇症肝炎，肝機能障害，黄疸，間質性肺炎，心停止，心室細動，呼吸停止，強直発作，悪性リンパ腫，リンパ節腫脹，小脳萎縮，横紋筋融解症，急性腎障害，間質性腎炎，悪性症候群

禁忌

本剤の成分またはヒダントイン系化合物に対し過敏症，洞性徐脈，高度の刺激伝導障害，タダラフィル（肺高血圧症を適応とする場合），アスナプレビル，ダクラタスビル，マシテンタン，エルバスビル，グラゾプレビル，チカグレロル，アルテメテル・ルメファントリン，ダルナビル・コビシスタット，ドラビリン，ルラシドン，リルピビリン，リルピビリン・テノホビル ジソプロキシル・エムトリシタビン，リルピビリン・テノホビル アラフェナミド・エムトリシタビン，ビクテグラビル・エムトリシタビン・テノホビル アラフェナミド，ダルナビル・コビシスタット・エムトリシタビン・テノホビル アラフェナミド，エルビテグラビル・コビシスタット・エムトリシタビン・テノホビル アラフェナミド，エルビテグラビル・コビシスタット・エムトリシタビン・テノホビル ジソプロキシル，ソホスブビル・ベルパタスビル，ソホスブビル，レジパスビル・ソホスブビル，ドルテグラビル・リルピビリンを投与中

商品名	**ホストイン**	

一般名	**ホスフェニトイン ナトリウム水和物**	注 750mg

看護のポイント!!

→ 投与速度は規定を遵守すること
心停止，一過性の血圧低下，呼吸抑制等の循環・呼吸障害を起こすことがあるため，急速に静注しない．また投与後はバイタルサインの観察を行うこと
相互作用対象薬が多いため他の薬剤との併用時は確認する．皮膚障害は重篤になる可能性がある

過量投与注意!!

→ 過量投与で血中濃度が急上昇してしまう可能性があり，誤投薬には注意が必要

効能効果 / 用法用量

①てんかん重積状態
初回22.5mg/kg，投与速度は3mg/kg/分または150mg/分のいずれか低いほうを超えないこと，維持5～7.5mg/kg，投与速度は1mg/kg/分または75mg/分のいずれか低いほうを超えないこと　静注
②脳外科手術または意識障害（頭部外傷等）時のてんかん発作の発現抑制
初回15～18mg/kg，投与速度は1mg/kg/分または75mg/分のいずれか低いほうを超えないこと，維持5～7.5mg/kg，投与速度は1mg/kg/分または75mg/分のいずれか低いほうを超えないこと　静注
③フェニトインを経口投与しているてんかん患者における一時的な代替療法
フェニトイン経口投与量の1.5倍量を静注
投与速度はいずれも1mg/kgまたは75mg/分のいずれか低いほうを超えないようにすること

重大な副作用

中毒性表皮壊死融解症（TEN），皮膚粘膜眼症候群（Stevens-Johnson症候群），過敏症症候群，SLE様症状，再生不良性貧血，汎血球減少，無顆粒球症，単球性白血病，血小板減少，溶血性貧血，赤芽球癆，劇症肝炎，肝機能障害，黄疸，間質性肺炎，心停止，心室細動，呼吸停止，強直発作，悪性リンパ腫，リンパ節腫脹，小脳萎縮，横紋筋融解症，急性腎障害，間質性腎炎，悪性症候群

禁忌

本剤の成分またはヒダントイン系化合物に対し過敏症，洞性徐脈，高度の刺激伝導障害，タダラフィル（肺高血圧症を適応とする場合），マシテンタン，エルバスビル，グラゾプレビル，チカグレロル，アルテメテル・ルメファントリン，ダルナビル・コビシスタット，ドラビリン，ルラシドン，リルピビリン，ニルマトレルビル・リトナビル，リルピビリン・テノホビル アラフェナミド・エムトリシタビン，ビクテグラビル・エムトリシタビン・テノホビル アラフェナミド，エルビテグラビル・コビシスタット・エムトリシタビン・テノホビル アラフェナミド，ダルナビル・コビシスタット・エムトリシタビン・テノホビル アラフェナミド，エルビテグラビル・コビシスタット・エムトリシタビン・テノホビル ジソプロキシル，ソホスブビル・ベルパタスビル，ソホスブビル，レジパスビル・ソホスブビル，ドルテグラビル・リルピビリン，カボテグラビルを投与中

商品名	フェノバール，ノーベルバール

 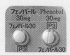 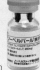

一般名	フェノバルビタール

〔フェノバール〕
錠剤　30mg　　エリキシル　0.4%
散　　10%　　　原末
注　　100mg

〔ノーベルバール〕
注　250mg

看護のポイント!!

➡ 呼吸抑制，眠気ふらつき，意識障害に注意
　睡眠薬として用いられることは近年まれである
　多くの薬剤と相互作用があるため他の薬剤との併用時は確認する

効能効果

不眠症（経口のみ），不安緊張状態の鎮静，てんかんのけいれん発作，強直間代発作（全般けいれん発作，大発作），焦点発作（ジャクソ

ン型発作を含む），自律神経発作，精神運動発作，新生児けいれん（ノーベルバールのみ），てんかん重積状態（ノーベルバールのみ）

用法用量

経口薬：1日30〜200mg，1日1〜4回に分割
フェノバール注：1回50〜200mg，1日1〜2回　皮下または筋肉内注射
ノーベルバール注（新生児けいれん）：初回1回20mg/kg静注．けいれんがコントロールできない場合，必要に応じて初回投与量を超えない範囲で静注．維持2.5〜5mg/kgを1日1回静注
ノーベルバール注（てんかん重積状態）：15〜20mg/kgを1日1回静注，維持投与量は新生児けいれんの維持投与量を参考にする

重大な副作用

中毒性表皮壊死融解症（TEN），皮膚粘膜眼症候群（Stevens-Johnson症候群），紅皮症（剥脱性皮膚炎），過敏症症候群，依存性，顆粒球減少，血小板減少，肝機能障害，呼吸抑制

禁忌

本剤の成分またはバルビツール酸系化合物に対して過敏症，急性間欠性ポルフィリン症
〈フェノバール共通〉ボリコナゾール，タダラフィル（肺高血圧症を適応とする場合），アスナプレビル，ダクラタスビル，マシテンタン，エルバスビル，グラゾプレビル，チカグレロル，ドラビリン，アルテメテル・ルメファントリン，ダルナビル・コビシスタット，リルピビリン，リルピビリン・テノホビル ジソプロキシル・エムトリシタビン，リルピビリン・テノホビル アラフェナミド・エムトリシタビン，ビクテグラビル・エムトリシタビン・テノホビル アラフェナミド，ダルナビル・コビシスタット・エムトリシタビン・テノホビル アラフェナミド，エルビテグラビル・コビシスタット・エムトリシタビン・テノホビル アラフェナミド，エルビテグラビル・コビシスタット・エムトリシタビン・テノホビル ジソプロキシル，ソホスブビル・ベルパタスビル，ドルテグラビル・リルピビリンを投与中
〈フェノバールエリキシル0.4%〉ジスルフィラム，シアナミド，プロカルバジン塩酸塩を投与中
〈ノーベルバール注〉ボリコナゾール，タダラフィル（肺高血圧症を適応とする場合），マシテンタン，エルバスビル，グラゾプレビル，チカグレロル，アルテメテル・ルメファントリン，ダルナビル・コビシスタット，ドラビリン，リルピビリン，ジルチアゼム，リルピビリン・テノホビル アラフェナミド・エムトリシタビン，ビクテグラビル・エムトリシタビン・テノホビル アラフェナミド，ダルナビル・コビシスタット・エムトリシタビン・テノホビル アラフェナミド，エルビテグラビル・コビシスタット・エムトリシタビン・テノホビル アラフェナミド，エルビテグラビル・コビシスタット・エムトリシタビン・テノホビル ジソプロキシル，ソホスブビル・ベルパタスビル，ドルテグラビル・リルピビリン，カボテグラビルを投与中

商品名	デパケン
一般名	バルプロ酸ナトリウム

錠剤 100mg	細粒 20%
錠剤 200mg	細粒 40%
	シロップ 5%

（写真提供：協和キリン）

看護のポイント!!

➡ 眠気ふらつき，意識障害に注意
血中濃度を測定し，適切な用量を調節することがある

効能効果

①てんかん，②躁病及び躁うつ病の躁状態の治療，③片頭痛発作の発症抑制

用法用量

①，②：1日量400〜1200mg
③：1日量400〜1000mg
1日2〜3回に分割

重大な副作用

劇症肝炎等の重篤な肝障害，黄疸，脂肪肝等，高アンモニア血症を伴う意識障害，溶血性貧血，赤芽球癆，汎血球減少，重篤な血小板減少，顆粒球減少，急性膵炎，間質性腎炎，ファンコニー症候群，中毒性表皮壊死融解症（TEN），皮膚粘膜眼症候群（Stevens-Johnson症候群），過敏症症候群，脳の萎縮，認知症様症状，パーキンソン様症状，横紋筋融解症，抗利尿ホルモン不適合分泌症候群（SIADH），間質性肺炎，好酸球性肺炎

禁忌

重篤な肝障害，カルバペネム系抗生物質を投与中，尿素サイクル異常症
＜片頭痛発作の発症抑制＞
妊婦または妊娠している可能性

商品名	デパケンR, セレニカR	

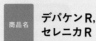

一般名	バルプロ酸 ナトリウム	（デパケンR） 錠剤　100mg　KH113 錠剤　200mg　HK114	（セレニカR） 錠剤　200mg　603 錠剤　400mg　604 顆粒　40%

（デパケンR写真提供：協和キリン）

看護のポイント!!

➡ 眠気ふらつき，意識障害に注意
　血中濃度を測定し，適切な用量を調節することがある

効能効果

①てんかん，②躁病及び躁うつ病の躁状態の治療，③片頭痛発作の発症抑制

用法用量

①，②：1日量400～1200mg
③：1日量400～800mg（1000mgを超えないこと）
デパケンR　1日1～2回
セレニカR　1日1回

重大な副作用

劇症肝炎等の重篤な肝障害，黄疸，脂肪肝等，高アンモニア血症を伴う意識障害，溶血性貧血，赤芽球減少，汎血球減少，重篤な血小板減少，顆粒球減少，急性膵炎，間質性腎炎，ファンコニー症候群，中毒性表皮壊死融解症（TEN），皮膚粘膜眼症候群（Stevens-Johnson症候群），過敏症症候群，脳の萎縮，認知症様症状，パーキンソン様症状，横紋筋融解症，抗利尿ホルモン不適合分泌症候群（SIADH），間質性肺炎，好酸球性肺炎

禁忌

重篤な肝障害，カルバペネム系抗生物質を投与中，尿素サイクル異常症
＜片頭痛発作の発症抑制＞
妊婦または妊娠している可能性

商品名	テグレトール

テグレトール100mg
テグレトール　テグレトール
100mg　　100mg

一般名	カルバマゼピン

錠剤	100mg	SJ 213
錠剤	200mg	SJ 214
細粒	50%	

看護のポイント!!

➡ 眠気，めまい，ふらつきに注意
　また重篤な皮膚障害発生の報告があり，皮疹，紅斑など皮膚症状
　を観察する
　多くの薬剤と相互作用があるため他の薬剤との併用時は確認する

効能効果

①精神運動発作，てんかん性格及びてんかんに伴う精神障害，てんかんの痙攣発作[強直間代発作(全般痙攣発作，大発作)]，②躁病，躁うつ病の躁状態，統合失調症の興奮状態，③三叉神経痛

用法用量

①：1日量200～1200mg，小児：1日100～600mg，1日1～数回に分割
②：1日量200～1200mg，1日1～2回に分割
③：1日量200～800mg，1日1～数回に分割

重大な副作用

再生不良性貧血，汎血球減少，白血球減少，無顆粒球症，貧血，溶血性貧血，赤芽球癆，血小板減少，中毒性表皮壊死融解症(TEN)，皮膚粘膜眼症候群(Stevens-Johnson症候群)，多形紅斑，急性汎発性発疹性膿疱症，紅皮症(剥脱性皮膚炎)，SLE様症状，過敏症症候群，肝機能障害，黄疸，急性腎障害(間質性腎炎等)，PIE症候群，間質性肺炎，血栓塞栓症，アナフィラキシー，うっ血性心不全，房室ブロック，洞機能不全，徐脈，抗利尿ホルモン不適合分泌症候群(SIADH)，無菌性髄膜炎，悪性症候群

禁忌

本剤の成分または三環系抗うつ薬に対し過敏症の既往歴，重篤な

血液障害，第II度以上の房室ブロック，高度の徐脈（50拍/分未満），ボリコナゾール，タダラフィル（アドシルカ），リルピビリン，マシテンタン，チカグレロル，グラゾプレビル，エルバスビル，ダクラタスビル・アスナプレビル・ベクラブビル，アスナプレビル，ドルテグラビル・リルピビリン，ソホスブビル・ベルパタスビル，ビクテグラビル・エムトリシタビン・テノホビル アラフェナミドを投与中，ポルフィリン症

商品名	エクセグラン	
一般名	ゾニサミド	錠剤 100mg P132 散 20%

看護のポイント!!

➡ 眠気ふらつきに注意

効能効果

部分てんかん及び全般てんかんの次記発作型
①部分発作：単純部分発作[焦点発作（ジャクソン型発作を含む），自律神経発作，精神運動発作］，複雑部分発作[精神運動発作，焦点発作］，二次性全般化強直間代痙攣[強直間代発作（大発作）]
②全般発作：強直間代発作[強直間代発作（全般痙攣発作，大発作）]，強直発作[全般痙攣発作］，非定型欠神発作[異型小発作]
③混合発作

用法用量

1日100～600mg
小児：最初1日2～12mg/kg
1日1～3回に分割

重大な副作用

中毒性表皮壊死融解症（TEN），皮膚粘膜眼症候群（Stevens-Johnson症候群），紅皮症（剥脱性皮膚炎），過敏症症候群，再生不良性貧血，無顆粒球症，赤芽球癆，血小板減少，急性腎障害，間質性肺炎，肝機能障害，黄疸，横紋筋融解症，腎・尿路結石，

発汗減少に伴う熱中症，悪性症候群，幻覚，妄想，錯乱，せん妄等の精神症状

禁忌

本剤の成分に対し過敏症の既往歴

ベンゾジアゼピン系薬

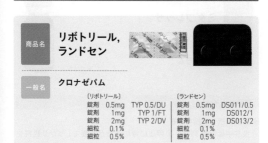

| 商品名 | **リボトリール，ランドセン** |

| 一般名 | **クロナゼパム** |

（リボトリール）			（ランドセン）		
錠剤	0.5mg	TYP 0.5/DU	錠剤	0.5mg	DS011/0.5
錠剤	1mg	TYP 1/FT	錠剤	1mg	DS012/1
錠剤	2mg	TYP 2/DV	錠剤	2mg	DS013/2
細粒	0.1%		細粒	0.1%	
細粒	0.5%		細粒	0.5%	

看護のポイント!!

➡ 眠気ふらつきに注意．増量時など呼吸抑制が起こることがあるため観察を行う
　急な中止は発作の原因となることがあるため注意する

効能効果

①小型（運動）発作［ミオクロニー発作，失立（無動）発作，点頭てんかん（幼児痙縮発作，BNS痙攣等）］，②精神運動発作，③自律神経発作

用法用量

成人・小児：初回量1日0.5〜1mgを1〜3回に分割，維持量1日2〜6mgを1〜3回に分割
乳・幼児：初回量1日0.025mg/kgを1〜3回に分割，維持量1日0.1mg/kgを1〜3回に分割

依存性，呼吸抑制，睡眠中の多呼吸発作，刺激興奮，錯乱等，肝機能障害，黄疸

禁忌

本剤の成分に対し過敏症の既往歴，急性閉塞隅角緑内障，重症筋無力症

商品名	ミダフレッサ	
一般名	ミダゾラム	注 0.1%

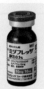

看護のポイント!!

→ 原則希釈せず投与する
　投与中は呼吸抑制，心停止に特に注意が必要でしっかり観察を行う

効能効果

てんかん重積状態

用法用量

静脈内投与：0.15mg/kg，投与速度は1mg/分，総量0.6mg/kgまで
持続静脈内投与：0.1mg/kg/時，最大投与量は0.4mg/kg/時まで

重大な副作用

呼吸抑制，無呼吸，舌根沈下，心停止，心室頻拍，心室頻脈，ショック，アナフィラキシー，悪性症候群，依存性

禁忌

本剤の成分に対し過敏症，急性閉塞隅角緑内障，重症筋無力症，HIVプロテアーゼ阻害剤（リトナビルを含有する製剤，ネルフィナビ

ル, アタザナビル, ホスアンプレナビル, ダルナビルを含有する製剤), エファビレンツ及びコビシスタットを含有する製剤を投与中, ショック, 昏睡, バイタルサインの抑制がみられる急性アルコール中毒

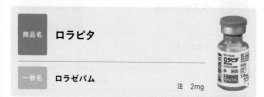

商品名	**ロラピタ**
一般名	ロラゼパム　　　　　　　　　　注　2mg

看護のポイント!!

➡ 同量の生理食塩液, 注射用水または5%ブドウ糖で希釈し静注する
投与中は呼吸抑制, 心停止に特に注意が必要でしっかり観察を行う
眠気, めまい, 意識消失が起こることがあるので, 自動車の運転等危険を伴う機械の操作に従事させないよう注意

効能効果

てんかん重積状態

用法用量

4mgを静注, 最大8mg, 生後3ヵ月以上の小児には0.05mg/kg (最大4mg), 最大0.1mg/kg
1〜2回　静注, 投与速度は2mg/分

重大な副作用

呼吸抑制, 無呼吸, 心停止, 昏睡, 激越, 錯乱, 攻撃性

禁忌

本剤の成分に対し過敏症の既往歴, 急性閉塞隅角緑内障, 重症筋無力症, ショック, 昏睡, バイタルサインの抑制がみられる急性アルコール中毒

第2世代

商品名	**ラミクタール**	
一般名	**ラモトリギン**	

	錠小児用	2mg	LTG2	錠剤 25mg GS CL5
	錠小児用	5mg	GS CL2	錠剤 100mg GS CL7

(写真提供：グラクソ・スミスクライン)

看護のポイント!!

➡ 重篤な皮膚障害が現れることがあり，急な増量は避け，必ず徐々に増量する．また併用薬により投与量が異なる．眠気ふらつきの副作用があるため転倒転落に注意する

効能効果

①てんかん患者の次記発作に対する単剤療法：部分発作（二次性全般化発作を含む），強直間代発作，定型欠神発作，②他の抗てんかん薬で十分な効果が認められないてんかん患者の次記発作に対する抗てんかん薬との併用療法：部分発作（二次性全般化発作を含む），強直間代発作，Lennox-Gastaut症候群における全般発作，③双極性障害における気分エピソードの再発・再燃抑制

用法用量

成人：最初の2週間 1日25mg 1日1回 以降は決められた用法用量にそって投与（併用薬剤によって用量が異なる），必ず徐々に増量する
小児：最初の2週間1日0.3mg/kg 1日1回または2回分割
必ず徐々に増量する
※詳細は添付文書（電子添文）参照（用法・用量を必ず遵守すること）

重大な副作用

中毒性表皮壊死融解症（TEN），皮膚粘膜眼症候群（Stevens-Johnson症候群），多形紅斑，薬剤性過敏症症候群，再生不良性貧血，汎血球減少症，無顆粒球症，血球貪食症候群，肝炎，肝機能障害及び黄疸，無菌性髄膜炎

禁忌

本剤の成分に対し過敏症の既往歴

| 商品名 | **イーケプラ** |

| 一般名 | **レベチラセタム** |

錠剤	250mg	ucb250
錠剤	500mg	ucb500
ドライシロップ	50%	
点滴静注	500mg	

看護のポイント!!

➡ 徐々に増量し，中止するときは徐々に減量する
傾眠傾向，浮動性めまいがあるため，転倒転落に注意．また易刺
激性があり興奮や自殺企図に注意

投与速度注意!!

➡ 点滴静注の投与速度は15分（①および②の適応時）

効能効果

①てんかん患者の部分発作（二次性全般化発作を含む）
②他の抗てんかん薬で十分な効果が認められないてんかん患者の
強直間代発作に対する抗てんかん薬との併用療法
〈点滴静注のみ〉③てんかん重積状態

用法用量

〈錠剤〉
①，②：成人・体重50kg以上の小児 1日1000～3000mg，小児（4
歳以上）1日20～60mg/kg，1日2回 経口
〈ドライシロップ〉
①：成人 1日1000～3000mg，1日2回，小児（生後6か月以上）
1日20～60mg/kg，小児（生後1か月以上6か月未満）
1日14～42mg/kg，1日2回 経口
②：成人・体重50kg以上の小児 1日1000～3000mg，1日2回，小
児（4歳以上）1日20～60mg/kg，1日2回 経口
〈点滴静注〉
経口投与から切り替える場合は同じ1日量と投与回数
経口投与前に投与する場合①：成人・体重50kg以上の小児 1日
1000～3000mg，1日2回，小児（生後6か月以上）1日20～
60mg/kg，1日2回，小児（生後1か月以上6か月未満）1日14～
42mg/kg，1日2回
経口投与前に投与する場合②：成人・体重50kg以上の小児 1日
1000～3000mg，1日2回，小児（4歳以上）1日20～60mg/kg，

1日2回
③：成人 1日1000〜3000mg

重大な副作用

中毒性表皮壊死融解症（TEN），皮膚粘膜眼症候群（Stevens-Johnson症候群），薬剤性過敏症症候群，重篤な血液障害，肝不全，肝炎，膵炎，攻撃性，自殺企図，横紋筋融解症，急性腎障害，悪性症候群

禁忌

本剤の成分またはピロリドン誘導体に対し過敏症の既往歴

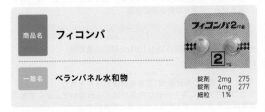

| 商品名 | フィコンパ |
| 一般名 | ペランパネル水和物 |

フィコンパ2mg

2mg

錠剤	2mg	275
錠剤	4mg	277
細粒	1%	

看護のポイント!!

➡ 徐々に増量し，中止するときは徐々に減量する
　傾眠傾向，浮動性めまいがあるため，転倒転落に注意．また易刺激性があり興奮や自殺企図に注意

効能効果

てんかん患者の部分発作，強直間代発作

用法用量

1日2〜12mg（単剤療法では8mgが最大）
1日1回　就寝前

重大な副作用

攻撃性等の精神症状

禁忌

本剤の成分に対し過敏症の既往歴，重度の肝機能障害

商品名	**ビムパット**	
一般名	ラコサミド	錠剤 50mg SP/50 錠剤 100mg SP/100 ドライシロップ 10%

看護のポイント!!

→ 徐々に増量し，中止するときは徐々に減量する
  房室ブロックや徐脈が起こるため注意する．易刺激性があり，興奮，
  自殺企図などの症状が現れることがある
  浮動性めまい，傾眠のため転倒転落に注意

効能効果

①てんかん患者の部分発作（二次性全般化発作を含む）
②他の抗てんかん薬で十分な効果が認められないてんかん患者の
強直間代発作に対する抗てんかん薬との併用療法

用法用量

1日100～400mg，小児1日2～12mg/kg（成人用量は超えない
こと）
1日2回に分割

重大な副作用

房室ブロック，徐脈，失神，中毒性表皮壊死融解症（TEN），皮膚
粘膜眼症候群（Stevens-Johnson症候群），薬剤性過敏症症候群，
無顆粒球症

禁忌

本剤の成分に対し過敏症の既往歴，重度の肝機能障害

商品名	**ビムパット**	
一般名	ラコサミド	点滴静注　100mg 点滴静注　200mg

看護のポイント!!

⇒ 徐々に増量し，中止するときは徐々に減量する
　30〜60分で点滴静注
　房室ブロックや徐脈が起こるため注意する，易刺激性があり，興奮，
　自殺企図などの症状が現れることがある
　浮動性めまい，傾眠のため転倒転落に注意

効能効果

①てんかん患者の部分発作（二次性全般化発作を含む）
②他の抗てんかん薬で十分な効果が認められないてんかん患者の
強直間代発作に対する抗てんかん薬との併用療法

用法用量

経口からの切替は同用量で
注射が先行する場合は1日100〜400mg
小児1日2〜12mg/kg（成人用量は超えないこと）
1日2回に分割

重大な副作用

房室ブロック，徐脈，失神，中毒性表皮壊死融解症（TEN），皮膚
粘膜眼症候群（Stevens-Johnson症候群），薬剤性過敏症症候群，
無顆粒球症

禁忌

本剤の成分に対し過敏症，重度の肝機能障害

パーキンソン病治療薬

レボドパ-カルビドパ配合

商品名	**ネオドパストン，メネシット**
一般名	**レボドパ/カルビドパ水和物**

〔ネオドパストン〕
配合錠 L100 OHARA100
配合錠 L250 OHARA250

〔メネシット〕
配合錠 100 NMB647
配合錠 250 NMB654

看護のポイント!!

➡ 前兆のない突発的睡眠，傾眠のため自動車運転等危険作業には従事させない

衝動制御障害は病的賭博，病的性欲亢進などが現れる

wearing off が起こることがあるためその場合は投与回数を増やす．on and off 現象は減量や休薬を行う

効能効果

パーキンソン病，パーキンソン症候群

用法用量

1日100〜1500mg，1日3回
〔詳細は添付文書（電子添文）を参照すること〕

重大な副作用

悪性症候群，錯乱，幻覚，抑うつ，胃潰瘍・十二指腸潰瘍の悪化（ネオパストンのみ），溶血性貧血，血小板減少，突発的睡眠，閉塞隅角緑内障，悪性黒色腫（メネシットのみ）

禁忌

閉塞隅角緑内障，本剤の成分に対し過敏症の既往歴

ドパミン製剤‐ベンセラジド配合

商品名	**イーシー・ドパール，ネオドパゾール，マドパー**
一般名	レボドパ/ベンセラジド塩酸塩

（イーシー・ドパール）	錠剤	KH108
（ネオドパゾール）	錠剤	NF119
（マドパー）	錠剤	TYP/FR

（写真提供：協和キリン）

看護のポイント!!

➡ 前兆のない突発的睡眠，傾眠のため自動車運転等危険作業には従事させない
　衝動制御障害は病的賭博，病的性欲亢進などが現れる
　wearing off が起こることがあるためその場合は投与回数を増やす．on and off 現象は減量や休薬を行う

効能効果

パーキンソン病，パーキンソン症候群

用法用量

〈レボドパ未投与例〉初回 1日1〜3錠，1日1〜3回，2〜3日ごとに1日1〜2錠ずつ増量，維持 1日3〜6錠
〈レボドパ投与例〉レボドパ投与歴により調節

重大な副作用

悪性症候群，錯乱，幻覚，抑うつ，溶血性貧血，血小板減少，突発的睡眠，閉塞隅角緑内障

禁忌

閉塞隅角緑内障，本剤の成分に対し過敏症の既往歴

ドパミン受容体アゴニスト‐非麦角系

商品名	ミラペックス

一般名	プラミペキソール塩酸塩水和物

LA錠 0.375mg P1
LA錠 1.5mg P3

看護のポイント!!

⇒ 徐々に増量し，また減量時も徐々に減量する
前兆のない突発的睡眠，傾眠のため自動車運転等危険作業には従事させない
衝動制御障害は病的賭博，病的性欲亢進などが現れる．めまい，立ち眩みのため転倒転落には注意

効能効果

パーキンソン病

用法用量

1日0.375mgより開始，2週目に1日0.75mg，1週間ごとに1日0.75mgずつ増量，維持量1日1.5〜4.5mg，1日1回　経口

重大な副作用

突発的睡眠，幻覚，妄想，せん妄，錯乱，激越，抗利尿ホルモン不適合分泌症候群（SIADH），悪性症候群，横紋筋融解症，肝機能障害

禁忌

妊婦または妊娠している可能性，透析患者を含む高度な腎機能障害（クレアチニンクリアランス30mL/min未満），本剤の成分に対し過敏症の既往歴

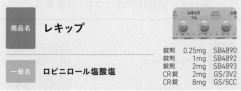

商品名	**レキップ**

一般名	ロピニロール塩酸塩

錠剤	0.25mg	SB4890
錠剤	1mg	SB4892
錠剤	2mg	SB4893
CR錠	2mg	GS/3V2
CR錠	8mg	GS/5CC

（写真提供：グラクソ・スミスクライン）

看護のポイント!!

➡ 徐々に増量し，また減量時も徐々に減量する
　前兆のない突発的睡眠，傾眠のため自動車運転等危険作業には従事させない
　衝動制御障害は病的賭博，病的性欲亢進などが現れる．めまい，立ち眩みのため転倒転落には注意

効能効果

パーキンソン病

用法用量

〈錠剤〉
1回0.25mg，1日3回（1日量0.75mg）より開始，1週毎に1日量として0.75mgずつ増量　4週目に1日量3mgとし，以後，必要に応じて増量（1日量として1.5mgずつ1週間以上の間隔をあける）し維持量（標準1日量3〜9mg，最大15mgまで）を定める　1日3回
〈CR錠〉
1日1回2mgより開始，2週目に4mg/日とし，必要に応じて増量（2mg/日ずつ1週間以上の間隔をあける，1日量最大16mgまで）1日1回

重大な副作用

突発的睡眠，極度の傾眠，幻覚，妄想，興奮，錯乱，せん妄，悪性症候群

禁忌

本剤の成分に対し過敏症の既往歴，妊婦または妊娠している可能性

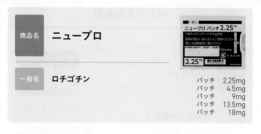

商品名	ニュープロ

一般名	ロチゴチン

パッチ	2.25mg
パッチ	4.5mg
パッチ	9mg
パッチ	13.5mg
パッチ	18mg

看護のポイント!!

➡ 徐々に増量し、また減量時も徐々に減量する
前兆のない突発的睡眠、傾眠のため自動車運転等危険作業には従事させない
衝動制御障害は病的賭博、病的性欲亢進などが現れる。めまい、立ち眩みのため転倒転落には注意

効能効果

①パーキンソン病、②レストレスレッグス症候群

用法用量

①：1日4.5～36mg、②：1日2.25～6.75mg
1日1回　貼付

重大な副作用

突発的睡眠、幻覚、妄想、錯乱、せん妄、悪性症候群、肝機能障害、横紋筋融解症

禁忌

本剤の成分に対し過敏症の既往歴、妊婦または妊娠している可能性

MAO-B阻害薬

商品名	エフピー

一般名	セレギリン塩酸塩

OD錠　2.5mg　FP2.5

看護のポイント!!

➡ 徐々に増量する
　めまい，注意力低下などのため転倒転落，危険操作の従事等に注意する

投与間隔注意!!

➡ 相互作用が多く，一部の薬剤は2週間の間隔をあける必要があり注意する

効能効果

パーキンソン病

用法用量

1日2.5〜10mg
1日1〜2回に分割，2回の場合は朝昼食後

重大な副作用

幻覚，妄想，錯乱，せん妄，狭心症，悪性症候群，低血糖，胃潰瘍

禁忌

本剤の成分に対し過敏症の既往歴，ペチジン塩酸塩，トラマドール塩酸塩またはタペンタドール塩酸塩を投与中，非選択的モノアミン酸化酵素阻害剤（サフラジン塩酸塩）を投与中，統合失調症またはその既往歴，覚醒剤，コカイン等の中枢興奮薬の依存またはその既往歴，三環系抗うつ薬（アミトリプチリン塩酸塩等）を投与中ある

いは中止後14日間，選択的セロトニン再取り込み阻害薬（フルボキサミンマレイン酸塩），セロトニン再取り込み阻害・セロトニン受容体調節薬（ボルチオキセチン臭化水素酸塩），セロトニン・ノルアドレナリン再取り込み阻害薬（ミルナシプラン塩酸塩等），選択的ノルアドレナリン再取り込み阻害薬（アトモキセチン塩酸塩）またはノルアドレナリン・セロトニン作動性抗うつ薬（ミルタザピン）を投与中

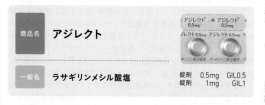

商品名	アジレクト	
一般名	ラサギリンメシル酸塩	錠剤　0.5mg　GIL0.5 錠剤　1mg　GIL1

看護のポイント!!

➡ 起立性低血圧，めまい，注意力低下などのため転倒転落，危険操作の従事等に注意する

投与間隔注意!!

➡ 相互作用が多く，一部の薬剤は2週間の間隔をあける必要があり注意する

効能効果

パーキンソン病

用法用量

1日1mg
1日1回

重大な副作用

起立性低血圧，傾眠，突発的睡眠，幻覚，衝動制御障害，セロトニン症候群，悪性症候群

禁忌

他のMAO阻害薬（セレギリン塩酸塩及びサフィナミドメシル酸塩）を

投与中, ペチジン塩酸塩含有製剤, トラマドール塩酸塩またはタペンタドール塩酸塩を投与中, 三環系抗うつ薬 (アミトリプチリン塩酸塩, アモキサピン, イミプラミン塩酸塩, クロミプラミン塩酸塩, ドスレピン塩酸塩, トリミプラミンマレイン酸塩, ノルトリプチリン塩酸塩及びロフェプラミン塩酸塩), 四環系抗うつ薬 (マプロチリン塩酸塩, ミアンセリン塩酸塩及びセチプチリンマレイン酸塩), 選択的セロトニン再取り込み阻害薬 (フルボキサミンマレイン酸塩, パロキセチン塩酸塩水和物, セルトラリン塩酸塩及びエスシタロプラムシュウ酸塩), セロトニン再取り込み阻害・セロトニン受容体調節薬 (ボルチオキセチン臭化水素酸塩), セロトニン・ノルアドレナリン再取り込み阻害薬 (ミルナシプラン塩酸塩, デュロキセチン塩酸塩及びベンラファキシン塩酸塩), 選択的ノルアドレナリン再取り込み阻害薬 (アトモキセチン塩酸塩), リスデキサンフェタミンメシル酸塩, メチルフェニデート塩酸塩, メタンフェタミン塩酸塩, マジンドール, ノルアドレナリン・セロトニン作動性抗うつ薬 (ミルタザピン), 塩酸テトラヒドロゾリン・プレドニゾロン, ナファゾリン硝酸塩またはトラマゾリン塩酸塩またはアプラクロニジン塩酸塩を投与中, 中等度以上の肝機能障害 (Child-Pugh分類BまたはC), 本剤の成分に対し過敏症の既往歴

商品名	**エクフィナ**
一般名	**サフィナミドメシル酸塩**

錠剤　50mg

看護のポイント!!

➡ 起立性低血圧, めまい, 注意力低下などのため転倒転落, 危険操作の従事等に注意する

投与間隔注意!!

➡ 相互作用が多く, 一部の薬剤は2週間の間隔をあける必要があり注意する

効能効果

パーキンソン病におけるwearing off現象の改善

用法用量

1日50〜100mg
1日1回

重大な副作用

起立性低血圧，傾眠，突発的睡眠，幻覚，衝動制御障害，セロトニン症候群，悪性症候群

禁忌

他のMAO阻害薬（セレギリン塩酸塩，ラサギリンメシル酸塩）を投与中の患者，ペチジン塩酸塩，トラマドール塩酸塩またはタペンタドール塩酸塩を投与中，三環系抗うつ薬（アミトリプチリン塩酸塩，アモキサピン，イミプラミン塩酸塩，クロミプラミン塩酸塩，ドスレピン塩酸塩，トリミプラミンマレイン酸塩，ノルトリプチリン塩酸塩，ロフェプラミン塩酸塩），四環系抗うつ薬（マプロチリン塩酸塩，ミアンセリン塩酸塩，セチプチリンマレイン酸塩），選択的セロトニン再取り込み阻害薬（フルボキサミンマレイン酸塩，パロキセチン塩酸塩水和物，セルトラリン塩酸塩，エスシタロプラムシュウ酸塩），セロトニン・ノルアドレナリン再取り込み阻害薬（ミルナシプラン塩酸塩，デュロキセチン塩酸塩，ベンラファキシン塩酸塩），選択的ノルアドレナリン再取り込み阻害薬（アトモキセチン塩酸塩）またはノルアドレナリン・セロトニン作動性抗うつ薬（ミルタザピン），中枢神経刺激薬（メチルフェニデート塩酸塩，リスデキサンフェタミンメシル酸塩）を投与中，重度の肝機能障害（Child-Pugh分類C），本剤の成分に対し過敏症の既往歴，妊婦または妊娠している可能性

COMT阻害薬

看護のポイント!!

➡ 単独では用いず，必ずレボドパ製剤と併用する
  突発的睡眠，めまい，起立性低血圧のため転倒転落，危険操作等
  に従事しない

効能効果

パーキンソン病における症状の日内変動(wearing-off現象)の改善

用法用量

1回100〜200mg
1日8回を超えないこと

重大な副作用

悪性症候群，横紋筋融解症，突発的睡眠，傾眠，幻覚，幻視，幻聴，
錯乱，肝機能障害

禁忌

本剤の成分に対し過敏症の既往歴，悪性症候群，横紋筋融解症ま
たはこれらの既往歴

商品名	**オンジェンティス**	

錠剤　25mg

一般名　**オピカポン**

看護のポイント!!

➡ 単独では用いず，必ずレボドパ製剤と併用すること，またレボドパ製剤および食事とは前後1時間空ける
突発的睡眠，めまい，起立性低血圧のため転倒転落，危険操作等に従事しない

効能効果

レボドパ・カルビドパまたはレボドパ・ベンセラジド塩酸塩との併用によるパーキンソン病における症状の日内変動（wearing-off現象）の改善

用法用量

1日25mg，1日1回
レボドパ・カルビドパまたはレボドパ・ベンセラジド塩酸塩の投与前後および食事前後1時間を避ける

重大な副作用

ジスキネジア，幻覚，幻視，幻聴，せん妄，傾眠，突発的睡眠

禁忌

本剤の成分に対し過敏症の既往歴，褐色細胞腫，傍神経節腫瘍またはその他のカテコールアミン分泌腫瘍，悪性症候群または非外傷性横紋筋融解症の既往歴，重度肝機能障害（Child-Pugh分類C）

抗コリン薬

商品名	アーテン		
一般名	トリヘキシフェニジル塩酸塩	錠剤 2mg LL434 散 1%	

看護のポイント!!

➡ 徐々に増量する
　閉塞隅角緑内障，重症筋無力症に禁忌である
　せん妄が悪化することがあるため注意

効能効果

①持続性・その他のパーキンソニズム（脳炎後，動脈硬化性）
②向精神薬投与によるパーキンソニズム・ジスキネジア（遅発性除く），アカシジア

用法用量

①1日目1mg，2日目2mg，以後1日2mgずつ増量
　維持：1日6〜10mg，1日3〜4回分服
②1日2〜10mg，1日3〜4回に分服

重大な副作用

悪性症候群，精神錯乱，幻覚，せん妄，閉塞隅角緑内障

禁忌

本剤の成分に対し過敏症の既往歴，閉塞隅角緑内障，重症筋無力症

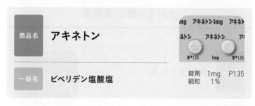

商品名	アキネトン
一般名	ビペリデン塩酸塩

錠剤 1mg P135
細粒 1%

看護のポイント!!

➡ 徐々に増量する
 緑内障，重症筋無力症に禁忌である
 せん妄が悪化することがあるため注意

効能効果

パーキンソニズム

用法用量

1日2〜6mg
1日2〜数回に分割

重大な副作用

悪性症候群，依存性

禁忌

閉塞隅角緑内障，本剤の成分に対し過敏症，重症筋無力症

ドパミン放出促進薬

商品名	シンメトレル	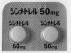

一般名	アマンタジン塩酸塩

錠剤　50mg　SJ211
錠剤　100mg　SJ212
細粒　10%

看護のポイント!!

➡ 急に中断せず，徐々に減量する
　ふらつき，眠気のため転倒転落に注意

効能効果

①パーキンソン症候群，②脳梗塞後遺症，③A型インフルエンザ

用法用量

①，②：1日100～300mg，1日1～3回に分割
③：1日100mg，1日1～2回

重大な副作用

悪性症候群，中毒性表皮壊死融解症（TEN），皮膚粘膜眼症候群（Stevens-Johnson症候群），視力低下を伴うびまん性表在性角膜炎，角膜浮腫様症状，心不全，肝機能障害，腎障害，意識障害（昏睡を含む），精神症状，痙攣，ミオクロヌス，異常行動，横紋筋融解症

禁忌

透析を必要とするような重篤な腎障害，妊婦または妊娠している可能性及び授乳婦，本剤の成分に対し過敏症の既往歴

ノルアドレナリン系作用薬

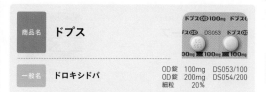

商品名	**ドプス**
一般名	**ドロキシドパ**

OD錠 100mg DS053/100
OD錠 200mg DS054/200
細粒 20%

看護のポイント!!

➡ パーキンソン病治療の場合，単度で用いることはない
血圧上昇，末梢血管病変悪化に注意

効能効果

①パーキンソン病におけるすくみ足，立ちくらみ，②シャイドレーガー症候群，家族性アミロイドポリニューロパチーの起立性低血圧，失神，立ちくらみ，③起立性低血圧を伴う血液透析患者におけるめまい・ふらつき・立ちくらみ，倦怠感，脱力感

用法用量

①，②：1日100～900mg，1日1～3回に分割
③：1回200～400mg，透析30分～1時間前

重大な副作用

悪性症候群，白血球減少，無顆粒球症，好中球減少，血小板減少

禁忌

本剤に対し過敏症，閉塞隅角緑内障，本剤を投与中の患者にはハロタン等のハロゲン含有吸入麻酔剤を投与しない，イソプレナリン等のカテコールアミン製剤を投与中，妊婦または妊娠している可能性，重篤な末梢血管病変（糖尿病性壊疽等）のある血液透析患者

レボドパ作用増強薬

商品名	**トレリーフ**	 トレリーフOD **25mg**
一般名	ゾニサミド	OD錠 25mg OD錠 50mg

看護のポイント!!

➡ 眠気ふらつきのため転倒転落に注意

効能効果

①パーキンソン病，②レビー小体型認知症に伴うパーキンソニズム

用法用量

①：1回25〜50mg，1日1回
②：1回25mg，1日1回

重大な副作用

悪性症候群，中毒性表皮壊死融解症（TEN），皮膚粘膜眼症候群（Stevens-Johnson症候群），紅皮症（剥脱性皮膚炎），過敏症症候群，再生不良性貧血，無顆粒球症，赤芽球癆（いずれも頻度不明），血小板減少，急性腎障害，間質性肺炎，肝機能障害，黄疸，横紋筋融解症，腎・尿路結石，発汗減少に伴う熱中症，幻覚，妄想，錯乱，せん妄等の精神症状

禁忌

妊婦または妊娠している可能性，本剤の成分に対して過敏症の既往歴

アデノシンA₂ₐ受容体拮抗薬

商品名	**ノウリアスト**	
一般名	**イストラデフィリン**	錠剤　20mg　KH131

(写真提供：協和キリン)

看護のポイント!!

➡ 前兆のない突発的睡眠，起立性低血圧などのため転倒転落に注意
ジスキネジーが悪化することがあるため患者の状態を観察する，ジ
スキネジーが悪化した場合には必要に応じ，本剤の減量，休薬ま
たは投与中止等の適切な処置を行うこと

効能効果

レボドパ含有製剤で治療中のパーキンソン病におけるウェアリング
オフ現象の改善

用法用量

レボドパ含有製剤と併用する
1日1回，20mg　経口投与
症状により40mgを1日1回　経口投与

重大な副作用

精神障害

禁忌

本剤の成分に対し過敏症の既往歴，妊婦または妊娠している可能
性，重度の肝障害

自律神経系作用薬

副交感神経興奮薬

商品名	**ウブレチド**	
一般名	ジスチグミン臭化物	錠剤　5mg　TO 067

看護のポイント!!

➡ コリン作動性クリーゼによる悪心, 嘔吐, 腹痛, 下痢, 唾液分泌過多, 発汗, 徐脈, 血圧低下, 縮瞳等の症状が現れたら中止する

効能効果

①手術後及び神経因性膀胱などの低緊張性膀胱による排尿困難,
②重症筋無力症

用法用量

①：1日5mg, 1回
②：1日5～20mg, 1日1～4回に分割

重大な副作用

コリン作動性クリーゼ（初期症状として, 悪心・嘔吐, 腹痛, 下痢, 唾液分泌過多, 気道分泌過多, 発汗, 徐脈, 縮瞳, 呼吸困難等）, 狭心症, 不整脈

禁忌

消化管または尿路の器質的閉塞, 迷走神経緊張症, 脱分極性筋弛緩剤（スキサメトニウム）を投与中, 本剤の成分に対し過敏症の既往歴

副交感神経抑制・遮断薬

商品名	アトロピン

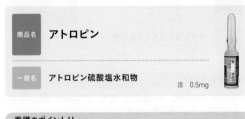

一般名	アトロピン硫酸塩水和物

注 0.5mg

看護のポイント!!

➡ 緑内障，記銘障害，せん妄悪化，口渇，排尿困難，便秘の副作用に注意

効能効果

胃・十二指腸潰瘍における分泌並びに運動亢進，胃腸の痙攣性疼痛，痙攣性便秘，胆管・尿管の疝痛，有機リン系殺虫剤・副交感神経興奮剤の中毒，迷走神経性徐脈及び迷走神経性房室伝導障害，麻酔前投薬，その他の徐脈及び房室伝導障害，ECTの前投与

用法用量

1回0.5mg，有機リン中毒の場合はさらに多く用いる
静注/筋注/皮下注

重大な副作用

ショック，アナフィラキシー

禁忌

閉塞隅角緑内障，前立腺肥大による排尿障害，麻痺性イレウス，本剤の成分に対し過敏症の既往歴

商品名	**ブスコパン**	パン 10 ブスコパン 10 フ コパン 10 ブスコパン sa 10 ブスコパン 10 フ
一般名	ブチルスコポラミン臭化物	錠剤 10mg sa

看護のポイント!!

⇒ 緑内障，記銘障害，せん妄悪化，口渇，排尿困難，便秘，頭痛，心悸亢進，発疹の副作用に注意

効能効果

次記疾患における痙攣並びに運動機能亢進：胃・十二指腸潰瘍，食道痙攣，幽門痙攣，胃炎，腸炎，腸疝痛，痙攣性便秘，機能性下痢，胆嚢・胆管炎，胆石症，胆道ジスキネジー，胆嚢切除後の後遺症，尿路結石症，膀胱炎，月経困難症

用法用量

1日3〜5回で1日1〜2錠（10〜20mg）　経口投与

重大な副作用

ショック，アナフィラキシー

禁忌

出血性大腸炎，閉塞隅角緑内障，前立腺肥大による排尿障害，重篤な心疾患，麻痺性イレウス，本剤の成分に対し過敏症の既往歴

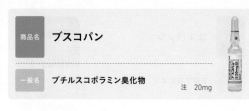

商品名	**ブスコパン**
一般名	**ブチルスコポラミン臭化物**

注　20mg

看護のポイント!!

⇒ 緑内障, せん妄悪化, 口渇, 排尿困難, 便秘, 調節障害, 悪心・嘔吐, 頭痛, 心悸亢進, 顔面紅潮の副作用に注意

効能効果

次記疾患における痙攣並びに運動機能亢進：胃・十二指腸潰瘍, 食道痙攣, 幽門痙攣, 胃炎, 腸炎, 腸疝痛, 痙攣性便秘, 機能性下痢, 胆のう・胆管炎, 胆石症, 胆道ジスキネジー, 胃・胆のう切除後の後遺症, 尿路結石症, 膀胱炎, 器具挿入による尿道・膀胱痙攣, 月経困難症, 分娩時の子宮下部痙攣, 消化管のX線及び内視鏡検査の前処置

用法用量

1回1/2～1管（10～20mg）
静注または皮下注, 筋注

重大な副作用

ショック, アナフィラキシー

禁忌

出血性大腸炎, 閉塞隅角緑内障, 前立腺肥大による排尿障害, 重篤な心疾患, 麻痺性イレウス, 本剤の成分に対し過敏症の既往歴

商品名	**コスパノン**	

一般名	**フロプロピオン**	錠剤 40mg 119 錠剤 80mg 120 カプセル 40mg CS40

看護のポイント!!

➡ 悪心・嘔吐の副作用に注意

効能効果

次記の疾患に伴う鎮痙効果
①肝胆道疾患：胆道ジスキネジー，胆石症，胆嚢炎，胆管炎，胆嚢剔出後遺症
②膵疾患：膵炎
③尿路結石

用法用量

1回40〜80mg
1日3回

重大な副作用

添付文書（電子添文）記載なし

禁忌

添付文書（電子添文）記載なし

その他の神経系用薬

アルツハイマー型認知症治療薬－コリンエステラーゼ阻害薬

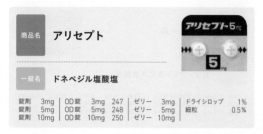

| 商品名 | アリセプト |

| 一般名 | ドネペジル塩酸塩 |

錠剤	3mg	OD錠	3mg	247	ゼリー	3mg	ドライシロップ	1%
錠剤	5mg	OD錠	5mg	248	ゼリー	5mg	細粒	0.5%
錠剤	10mg	OD錠	10mg	250	ゼリー	10mg		

看護のポイント!!

➡ 認知症そのものの進行は抑制しない．精神症状の悪化は認知症の悪化と見分けがつきにくいので注意．徐脈，消化管出血，食欲不振，めまい，不眠，攻撃性などに注意

効能効果

アルツハイマー型認知症及びレビー小体型認知症

用法用量

1回3〜10mg，徐々に増量
1〜2週間かけて3mg→5mgさらに4週間かけて5mg→10mgに増量
1日1回 経口

重大な副作用

QT延長，心室頻拍（torsades de pointesを含む），心室細動，洞不全症候群，洞停止，高度徐脈，心ブロック（洞房ブロック，房室ブロック），失神，心筋梗塞，心不全，消化性潰瘍（胃・十二指腸潰瘍），十二指腸潰瘍穿孔，消化管出血，肝炎，肝機能障害，黄疸，脳性発作（てんかん，痙攣等），脳出血，脳血管障害，錐体外路障害，悪性症候群（Syndrome malin），横紋筋融解症，呼吸困難，急

性膵炎，急性腎障害，原因不明の突然死，血小板減少

禁忌

本剤の成分またはピペリジン誘導体に対し過敏症の既往歴

| 商品名 | レミニール |
| 一般名 | ガランタミン臭化水素酸塩 |

錠剤	4mg	JANSSEN G4	OD錠	4mg	JP110	内用液	4mg /mL
錠剤	8mg	JANSSEN G8	OD錠	8mg	JP111
錠剤	12mg	JANSSEN G12	OD錠	12mg	JP112

看護のポイント!!

➡ 認知症そのものの進行は抑制しない．精神症状の悪化は認知症の悪化と見分けがつきにくいので注意．徐脈，消化管出血，食欲不振，めまい，不眠，攻撃性などに注意

効能効果

アルツハイマー型認知症

用法用量

1回4〜12mg，4週間ごとに4mg→8mg→12mgと増量
1日2回　経口

重大な副作用

失神，徐脈，心ブロック，QT延長，急性汎発性発疹性膿疱症，肝炎，横紋筋融解症

禁忌

本剤の成分に対し過敏症の既往歴

商品名	リバスタッチ, イクセロン

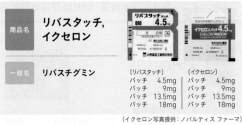

一般名	リバスチグミン

（リバスタッチ）		（イクセロン）	
パッチ	4.5mg	パッチ	4.5mg
パッチ	9mg	パッチ	9mg
パッチ	13.5mg	パッチ	13.5mg
パッチ	18mg	パッチ	18mg

（イクセロン写真提供：ノバルティス ファーマ）

看護のポイント!!

➡ 認知症そのものの進行は抑制しない．精神症状の悪化は認知症の悪化と見分けがつきにくいので注意．徐脈, 消化管出血, 食欲不振, めまい, 不眠, 攻撃性などに注意

効能効果

軽度および中等度のアルツハイマー型認知症における認知症症状の進行抑制

用法用量

1日9mgを開始用量とし, 原則として4週間後に18mgに増量可
1日1回　貼付

重大な副作用

狭心症, 心筋梗塞, 徐脈, 房室ブロック, 洞不全症候群, 脳血管発作, 痙攣発作, 食道破裂を伴う重度の嘔吐, 胃潰瘍, 十二指腸潰瘍, 胃腸出血, 肝炎, 失神, 幻覚, 激越, せん妄, 錯乱, 脱水

禁忌

本剤の成分またはカルバメート系誘導体に対し過敏症の既往歴

アルツハイマー型認知症治療薬 - NMDA受容体拮抗薬

商品名	**メマリー**		
一般名	**メマンチン塩酸塩**	錠剤 5mg 錠剤 10mg 錠剤 20mg	OD錠 5mg OD錠 10mg OD錠 20mg ドライシロップ 2%

看護のポイント!!

➡ 認知症そのものの進行は抑制しない．精神症状の悪化は認知症の悪化と見分けがつきにくいので注意．コリンエステラーゼ阻害薬とは副作用プロファイルが異なる．めまい，傾眠，便秘，食欲不振などに注意

効能効果

アルツハイマー型認知症

用法用量

1回5〜20mg，1週間ごとに5mgずつ増量する
1日1回　経口

重大な副作用

痙攣，失神，意識消失，精神症状，肝機能障害，黄疸，横紋筋融解症，完全房室ブロック，高度な洞徐脈等の徐脈性不整脈

禁忌

本剤の成分に対し過敏症の既往歴

脳保護薬

商品名	**ラジカット**		

一般名	エダラボン	注	30mg
		注バッグ	30mg
		内用懸濁液	2.1%

看護のポイント!!

➡ 急性腎障害に注意．脳梗塞急性期では通常2週間まで

効能効果

①脳梗塞急性期に伴う神経症候，日常生活動作障害，機能障害の改善
②筋萎縮性側索硬化症（ALS）における機能障害の進行抑制
内用懸濁液は②のみ

用法用量

①：1回30mg，1日2回（朝夕）　30分かけて点滴静注
②：〈注，注バッグ〉1回60mg，1日1回　60分かけて点滴静注
〈内用懸濁液〉1回105mg（5mL），1日1回空腹時　経口
本剤投与期と休薬期を組み合わせた28日間を1クールとし繰り返す
第1クールは14日連続投与，14日休薬する
第2クール以降は14日間のうち10日投与，その後14日休薬する

重大な副作用

急性腎障害，ネフローゼ症候群，劇症肝炎，肝機能障害，黄疸，血小板減少，顆粒球減少，播種性血管内凝固症候群（DIC），急性肺障害，横紋筋融解症，ショック，アナフィラキシー

禁忌

重篤な腎機能障害のある患者，筋萎縮性側索硬化症（ALS）患者に使用する場合で腎障害がある場合とくに注意，本剤の成分に対し過敏症の既往歴

降圧薬

ACE阻害薬

商品名	レニベース

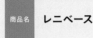

一般名	エナラプリルマレイン酸塩

錠剤　2.5mg　MSD14
錠剤　5mg　MSD712
錠剤　10mg　MSD713

看護のポイント!!

⇒ 副作用として空咳，血管浮腫，高カリウム血症の発現に注意．血
圧低下によるめまい・ふらつきにも注意

効能効果

①本態性高血圧症，腎性高血圧症，腎血管性高血圧症，悪性高血圧，
②次記の状態で，ジギタリス製剤，利尿剤等の基礎治療剤を投与
しても十分な効果が認められない場合：慢性心不全（軽症～中等症）

用法用量

①：5～10mg，1日1回　経口
生後1ヵ月以上の小児：0.08mg/kgを1日1回
②：ジギタリス製剤，利尿薬等と併用．1回5～10mg，1日1回
経口

重大な副作用

血管浮腫，ショック，心筋梗塞，狭心症，急性腎障害，汎血球減
少症，無顆粒球症，血小板減少，膵炎，間質性肺炎，剝脱性皮膚
炎，中毒性表皮壊死融解症（TEN），皮膚粘膜眼症候群（Stevens-
Johnson症候群），天疱瘡，錯乱，肝機能障害，肝不全，高カリ
ウム血症，抗利尿ホルモン不適合分泌症候群（SIADH）

禁忌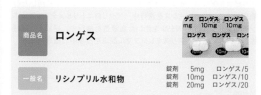

本剤の成分に対し過敏症の既往歴，血管浮腫の既往歴，デキストラン硫酸固定化セルロース，トリプトファン固定化ポリビニルアルコールまたはポリエチレンテレフタレートを用いた吸着器によるアフェレーシスを施行中，アクリロニトリルメタリルスルホン酸ナトリウム膜（AN69）を用いた血液透析施行中，妊婦または妊娠している可能性，アリスキレンを投与中の糖尿病患者，アンジオテンシン受容体ネプリライシン阻害薬（サクビトリルバルサルタンナトリウム水和物）を投与中の患者，あるいは投与中止～36時間以内の患者

商品名	ロンゲス			
一般名	リシノプリル水和物	錠剤	5mg	ロンゲス/5
		錠剤	10mg	ロンゲス/10
		錠剤	20mg	ロンゲス/20

看護のポイント!!

➡ 副作用として空咳，血管浮腫，高カリウム血症の発現に注意．血圧低下によるめまい・ふらつきにも注意

効能効果

①高血圧症，②次記の状態で，ジギタリス製剤，利尿剤等の基礎治療剤を投与しても十分な効果が認められない場合：慢性心不全（軽症～中等症）

用法用量

①：1回10～20mg，1日1回　経口
6歳以上の小児：0.07mg/kgを1日1回
②：ジギタリス製剤，利尿薬等の基礎治療薬と併用．1回5～10mg，1日1回　経口

重大な副作用

呼吸困難を伴う顔面，舌，声門，喉頭の腫脹を症状とする血管浮

腫，腹痛，嘔気，嘔吐，下痢等を伴う腸管の血管浮腫，急性腎不全，高カリウム血症，膵炎，中毒性表皮壊死融解症（TEN），皮膚粘膜眼症候群（Stevens-Johnson症候群），天疱瘡様症状，溶血性貧血，血小板減少，肝機能障害，黄疸，抗利尿ホルモン不適合分泌症候群（SIADH）

禁忌 🧍

本剤の成分に対し過敏症の既往歴，サクビトリルバルサルタンナトリウム水和物を投与中または投与中止から36時間以内，血管浮腫の既往歴，デキストラン硫酸固定化セルロース，トリプトファン固定化ポリビニルアルコールまたはポリエチレンテレフタレートを用いた吸着器によるアフェレーシスを施行中，アクリロニトリルメタリルスルホン酸ナトリウム膜（AN69）を用いた血液透析施行中，妊婦または妊娠している可能性，アリスキレンフマル酸塩を投与中の糖尿病患者

Memo

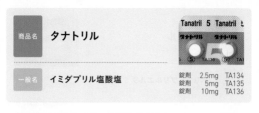

商品名	タナトリル
一般名	イミダプリル塩酸塩

錠剤	2.5mg	TA134
錠剤	5mg	TA135
錠剤	10mg	TA136

看護のポイント!!

➡ 副作用として空咳，血管浮腫，高カリウム血症の発現に注意，血圧低下によるめまい・ふらつきにも注意

効能効果

①高血圧症，腎実質性高血圧症
②1型糖尿病に伴う糖尿病性腎症

用法用量

①：1回5〜10mg，1日1回，重症高血圧症，腎障害を伴う高血圧症または腎実質性高血圧症の場合，2.5mgからの開始量が望ましい　経口
②：1回5mg，1日1回，重篤な腎障害を伴う場合，2.5mgからの開始量が望ましい　経口

重大な副作用

血管浮腫，血小板減少，汎血球減少，急性腎障害，腎機能障害の増悪，高カリウム血症，紅皮症（剝脱性皮膚炎），Stevens-Johnson症候群，天疱瘡様症状，膵炎

禁忌

本剤の成分に対し過敏症，血管浮腫の既往歴，デキストラン硫酸固定化セルロース，トリプトファン固定化ポリビニルアルコールまたはポリエチレンテレフタレートを用いた吸着器によるアフェレーシスを施行中，アクリロニトリルメタリルスルホン酸ナトリウム膜（AN69）を用いた血液透析施行中，妊婦または妊娠している可能性，アリスキレンフマル酸塩を投与中の糖尿病患者，サクビトリルバルサルタンナトリウム水和物を投与中の患者，あるいは投与中止から36時間以内の患者

商品名	**コバシル**	
一般名	ペリンドプリルエルブミン	錠剤 2mg KH220 錠剤 4mg KH221

(写真提供：協和キリン)

看護のポイント!!

➡ 副作用として空咳，血管浮腫，高カリウム血症の発現に注意．血圧低下によるめまい・ふらつきにも注意

効能効果

高血圧症

用法用量

1回2〜4mg，1日8mgまで
1日1回　経口

重大な副作用

血管浮腫，急性腎障害，高カリウム血症

禁忌

本剤の成分に対し過敏症の既往歴，アンジオテンシン受容体ネプリライシン阻害薬（サクビトリルバルサルタンナトリウム水和物）を投与中または投与中止から36時間以内，血管浮腫の既往歴，デキストラン硫酸固定化セルロース，トリプトファン固定化ポリビニルアルコールまたはポリエチレンテレフタレートを用いた吸着器によるアフェレーシスを施行中，アクリロニトリルメタリルスルホン酸ナトリウム膜（AN69）を用いた血液透析施行中，妊婦または妊娠している可能性，アリスキレンフマル酸塩を投与中の糖尿病患者

ARB

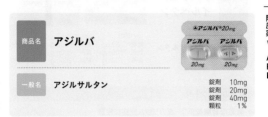

商品名	アジルバ

一般名	アジルサルタン

錠剤 10mg
錠剤 20mg
錠剤 40mg
顆粒 1%

看護のポイント!!

➡ 急激な腎機能低下・高カリウム血症に注意
副作用として血管浮腫の発現，血圧低下によるめまい・ふらつきにも注意

効能効果

高血圧症

用法用量

成人：1回20mg，1日40mgまで
1日1回　経口
6歳以上の小児：50kg未満2.5〜20mg，50kg以上5〜40mg，1日1回

重大な副作用

血管浮腫，ショック，失神，意識消失，急性腎障害，高カリウム血症，肝機能障害，横紋筋融解症

禁忌

本剤の成分に対し過敏症の既往歴，妊婦または妊娠している可能性，アリスキレンフマル酸塩を投与中の糖尿病患者

商品名	アバプロ, イルベタン	

一般名	イルベサルタン	〔アバプロ〕	〔イルベタン〕	
		錠剤 50mg	錠剤 50mg	132/50
		錠剤 100mg	錠剤 100mg	133/100
		錠剤 200mg	錠剤 200mg	134/200

看護のポイント!!

➡ 急激な腎機能低下・高カリウム血症に注意
　副作用として血管浮腫の発現，血圧低下によるめまい・ふらつきにも注意

効能効果

高血圧症

用法用量

1回50〜100mg，1日200mgまで
1日1回　経口

重大な副作用

血管浮腫，ショック，失神，意識消失，高カリウム血症，腎不全，
肝機能障害，黄疸，低血糖，横紋筋融解症

禁忌

本剤の成分に対し過敏症の既往歴，妊婦または妊娠している可能性，
アリスキレンフマル酸塩を投与中の糖尿病患者

商品名	**オルメテック**	
一般名	オルメサルタン メドキソミル	OD錠　5mg OD錠　10mg OD錠　20mg OD錠　40mg

看護のポイント!!

➡ 急激な腎機能低下・高カリウム血症に注意
　副作用として血管浮腫の発現，血圧低下によるめまい・ふらつきにも注意

効能効果

高血圧症

用法用量

1回5～40mg
1日1回　経口

重大な副作用

血管浮腫，腎不全，ショック，失神，意識消失,，肝機能障害，黄疸，血小板減少，低血糖,，横紋筋融解症，アナフィラキシー，重度の下痢，間質性肺炎

禁忌

本剤の成分に対し過敏症の既往歴，妊婦または妊娠している可能性，アリスキレンフマル酸塩を投与中の糖尿病患者

商品名	**ブロプレス**	
一般名	**カンデサルタン シレキセチル**	錠剤 2mg 錠剤 4mg 錠剤 8mg 錠剤 12mg

看護のポイント!!

➡ 心不全適応あり
　急激な腎機能低下・高カリウム血症に注意
　副作用として血管浮腫の発現，血圧低下によるめまい・ふらつきに
　も注意

効能効果

①高血圧症，②腎実質性高血圧症，③（12mg以外）次記の状態で，
アンジオテンシン変換酵素阻害剤の投与が適切でない場合：慢性心
不全（軽症～中等症）

用法用量

①：成人 1回4～8mg，12mgまで増量可．腎障害を伴う場合には
1回2mgから開始，8mgまで増量可．小児 1歳以上6歳未満の小児
には1回0.05～0.3mg/kg．6歳以上の小児には1日1回2～8mg，
12mgまで増量可．腎障害を伴う場合には，低用量から投与を開始，
8mgまで増量可．1日1回　経口
②：1日1回2mgから開始，8mgまで増量可．1日1回　経口
③：1日1回4mgから開始，8mgまで増量可．1日1回　経口

重大な副作用

血管浮腫，ショック，失神，意識消失，急性腎障害，高カリウム血症，
肝機能障害，黄疸，無顆粒球症，横紋筋融解症，間質性肺炎，低
血糖

禁忌

本剤の成分に対し過敏症の既往歴，妊婦または妊娠している可能性，
アリスキレンフマル酸塩を投与中の糖尿病患者

| 商品名 | ディオバン |
| 一般名 | バルサルタン |

ディオバン 40mg

錠剤	20mg	NV132	OD錠	20mg	NV141
錠剤	40mg	NV133	OD錠	40mg	NV142
錠剤	80mg	NV134	OD錠	80mg	NV143
錠剤	160mg	NV135	OD錠	160mg	NV144

(写真提供：ノバルティス ファーマ)

看護のポイント!!

⇒ 急激な腎機能低下・高カリウム血症に注意
　副作用として血管浮腫の発現，血圧低下によるめまい・ふらつきにも注意

効能効果

高血圧症

用法用量

1回40〜160mg
1回　経口
〔6歳以上の小児〕体重35kg未満：20〜40mg1日1回
体重35kg以上：40mgを1日1回

重大な副作用

血管浮腫，肝炎，腎不全，高カリウム血症，ショック，失神，意識消失，無顆粒球症，白血球減少，血小板減少，間質性肺炎，低血糖，横紋筋融解症，中毒性表皮壊死融解症（TEN），皮膚粘膜眼症候群（Stevens-Johnson症候群），多形紅斑，天疱瘡，類天疱瘡

禁忌

本剤の成分に対し過敏症の既往歴，妊婦または妊娠している可能性，アリスキレンフマル酸塩を投与中の糖尿病患者

商品名	**ミカルディス**
一般名	テルミサルタン

Micardis	20mg	
ミカルディス	ミカルディス	
20mg ▲ 50H	20mg ▲ 50H	
錠剤	20mg	50H
錠剤	40mg	51H
錠剤	80mg	52H

看護のポイント!!

➡ 急激な腎機能低下・高カリウム血症に注意
副作用として血管浮腫・高カリウム血症の発現，血圧低下によるめまい・ふらつきにも注意

効能効果

高血圧症

用法用量

1回40mg，1日20mgから開始，最大投与量1日80mgまで，1日1回　経口

重大な副作用

血管浮腫，高カリウム血症，腎機能障害，ショック，失神，意識消失，肝機能障害，黄疸，低血糖，アナフィラキシー，間質性肺炎，横紋筋融解症

禁忌

本剤の成分に対し過敏症の既往歴，胆汁の分泌が極めて悪い患者または重篤な肝障害，妊婦または妊娠している可能性，アリスキレンフマル酸塩を投与中の糖尿病患者

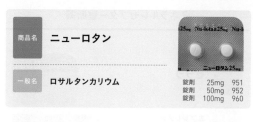

商品名	ニューロタン
一般名	ロサルタンカリウム

錠剤	25mg	951
錠剤	50mg	952
錠剤	100mg	960

看護のポイント!!

➡ 急激な腎機能低下・高カリウム血症に注意
副作用として血管浮腫・高カリウム血症の発現，血圧低下によるめまい・ふらつきにも注意

効能効果

①高血圧症
②高血圧及び蛋白尿を伴う2型糖尿病における糖尿病性腎症

用法用量

①：1回25〜50mg（100mgまで増量可），1日1回　経口
②：1回50mg（100mgまで増量可）

重大な副作用

アナフィラキシー，血管浮腫，急性肝炎または劇症肝炎，腎不全，ショック，失神，意識消失，横紋筋融解症，高カリウム血症，不整脈，汎血球減少，白血球減少，血小板減少，低血糖，低ナトリウム血症

禁忌

本剤の成分に対し過敏症の既往歴，妊婦または妊娠している可能性，重篤な肝障害，アリスキレンを投与中の糖尿病患者

ミネラルレセプター遮断薬

商品名	**セララ**	
一般名	**エプレレノン**	錠剤 25mg NSR25 錠剤 50mg NSR50 錠剤 100mg NSR100

Selara® 25mg
セララ セララ
VIATRIS
25 NSR 25 25

(写真提供：ヴィアトリス)

看護のポイント!!

⇒ 脱水・電解質の変動に注意
　血圧低下によるめまい・ふらつき，高カリウム血症にも注意

効能効果

①高血圧症
②次記の状態で，アンジオテンシン変換酵素阻害薬またはアンジオテンシンⅡ受容体拮抗薬，β遮断薬，利尿薬等の基礎治療を受けている患者，慢性心不全

用法用量

①：1回50〜100mg，1日1回　経口
②：1回25〜50mg．中等度の腎機能障害のある患者では，1日1回隔日25mgから開始し，最大用量は1日1回25mg．1日1回　経口

重大な副作用

高カリウム血症

禁忌

本剤の成分に対し過敏症の既往歴，高カリウム血症もしくは本剤投与開始時に血清カリウム値が5.0mEq/Lを超えている，重度の腎機能障害（クレアチニンクリアランス30mL/分未満），重度の肝機能障害（Child-Pugh分類クラスCの肝硬変に相当），カリウム保持性利尿薬を投与中，イトラコナゾール，リトナビル及びネルフィナビルを投与中

＜高血圧症＞

微量アルブミン尿または蛋白尿を伴う糖尿病患者，中等度以上の腎機能障害（クレアチニンクリアランス50mL/分未満），カリウム製剤を投与中

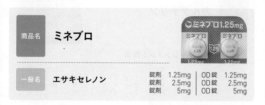

商品名	ミネブロ		
一般名	エサキセレノン	錠剤 1.25mg 錠剤 2.5mg 錠剤 5mg	OD錠 1.25mg OD錠 2.5mg OD錠 5mg

看護のポイント!!

➡ 降圧作用あり
　脱水・電解質の変動に注意
　血圧低下によるめまい・ふらつき，高カリウム血症にも注意

効能効果

高血圧症

用法用量

1回1.25～5mg
1日1回　経口

重大な副作用

高カリウム血症

禁忌

本剤の成分に対し過敏症の既往歴，高カリウム血症もしくは本剤投与開始時に血清カリウム値が5.0mEq/Lを超えている患者，重度の腎機能障害（eGFR 30mL/min/1.73m^{2}未満），カリウム保持性利尿薬（スピロノラクトン，トリアムテレン，カンレノ酸カリウム），アルドステロン拮抗薬（エプレレノン）またはカリウム製剤（塩化カリウム，グルコン酸カリウム，アスパラギン酸カリウム，ヨウ化カリウム，酢酸カリウム）を投与中

α_1遮断薬

商品名	カルデナリン	

一般名	ドキサゾシンメシル酸塩

錠剤	0.5mg	PTC01	OD錠	0.5mg	PTC11
錠剤	1mg	PTC02	OD錠	1mg	PTC12
錠剤	2mg	PTC03	OD錠	2mg	PTC13
錠剤	4mg	PTC04	OD錠	4mg	PTC14

(写真提供：ヴィアトリス)

看護のポイント!!

➡ 起立性低血圧によるめまい・ふらつき，失神，意識喪失に注意

効能効果

①高血圧症
②褐色細胞腫による高血圧症

用法用量

①：1回0.5～8mg，1日1回　経口
②：1回0.5～16mg，1日1回　経口

重大な副作用

失神，意識喪失，不整脈，脳血管障害，狭心症，心筋梗塞，無顆粒球症，白血球減少，血小板減少，肝炎，肝機能障害，黄疸

禁忌

本剤の成分に対し過敏症の既往歴

中枢性α2アゴニスト

商品名	アルドメット			
一般名	メチルドパ水和物	錠剤 125mg	U 031
		錠剤 250mg	U 032

看護のポイント!!

➡ 血圧低下によるめまい・ふらつきに注意

効能効果

高血圧症（本態性，腎性等），悪性高血圧

用法用量

初期1日250～750mgから開始，維持量1日250～2000mg
1日1～3回に分割

重大な副作用

溶血性貧血，白血球減少，無顆粒球症，血小板減少，脳血管不全症状，舞踏病アテトーゼ様不随意運動，両側性ベル麻痺，狭心症発作誘発，心筋炎，SLE様症状，脈管炎，うっ血性心不全，骨髄抑制，中毒性表皮壊死症（TEN），肝炎

禁忌

急性肝炎，慢性肝炎・肝硬変の活動期，本剤の成分に対し過敏症の既往歴

カルシウム拮抗薬・利尿薬・β遮断薬

カルシウム拮抗薬

商品名	**アダラート**	
一般名	**ニフェジピン**	CR錠　10mg　AO10 CR錠　20mg　AO20 CR錠　40mg　AO40

看護のポイント!!

➡ グレープフルーツジュースとの併用で血圧が下がりすぎる可能性あ
り．また，血圧低下によるめまい・ふらつき，顔面紅潮・歯肉肥厚
の可能性あり
粉砕不可

効能効果

①高血圧症
②腎実質性高血圧症，腎血管性高血圧症
③狭心症，異型狭心症

用法用量

①：1回10〜40mg　1日1〜2回
②：1回10〜40mg　1日1回
③：1回40〜60mg　1日1回

重大な副作用

紅皮症（剥脱性皮膚炎），無顆粒球症，血小板減少，ショック，意
識障害，肝機能障害，黄疸

禁忌

本剤の成分に対し過敏症の既往歴，心原性ショック

商品名	ペルジピン		
一般名	ニカルジピン塩酸塩	注　2mg 注　10mg 注　25mg	

看護のポイント!!

➡ 投与中は血圧・心拍をよく観察する

配合注意!!

➡ 配合する輸液（pHが高い製剤）により本剤析出のおそれあり

効能効果

①手術時の異常高血圧の救急処置，②高血圧性緊急症，③急性心不全（慢性心不全の急性増悪を含む）

用法用量

静注　生理食塩液または5%ブドウ糖注射液で希釈し，0.01〜0.02%（1mL当たり0.1〜0.2mg）溶液を点滴静注
①：2〜10μg/kg/分の点滴速度で開始．急速に血圧を下げる必要がある場合には，本剤をそのまま10〜30μg/kgを静注
②：0.5〜6μg/kg/分の点滴速度で，0.5μg/kg/分より開始
③：1μg/kg/分の点滴速度で，病態に応じて0.5〜2μg/kg/分の範囲で点滴速度を調節

重大な副作用

麻痺性イレウス，低酸素血症，肺水腫，呼吸困難，狭心痛，血小板減少，肝機能障害，黄疸

禁忌

本剤の成分に対し過敏症の既往歴，急性心不全において高度な大動脈弁狭窄・僧帽弁狭窄，肥大型閉塞性心筋症，低血圧（収縮期血圧90mmHg未満），心原性ショックのある患者，急性心不全において発症直後で病態が安定していない重篤な急性心筋梗塞患者

商品名	**アテレック**	
一般名	**シルニジピン**	錠剤　5mg　　AJ1 5 錠剤　10mg　　AJ1 10 錠剤　20mg　　AJ1 20

看護のポイント!!

➡ グレープフルーツジュースとの併用で血圧が下がりすぎる可能性
　あり
　血圧低下によるめまい・ふらつき，肝機能障害の副作用注意

効能効果

高血圧症

用法用量

1回5〜20mg
1日1回，朝食後　経口

重大な副作用

肝機能障害，黄疸，血小板減少

禁忌

妊婦または妊娠している可能性

商品名	**カルブロック**		
一般名	アゼルニジピン	錠剤 8mg	SANKYO 241/8
		錠剤 16mg	SANKYO 242/16

看護のポイント!!

⇒ グレープフルーツジュースとの併用で血圧が下がりすぎる可能性あり

血圧低下によるめまい・ふらつき，肝機能障害の副作用注意

効能効果

高血圧症

用法用量

1回8〜16mg
1日1回　経口

重大な副作用

肝機能障害，黄疸，房室ブロック，洞停止，徐脈

禁忌

妊婦または妊娠している可能性，本剤の成分に対し過敏症の既往歴，アゾール系抗真菌薬（経口薬，注射薬）（イトラコナゾール，ミコナゾール，フルコナゾール，ホスフルコナゾール，ボリコナゾール），HIVプロテアーゼ阻害薬（リトナビル含有製剤，ネルフィナビル，アタザナビル，ホスアンプレナビル，ダルナビル含有製剤），コビシスタット含有製剤を投与中

商品名	**コニール**
一般名	ベニジピン塩酸塩

コニール 2mg

コニール　コニール
KH208
2mg　2mg

錠剤	2mg	KH208
錠剤	4mg	KH209
錠剤	8mg	KH210

(写真提供:協和キリン)

看護のポイント!!

➡ グレープフルーツジュースとの併用で血圧が下がりすぎる可能性
あり
血圧低下によるめまい・ふらつき,肝機能障害の副作用注意

効能効果

①高血圧症,腎実質性高血圧症
②狭心症

用法用量

1日1回もしくは2回経口(適応による)
①:1回2〜4mg,1回8mgまで
②:1回4mgを1日2回,朝・夕食後

重大な副作用

肝機能障害,黄疸

禁忌 🧍

心原性ショック,妊婦または妊娠している可能性

商品名	アムロジン, ノルバスク	

一般名	アムロジピンベシル酸塩	錠剤 2.5mg	OD錠 2.5mg
		錠剤 5mg	OD錠 5mg
		錠剤 10mg	OD錠 10mg

看護のポイント!!

➡ グレープフルーツジュースとの併用で血圧が下がりすぎる可能性あり

血圧低下によるめまい・ふらつき,肝機能障害の副作用注意

効能効果

①高血圧症,②狭心症

用法用量

①:1回2.5〜10mg,1日1回 経口
6歳以上の小児:2.5mgを1日1回,1日5mgまで
②:1回5mg,1日1回 経口

重大な副作用

劇症肝炎,肝機能障害,黄疸,無顆粒球症,白血球減少,血小板減少,房室ブロック,横紋筋融解症

禁忌

ジヒドロピリジン系化合物に対し過敏症の既往歴

商品名	**ヘルベッサー**	

一般名	**ジルチアゼム塩酸塩**	注　10mg 注　50mg 注　250mg

看護のポイント!!

➡ 心拍数低下作用あり
　投与中は血圧・心拍をよく観察する

効能効果

①頻脈性不整脈（上室性），②手術時の異常高血圧の救急処置，
③高血圧性緊急症，④不安定狭心症

用法用量

静注　5mL以上の生理食塩液またはブドウ糖注射液に用時溶解
①：1回10mgを約3分間で緩徐に静注
②：1回静注の場合：1回10mgを約1分間で緩徐に静注，点滴静注
の場合：5〜15μg/kg/分を点滴静注
③：5〜15μg/kg/分を点滴静注
④：1〜5μg/kg/分を点滴静注，最高用量5μg/kg/分まで

重大な副作用

完全房室ブロック，高度徐脈，心停止，うっ血性心不全

禁忌

重篤な低血圧あるいは心原性ショック，Ⅱ度以上の房室ブロック，
洞不全症候群（持続性の洞性徐脈（50拍/分未満），洞停止，洞房
ブロック等），重篤なうっ血性心不全，重篤な心筋症，本剤の成
分に対し過敏症の既往歴，妊婦または妊娠している可能性，アス
ナプレビルを含有する製剤，イバブラジン塩酸塩，ロミタピドメシ
ル酸塩を投与中

チアジド系利尿薬

商品名	**ヒドロクロロチアジド**	

一般名	**ヒドロクロロチアジド**	錠剤 12.5mg Tw163 錠剤 25mg Tw164 OD錠 12.5mg Tw507

看護のポイント!!

➡ 高血圧には少量(6.25〜12.5mg)を用いることが多い
脱水・電解質の変動に注意
めまい・ふらつき,低カリウム血症・低ナトリウム血症の副作用が生じることがある

効能効果

高血圧症(本態性,腎性等),悪性高血圧,心性浮腫(うっ血性心不全),腎性浮腫,肝性浮腫,月経前緊張症,薬剤(副腎皮質ホルモン,フェニルブタゾン等)による浮腫

用法用量

1回25〜100mg.少量から開始し徐々に増量.悪性高血圧には他の降圧薬と併用
1日1〜2回 経口

重大な副作用

再生不良性貧血,溶血性貧血,壊死性血管炎,間質性肺炎,肺水腫,急性呼吸窮迫症候群,全身性紅斑性狼瘡の悪化,アナフィラキシー,低ナトリウム血症,低カリウム血症,急性近視,閉塞隅角緑内障

禁忌

無尿,急性腎不全,体液中のナトリウム・カリウムが明らかに減少,チアジド系薬剤またはその類似化合物(例えばクロルタリドン等のスルフォンアミド誘導体)に対する過敏症の既往歴,デスモプレシン酢酸塩水和物(男性における夜間多尿による夜間頻尿)を投与中

商品名	**フルイトラン**	

一般名	トリクロルメチアジド	錠剤 1mg S1
		錠剤 2mg S

看護のポイント!!

➡ 高血圧には少量（0.5〜1mg）を用いることが多い

脱水・電解質の変動に注意

めまい・ふらつき，低カリウム血症・低ナトリウム血症の副作用が生じることがある

効能効果

高血圧症（本態性，腎性等），悪性高血圧，心性浮腫（うっ血性心不全），腎性浮腫，肝性浮腫，月経前緊張症

用法用量

1日2〜8mgを1〜2回に分割．悪性高血圧に用いる場合には，他の降圧薬と併用

1日1〜2回　経口

重大な副作用

再生不良性貧血，低ナトリウム血症，低カリウム血症，間質性肺炎

禁忌

無尿，急性腎不全，体液中のナトリウム・カリウムが明らかに減少，チアジド系薬剤またはその類似化合物（例えばクロルタリドン等のスルフォンアミド誘導体）に対する過敏症の既往歴，デスモプレシン酢酸塩水和物（男性における夜間多尿による夜間頻尿）を投与中

ループ利尿薬

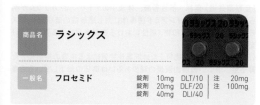

商品名	ラシックス			
一般名	フロセミド	錠剤　10mg	DLT/10	注　20mg
		錠剤　20mg	DLF/20	注　100mg
		錠剤　40mg	DLI/40	

看護のポイント!!

➡ 脱水・電解質の変動に注意
めまい・ふらつき，低カリウム血症・低ナトリウム血症の副作用が生じることがある

効能効果

〈錠剤〉高血圧症 (本態性，腎性等)，悪性高血圧，心性浮腫 (うっ血性心不全)，腎性浮腫，肝性浮腫，月経前緊張症，末梢血管障害による浮腫，尿路結石排出促進
〈注20mg〉高血圧症 (本態性，腎性等)，悪性高血圧，心性浮腫 (うっ血性心不全)，腎性浮腫，肝性浮腫，脳浮腫，尿路結石排出促進
〈注100mg〉急性または慢性腎不全による乏尿

用法用量

錠剤：1回40～80mg，1日1回，連日，または隔日　経口　適宜増減
注20mg：1回20mg，1日1回　静注または筋注　適宜増減
注100mg：フロセミドとして20～40mgを静脈内投与し，利尿反応のないことを確認後，100mg　静脈内投与．1回500mgまで，1日量1000mgまで

重大な副作用

ショック，アナフィラキシー，再生不良性貧血，汎血球減少症，無顆粒球症，血小板減少，赤芽球癆，水疱性類天疱瘡，難聴，中毒性表皮壊死融解症 (TEN)，皮膚粘膜眼症候群 (Stevens-Johnson症候群)，心室性不整脈 (Torsades de pointes)，間質性腎炎，間質性肺炎，多形紅斑，急性汎発性発疹性膿疱症

〈全製剤共通〉無尿，肝性昏睡，体液中のナトリウム・カリウムが明らかに減少，スルフォンアミド誘導体に対し過敏症の既往歴，デスモプレシン酢酸塩水和物（男性における夜間多尿による夜間頻尿）を投与中

〈注100mg〉腎毒性物質または肝毒性物質による中毒の結果起きた腎不全，著しい循環血液量の減少あるいは血圧の低下している患者

商品名	**ダイアート**	
一般名	アゾセミド	錠剤　30mg　Sc224 錠剤　60mg　Sc223

看護のポイント!!

➡ ループ利尿薬のなかでは作用時間が長い
　脱水・電解質の変動に注意
　めまい・ふらつき，低カリウム血症の副作用が生じることがある

効能効果

心性浮腫（うっ血性心不全），腎性浮腫，肝性浮腫

用法用量

1回60mg
1日1回　経口

重大な副作用

電解質異常，無顆粒球症，白血球減少

禁忌

無尿，肝性昏睡，体液中のナトリウム・カリウムが明らかに減少，デスモプレシン酢酸塩水和物（男性における夜間多尿による夜間頻尿）を投与中，スルフォンアミド誘導体に対し過敏症の既往歴

商品名	ルプラック

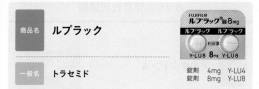

一般名	トラセミド

錠剤	4mg	Y-LU4
錠剤	8mg	Y-LU8

看護のポイント!!

➡ 脱水・電解質の変動に注意
めまい・ふらつき，低カリウム血症・高カリウム血症の副作用が生じることがある

効能効果

心性浮腫，腎性浮腫，肝性浮腫

用法用量

1回4〜8mg
1日1回　経口

重大な副作用

肝機能障害，黄疸，血小板減少，低カリウム血症，高カリウム血症

禁忌

無尿，肝性昏睡，体液中のナトリウム・カリウムが明らかに減少，デスモプレシン酢酸塩水和物（男性における夜間多尿による夜間頻尿）を投与中，本剤の成分またはスルフォンアミド誘導体に対し過敏症の既往歴

カリウム保持性利尿薬

商品名	**アルダクトンA**		
一般名	スピロノラクトン	細粒	10%
		錠剤	25mg　SEARLE101
		錠剤	50mg　SEARLE102/50

看護のポイント!!

⇒ 脱水・電解質の変動に注意
　めまい・ふらつき，高カリウム血症・女性化乳房・月経不順の副作用
　が生じることがある

効能効果

高血圧症（本態性，腎性等），心性浮腫（うっ血性心不全），腎性浮腫，
肝性浮腫，特発性浮腫，悪性腫瘍に伴う浮腫及び腹水，栄養失調
性浮腫，原発性アルドステロン症の診断及び症状の改善

用法用量

1日50〜100mgを分割
経口

重大な副作用

電解質異常（高カリウム血症，低ナトリウム血症，代謝性アシドー
シス等），急性腎不全，中毒性表皮壊死融解症（TEN），皮膚粘膜
眼症候群（Stevens-Johnson症候群）

禁忌

無尿または急性腎不全，高カリウム血症，アジソン病，タクロリム
ス・エプレレノン・エサキセレノン・ミトタン投与中，本剤に対し過敏
症の既往歴

商品名	**ソルダクトン**	

一般名	**カンレノ酸カリウム**	静注用 100mg 静注用 200mg

看護のポイント!!

➡ 脱水・電解質の変動に注意
　めまい・ふらつき，高カリウム血症・女性化乳房・月経不順の副作用
　が生じることがある
　配合変化が起こりやすく他の薬剤との混合には注意

効能効果

経口抗アルドステロン薬の服用困難な次記症状（高アルドステロン
症によると考えられる）の改善：原発性アルドステロン症，心性浮腫
（うっ血性心不全），肝性浮腫，開心術及び開腹術時における水分・
電解質代謝異常

用法用量

ブドウ糖注射液，生理食塩液または注射用水10〜20mLに溶解し
て，ゆっくりと静注
1回100〜200mg，1日600mgまで．期間は原則として2週間まで

重大な副作用

ショック，電解質異常（高カリウム血症，低ナトリウム血症，高ナト
リウム血症，低クロール血症，高クロール血症等）

禁忌

無尿または腎不全，腎機能の進行性悪化状態，高カリウム血症，
エプレレノンまたはタクロリムス投与中，アジソン病，本剤に対し過
敏症の既往歴，てんかん等の痙攣性素因

バソプレシンV₂受容体拮抗薬

商品名	**サムスカ**

一般名	**トルバプタン**

OD錠	7.5mg
OD錠	15mg
OD錠	30mg
顆粒	1%

看護のポイント!!

⇒ 口渇を感じたら水分補給をすること，口渇を訴えられない患者は使用しない，高ナトリウム血症が生じることがあるため体重，血圧，脈拍数，尿量等をよく観察する，また血清ナトリウム濃度を頻回に測定する
　脱水・電解質の変動に注意
　めまい・ふらつき，高ナトリウム血症の副作用が生じることがある

効能効果

①ループ利尿薬等の他の利尿薬で効果不十分な心不全における体液貯留
②ループ利尿薬等の他の利尿薬で効果不十分な肝硬変における体液貯留
③抗利尿ホルモン不適合分泌症候群（SIADH）における低ナトリウム血症の改善
④腎容積が既に増大しており，かつ，腎容積の増大速度が速い常染色体優性多発性のう胞腎の進行抑制

用法用量

①：1回15mg，1日1回
②：1回3.75〜7.5mg，1日1回
③：1回3.75〜60mg，1日1回，徐々に増量
④：1日60〜120mg（朝45〜90mg，夕方15〜30mg），徐々に増量

重大な副作用

腎不全，血栓塞栓症，高ナトリウム血症，急激な血清ナトリウム濃度上昇，急性肝不全，肝機能障害，ショック，アナフィラキシー，過度の血圧低下，心室細動，心室頻拍，肝性脳症，汎血球減少，血小板減少

禁忌 👤

〈効能共通〉本剤の成分または類似化合物（トルバプタンリン酸エステルナトリウム等）に対し過敏症の既往歴，口渇を感じないまたは水分摂取が困難な患者，妊婦または妊娠している可能性
〈心不全及び肝硬変における体液貯留，SIADHにおける低ナトリウム血症〉無尿，適切な水分補給が困難な肝性脳症
〈心不全及び肝硬変における体液貯留，常染色体優性多発性のう胞腎〉高ナトリウム血症
〈常染色体優性多発性のう胞腎〉重篤な腎機能障害（eGFR 15mL/min/1.73m² 未満），慢性肝炎，薬剤性肝機能障害等の肝機能障害（常染色体優性多発性のう胞腎に合併する肝のう胞を除く）またはその既往歴

Memo

151

浸透圧利尿薬

商品名	グリセオール	

| 一般名 | 濃グリセリン・果糖 | 注 200mL
注 300mL
注 500mL |

看護のポイント!!

➡ 脱水・電解質の変動に注意
　副作用として消化器症状・アシドーシスが現れることがある

効能効果

①頭蓋内圧亢進，頭蓋内浮腫の治療．頭蓋内圧亢進，頭蓋内浮腫の改善による次の疾患に伴う意識障害，神経障害，自覚症状の改善：脳梗塞（脳血栓，脳塞栓），脳内出血，くも膜下出血，頭部外傷，脳腫瘍，脳髄膜炎．脳外科手術後の後療法，②脳外科手術時の脳容積縮小，③眼内圧下降を必要とする場合，眼科手術時の眼容積縮小

用法用量

①：1回200～500mL，1日1～2回．500mLあたり2～3時間で点滴静注，期間1～2週間
②：1回500mL，30分で点滴静注，1日1～2回
③：1回300～500mL，45～90分で点滴静注，1日1～2回

重大な副作用

アシドーシス

禁忌

先天性グリセリン・果糖代謝異常症，成人発症Ⅱ型シトルリン血症

商品名	**20%マンニットール注射液「YD」**

一般名	D-マンニトール

注　20% 300mL　YD716

看護のポイント!!

➡ 脱水・電解質の変動に注意
　副作用として急性腎不全，電解質異常（代謝性アシドーシス，高カリウム血症，低ナトリウム血症）が現れることがある

効能効果

術中・術後・外傷後及び薬物中毒時の急性腎不全の予防及び治療する場合，脳圧降下及び脳容積縮小を必要とする場合，眼内圧降下を必要とする場合

用法用量

1回1.0〜3.0g（5〜15mL）/kgを点滴静注，1日量200gまで速度は100mL/3〜10分

重大な副作用

急性腎不全，電解質異常（代謝性アシドーシス，高カリウム血症，低ナトリウム血症）

禁忌

急性頭蓋内血腫

β遮断薬

商品名	**インデラル**		
一般名	プロプラノロール塩酸塩	錠剤 10mg ZNC219/10	

看護のポイント!!

⇒ 血圧低下, 徐脈をおこすことがあり血圧, 心拍数に注意する. また めまい・ふらつきにも注意

効能効果

①本態性高血圧(軽症〜中等症)
②狭心症
③褐色細胞腫手術時
④期外収縮(上室性, 心室性), 発作性頻拍の予防, 頻拍性心房細動(徐脈効果), 洞性頻脈, 新鮮心房細動, 発作性心房細動の予防
⑤片頭痛発作の発症抑制
⑥右心室流出路狭窄による低酸素発作の発症抑制

用法用量

①:1回10〜40mg, 1日3回
②, ③:1回10〜30mg, 1日3回
④:成人 1回10〜30mg, 1日3回
　小児 1日0.5〜4mg/kg, 1日3〜4回に分割
⑤:1回10〜20mg, 1日2〜3回
⑥:乳幼児 1日0.5〜4mg/kg, 1日3〜4回に分割

重大な副作用

うっ血性心不全(またはその悪化), 徐脈, 末梢性虚血(レイノー様症状等), 房室ブロック, 失神を伴う起立性低血圧, 無顆粒球症, 血小板減少症, 紫斑病, 気管支痙攣, 呼吸困難, 喘鳴

禁忌

本剤の成分に対し過敏症の既往歴，気管支喘息・気管支痙攣のおそれ，糖尿病性ケトアシドーシス，代謝性アシドーシス，高度または症状を呈する徐脈，房室ブロック（Ⅱ，Ⅲ度），洞房ブロック，洞不全症候群，心原性ショック，肺高血圧による右心不全，うっ血性心不全，低血圧症，長期間絶食状態，重度の末梢循環障害（壊疽等），未治療の褐色細胞腫，異型狭心症，安息香酸リザトリプタン投与中

商品名	**セロケン**
一般名	メトプロロール酒石酸塩　錠剤　20mg　121

看護のポイント!!

➡ 抗不整脈作用あり
　副作用として心原性ショック，うっ血性心不全，房室ブロックが現れることがある
　めまい・ふらつき・立ち眩みによる転倒にも注意

効能効果

①本態性高血圧症（軽症〜中等症）
②狭心症，頻脈性不整脈

用法用量

①：1日60〜240mg，1日3回　経口
②：1日60〜120mg，1日2〜3回　経口

重大な副作用

心原性ショック，うっ血性心不全，房室ブロック，徐脈，洞機能不全，喘息症状の誘発・悪化，肝機能障害，黄疸

禁忌

本剤の成分及び他のβ-遮断薬に対し過敏症，糖尿病性ケトアシドー

シス，代謝性アシドーシス，高度徐脈（著しい洞性徐脈），房室ブロック（Ⅱ，Ⅲ度），洞房ブロック，洞不全症候群，心原性ショック，肺高血圧による右心不全，うっ血性心不全，低血圧症，重症の末梢循環障害（壊疽等），未治療の褐色細胞腫，妊婦または妊娠している可能性

商品名	テノーミン		
一般名	アテノロール	錠剤 25mg	2NC214：25
		錠剤 50mg	2NC215：50

看護のポイント!!

➡ 抗不整脈作用あり
  副作用として徐脈，心不全，心胸比増大，房室・洞房ブロックが現れることがある
  めまい・ふらつき・立ち眩みによる転倒にも注意

効能効果

本態性高血圧症（軽症〜中等症），狭心症，頻脈性不整脈（洞性頻脈，期外収縮）

用法用量

1回50mg，1日100mgまで
1回　経口

重大な副作用

徐脈，心不全，心胸比増大，房室・洞房ブロック，失神を伴う起立性低血圧，呼吸困難，気管支痙攣，喘鳴，血小板減少症，紫斑病

禁忌

本剤の成分に対し過敏症の既往歴，糖尿病性ケトアシドーシス，代謝性アシドーシス，高度または症状を呈する徐脈，房室ブロック（Ⅱ，Ⅲ度），洞房ブロック，洞不全症候群，心原性ショック，肺高血圧による右心不全，うっ血性心不全，低血圧症，重症の末梢循環障害，未治療の褐色細胞腫

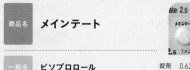

商品名	メインテート
一般名	ビソプロロール

錠剤	0.625mg	TA11
錠剤	2.5mg	TA201
錠剤	5mg	TA202

看護のポイント!!

⇒ 虚血性心疾患または拡張型心筋症に基づく慢性心不全に用いる場合は, 特に心機能の低下に注意しながら慎重に増量し, 血圧, 心拍数, 呼吸状態を観察すること
副作用としてめまい・ふらつき, 心不全, 完全房室ブロック, 高度徐脈, 洞不全症候群が現れることがある

効能効果

①本態性高血圧症(軽症～中等症), 狭心症, 心室性期外収縮
②虚血性心疾患または拡張型心筋症に基づく慢性心不全
③頻脈性心房細動

用法用量

①：1回5mg, 1日1回
②：1回0.625mgより開始, 1日1回, 1日5mgまで, 必ず徐々に増量
③：1回2.5mgより開始, 1日1回, 1日5mgまで

重大な副作用

心不全, 完全房室ブロック, 高度徐脈, 洞不全症候群

禁忌

高度の徐脈(著しい洞性徐脈), 房室ブロック(Ⅱ, Ⅲ度), 洞房ブロック, 洞不全症候群, 糖尿病性ケトアシドーシス, 代謝性アシドーシス, 心原性ショック, 肺高血圧による右心不全, 強心薬または血管拡張薬を静脈内投与する必要のある心不全患者, 非代償性の心不全患者, 重度の末梢循環障害のある患者(壊疽等), 未治療の褐色細胞腫, 妊婦または妊娠している可能性, 本剤の成分に対し過敏症の既往歴

商品名	**アーチスト**	
一般名	**カルベジロール**	錠剤 1.25mg 316 錠剤 2.5mg 317 錠剤 10mg 318 錠剤 20mg 319

看護のポイント!!

➡ 虚血性心疾患または拡張型心筋症に基づく慢性心不全に用いる場合は，特に心機能の低下に注意しながら慎重に増量し，血圧，心拍数，呼吸状態を観察すること
めまい・ふらつき・立ち眩みによる転倒に注意
副作用として血圧低下によるめまい・ふらつき，高度な徐脈が現れることがある

効能効果

①本態性高血圧症(軽症〜中等症)
②腎実質性高血圧症
③狭心症
④虚血性心疾患または拡張型心筋症に基づく慢性心不全
⑤頻脈性心房細動

用法用量

①，②：1回10〜20mg，1日1回
③：1回20mg，1日1回
④：1回1.25〜10mg，1日2回，徐々に増量
⑤：1回5〜20mg，1日1回，徐々に増量

重大な副作用

高度な徐脈，ショック，完全房室ブロック，心不全，心停止，肝機能障害，黄疸，急性腎不全，中毒性表皮壊死融解症(TEN)，皮膚粘膜眼症候群(Stevens-Johnson症候群)，アナフィラキシー

禁忌

気管支喘息，気管支痙攣の恐れ，糖尿病性ケトアシドーシス，代謝性アシドーシス，高度徐脈(著しい洞性徐脈)，房室ブロック(Ⅱ，

Ⅲ度），洞房ブロック，心原性ショック，強心薬または血管拡張薬を静脈内投与する必要のある心不全患者，非代償性心不全患者，肺高血圧による右心不全，未治療の褐色細胞腫の患者，妊婦または妊娠している可能性，本剤の成分に対し過敏症の既往歴

商品名		アロチノロール塩酸塩「DSP」		
一般名		アロチノロール塩酸塩	錠剤　5mg	531
			錠剤　10mg	532

看護のポイント!!

➡ めまい・ふらつき・立ち眩みによる転倒に注意
　副作用として血圧低下によるめまい・ふらつき，高度な徐脈が現れることがある

効能効果

①本態性高血圧症（軽症〜中等症），狭心症，頻脈性不整脈
②本態性振戦

用法用量

①：1日20mgを2回に分割，1日30mgまで．1日2回　経口
②：1日量10mgから開始し，1日20mgを維持量として2回に分割，1日30mgまで．1日2回　経口

重大な副作用

心不全，房室・洞房ブロック，洞不全症候群，徐脈

禁忌

高度徐脈（著しい洞性徐脈），房室ブロック（Ⅱ，Ⅲ度），洞房ブロック，洞不全症候群，糖尿病性ケトアシドーシス，代謝性アシドーシス，気管支喘息，気管支痙攣のおそれ，心原性ショック，肺高血圧による右心不全，うっ血性心不全，未治療の褐色細胞腫，妊婦または妊娠している可能性，本剤の成分に対し過敏症の既往歴

抗狭心症薬・抗不整脈薬

硝酸薬-冠動脈拡張薬

商品名	**ニトロペン**
一般名	ニトログリセリン

Tab. 0.3mg Nitropen
Nitropen Tab. 0.3mg
ここに製剤は
入ってありません
ここに製剤は
入ってありません

ン ニトロペン ニトロペン ニトロペン
Tab 0.3mg 錠 下 舌
0.3mg
-トロペン ニ ニトロペン ニトロペン
0.3mg
ン ニトロペン ニトロペン ニトロペン
0.3mg 0.3mg

舌下錠 0.3mg

看護のポイント!!

→ 舌の下で溶かす. 効果不十分な場合は1～2錠追加する. ただし3
錠投与しても発作が続く場合は主治医に連絡する
起立性低血圧, 頭痛を起こすことがあるので注意すること
服用直前まで薬を出さない. 使用期限の記載があるので厳守する

効能効果

狭心症, 心筋梗塞, 心臓喘息, アカラジアの一時的緩解

用法用量

1回1～2錠, 効果不十分の場合は1～2錠追加可能, 最大3錠まで

重大な副作用

急激な血圧低下, 心拍出量低下等

禁忌

硝酸・亜硝酸エステル系薬剤に対し過敏症の既往歴, 閉塞隅角緑内
障, 高度な貧血, ホスホジエステラーゼ5阻害作用を有する薬剤 (シ
ルデナフィルクエン酸塩, バルデナフィル塩酸塩水和物, タダラフィ
ル), グアニル酸シクラーゼ刺激作用を有する薬剤 (リオシグアト)
投与中, 低血圧, 心原性ショック, 頭部外傷, 脳出血

商品名	ミリスロール		
		注	1mg
		注	5mg
一般名	ニトログリセリン	注	25mg
		注	50mg

看護のポイント!!

➡ 必ず血圧をモニターし低血圧に注意する
　塩化ビニル製輸液セットは用いない

効能効果

①手術時の低血圧維持，②手術時の異常高血圧の救急処置，③急性心不全（慢性心不全の急性増悪期を含む），④不安定狭心症

用法用量

注射液そのまま，または生理食塩液，5％ブドウ糖注射液，乳酸リンゲル液等で希釈し，50〜500μg/mL溶液を点滴静注
①：1〜5μg/kg/分で開始し，以後血圧によって点滴速度調節
②：0.5〜5μg/kg/分で開始し，以後血圧によって点滴速度調節
③：0.05〜0.1μg/kg/分で開始し，5〜15分ごとに0.1〜0.2μg/kg/分ずつ増量で調節
④：0.1〜0.2μg/kg/分で開始し，約5分ごとに0.1〜0.2μg/kg/分ずつ増量．1〜2μg/kg/分で維持．効果がみられない場合には20〜40μg/kgの静注を1時間ごとに併用．静注する場合は1〜3分かけて緩徐に投与

重大な副作用

急激な血圧低下，心拍出量低下等

禁忌

硝酸・亜硝酸エステル系薬剤に対し過敏症の既往歴，閉塞隅角緑内障，高度な貧血，ホスホジエステラーゼ5阻害作用を有する薬剤（シルデナフィルクエン塩，バルデナフィル塩酸塩水和物，タダラフィル）投与中，グアニル酸シクラーゼ刺激作用を有する薬剤（リオシグアト）投与中

商品名	アイトロール

一般名	一硝酸イソソルビド

錠剤 10mg 121
錠剤 20mg 122

看護のポイント!!

⇒ 起立性低血圧，頭痛を起こすことがあるので注意すること．狭心症の発作寛解には不適

効能効果

狭心症

用法用量

1回20〜40mg
1日2回　経口

重大な副作用

肝機能障害，黄疸

禁忌

重篤な低血圧または心原性ショック，閉塞隅角緑内障，頭部外傷または脳出血，高度な貧血，硝酸・亜硝酸エステル系薬剤に対し過敏症の既往歴，ホスホジエステラーゼ5阻害作用を有する薬剤（シルデナフィルクエン酸塩，バルデナフィル塩酸塩水和物，タダラフィル）投与中，グアニル酸シクラーゼ刺激作用を有する薬剤（リオシグアト）投与中

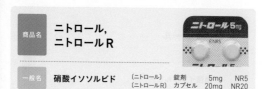

商品名	ニトロール, ニトロールR

一般名	硝酸イソソルビド	（ニトロール）錠剤 5mg NR5 （ニトロールR）カプセル 20mg NR20

看護のポイント!!

➡ 起立性低血圧，頭痛を起こすことがあるので注意すること
カプセルは発作時に用いない

効能効果

狭心症，心筋梗塞，その他の虚血性心疾患

用法用量

錠剤：1回5〜10mg，1日3〜4回　経口（発作時は舌下）
カプセル：1回20mg，1日2回　経口（発作時は使わない）

重大な副作用

添付文書（電子添文）記載なし

禁忌

重篤な低血圧または心原性ショック，閉塞隅角緑内障，頭部外傷または脳出血，高度な貧血，硝酸・亜硝酸エステル系薬剤に対し過敏症の既往歴，ホスホジエステラーゼ5阻害作用を有する薬剤（シルデナフィルクエン酸塩，バルデナフィル塩酸塩水和物，タダラフィル）投与中，グアニル酸シクラーゼ刺激作用を有する薬剤（リオシグアト）投与中

| 商品名 | **ニトロール** |

| 一般名 | 硝酸イソソルビド |

			注 バッグ	50mg
注	5mg	注 バッグ	100mg
注 シリンジ	5mg	注 持続静注シリンジ	25mg

看護のポイント!!

➡ 血圧と血行動態のモニタリングを行い血圧低下に注意
　頭痛を起こすことがあるので注意すること

効能効果

①急性心不全（慢性心不全の急性増悪期を含む）
②不安定狭心症
③冠動脈造影時の冠攣縮寛解（注5mgおよびシリンジ5mgのみ）

用法用量

①：1.5～8mg/時 点滴静注，10mg/時まで
②：2～5mg/時 点滴静注
③：5mgをカテーテルを通し，バルサルバ洞内に1分以内に注入．
最大10mgまで

重大な副作用

ショック，心室細動，心室頻拍

禁忌

重篤な低血圧または心原性ショック，閉塞隅角緑内障，頭部外傷または脳出血，高度な貧血，硝酸・亜硝酸エステル系薬剤に対し過敏症の既往歴，ホスホジエステラーゼ5阻害作用を有する薬剤（シルデナフィルクエン酸塩，バルデナフィル塩酸塩水和物，タダラフィル）投与中，グアニル酸シクラーゼ刺激作用を有する薬剤（リオシグアト）投与中，Eisenmenger症候群，原発性肺高血圧症，右室梗塞，脱水症状，神経循環無力症

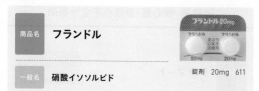

| 商品名 | **フランドル** |
| 一般名 | 硝酸イソソルビド |

錠剤　20mg　611

看護のポイント!!

→ 狭心症の発作寛解には不適．起立性低血圧，頭痛を起こすことがあるので注意すること
　かまずに服用すること，血中濃度が上昇して副作用の原因となる

効能効果

狭心症，心筋梗塞（急性期を除く），その他の虚血性心疾患

用法用量

1回20mg
1日2回　経口

重大な副作用

添付文書（電子添文）記載なし

禁忌

重篤な低血圧または心原性ショック，閉塞隅角緑内障，頭部外傷または脳出血，高度な貧血，硝酸・亜硝酸エステル系薬剤に対し過敏症の既往歴，ホスホジエステラーゼ5阻害作用を有する薬剤（シルデナフィルクエン酸塩，バルデナフィル塩酸塩水和物，タダラフィル）投与中，グアニル酸シクラーゼ刺激作用を有する薬剤（リオシグアト）投与中

硝酸薬－狭心症・急性心不全治療剤

商品名	シグマート

錠剤　2.5mg　　C-21F
錠剤　5mg　　　C-21F 5

一般名	ニコランジル

看護のポイント!!

➡ 頭痛を起こすことがあるので注意すること

効能効果

狭心症

用法用量

1回2.5～5mg
1日3回　経口

重大な副作用

肝機能障害，黄疸，血小板減少，口内潰瘍，舌潰瘍，肛門潰瘍，消化管潰瘍

禁忌

ホスホジエステラーゼ5阻害作用を有する薬剤（シルデナフィルクエン酸塩，バルデナフィル塩酸塩水和物，タダラフィル）投与中，グアニル酸シクラーゼ刺激作用を有する薬剤（リオシグアト）投与中

商品名	シグマート

一般名	ニコランジル

注　　2mg
注　12mg
注　48mg

看護のポイント!!

⇒ 血圧と血行動態のモニタリングを行うこと
　冷所保存，溶解後24時間以内に使用すること

効能効果

①不安定狭心症
②急性心不全（慢性心不全の急性増悪期を含む）

用法用量

①：2〜6mg/時　持続静注
②：0.2mg/kgを5分間で静注後0.05〜0.2mg/kg/時で持続静注

重大な副作用

肝機能障害，黄疸，血小板減少

禁忌

重篤な肝・腎機能障害，重篤な脳機能障害，重篤な低血圧または心原性ショック，Eisenmenger症候群または原発性肺高血圧症，右室梗塞，脱水症状，神経循環無力症，閉塞隅角緑内障，本剤または硝酸・亜硝酸エステル系薬剤に対し過敏症の既往歴，ホスホジエステラーゼ5阻害作用を有する薬剤（シルデナフィルクエン酸塩，バルデナフィル塩酸塩水和物，タダラフィル）投与中，グアニル酸シクラーゼ刺激作用を有する薬剤（リオシグアト）投与中

I群(ナトリウムチャンネル遮断薬) - Ia群

商品名	**リスモダン,** **リスモダンR**	
一般名	ジソピラミド	(リスモダン) カプセル 50mg　　RURH (リスモダン) カプセル 100mg　　RURY (リスモダンR) 錠剤 150mg　RU 013 J

看護のポイント!!

➡ QT延長, 徐脈, 血圧低下に注意
　とくに房室ブロック, 洞房ブロック, 脚ブロック, 心不全があると,
　さらなる心拍低下や催不整脈を引き起こす
　心電図, 心拍や血圧をモニタリングすること
　低血糖が起こることがある
　閉塞隅角緑内障, 尿貯留傾向, うっ血性心不全の患者に禁忌

粉砕注意!!

 錠剤のみ粉砕すると放出制御の特性が失われるため粉砕不可

効能効果

カプセル:期外収縮, 発作性上室性頻脈, 心房細動
錠剤:頻脈性不整脈

用法用量

カプセル:1回100mg, 1日3回　経口
錠剤:1回150mg, 1日2回　経口

重大な副作用

心停止, 心室細動, 心室頻拍(Torsades de pointesを含む), 心室粗動, 心房粗動, 房室ブロック, 洞停止, 失神, 心不全悪化等, 低血糖, 無顆粒球症, 肝機能障害, 黄疸, 麻痺性イレウス, 緑内障悪化, 痙攣

禁忌

高度房室ブロック，高度洞房ブロック，うっ血性心不全，スパルフロキサシン，モキシフロキサシン塩酸塩，トレミフェンクエン酸塩，バルデナフィル塩酸塩水和物，アミオダロン塩酸塩（注射剤），エリグルスタット酒石酸塩またはフィンゴリモド塩酸塩投与中，閉塞隅角緑内障，尿貯留傾向，本剤の成分に対し過敏症の既往歴
錠剤のみ：重篤な腎機能障害・高度肝機能障害（いずれも錠剤のみの禁忌）

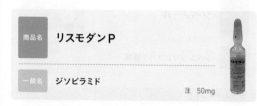

商品名	リスモダンP	
一般名	ジソピラミド	注 50mg

看護のポイント!!

→ 心電図，心拍や血圧を投与中は常にモニタリングすること
心停止，高度な徐脈，血圧低下，新たな不整脈に注意
房室ブロック，洞房ブロック，脚ブロック，心不全などがある場合，より慎重に観察する
低血糖が起こることがある
閉塞隅角緑内障，尿貯留傾向，うっ血性心不全の患者に禁忌

効能効果

緊急治療を要する下記不整脈，期外収縮（上室性，心室性），発作性頻拍（上室性，心室性），発作性心房細・粗動

用法用量

50〜100mg，1〜2mg/kg　5分以上かけて静注または5%ブドウ糖に溶解して点滴も可

重大な副作用

心停止，心室細動，心室頻拍（Torsades de pointesを含む），心室粗動，心房粗動，房室ブロック，洞停止，失神，呼吸停止，心房停止，心室性期外収縮，血圧低下，低血糖，ショック

高度房室ブロック，高度洞房ブロック，うっ血性心不全，スパルフ
ロキサシン，モキシフロキサシン塩酸塩，トレミフェンクエン酸塩，
バルデナフィル塩酸塩水和物，アミオダロン塩酸塩（注射剤），エリ
グルスタット酒石酸塩またはフィンゴリモド塩酸塩投与中，閉塞隅
角緑内障，尿貯留傾向，本剤の成分に対し過敏症の既往歴

商品名	シベノール

一般名	シベンゾリンコハク酸塩

錠剤　　50mg
錠剤　　100mg

看護のポイント!!

➡ QT延長，徐脈，血圧低下に注意
　とくに房室ブロック，洞房ブロック，脚ブロック，心不全があると，
　さらなる心拍低下や催不整脈を引き起こす
　心電図，心拍や血圧をモニタリングすること
　閉塞隅角緑内障，尿貯留傾向，透析中，うっ血性心不全の患者に
　禁忌

効能効果

頻脈性不整脈

用法用量

1回100〜150mg
1日3回　経口

重大な副作用

催不整脈作用，ショック，アナフィラキシー，心不全，低血糖，循
環不全による肝障害，肝機能障害，黄疸，顆粒球減少，白血球減少，
貧血，血小板減少，間質性肺炎

禁忌

高度房室ブロック，高度洞房ブロック，うっ血性心不全，透析中，

閉塞隅角緑内障，尿貯留傾向，本剤の成分に対し過敏症の既往歴，バルデナフィル塩酸塩水和物，モキシフロキサシン塩酸塩，ラスクフロキサシン塩酸塩（注射剤），トレミフェンクエン酸塩，フィンゴリモド塩酸塩，シポニモド　フマル酸またはエリグルスタット酒石酸塩を投与中

商品名	シベノール	
一般名	シベンゾリンコハク酸塩	注 70mg

看護のポイント!!

➡ 心電図，心拍や血圧を投与中は常にモニタリングすること
　心停止，高度な徐脈，血圧低下，新たな不整脈に注意
　房室ブロック，洞房ブロック，脚ブロック，心不全などがある場合，より慎重に観察する
　閉塞隅角緑内障，尿貯留傾向，透析中，うっ血性心不全の患者に禁忌

効能効果

頻脈性不整脈

用法用量

1回0.1mL/kg（1.4mg/kg）　2〜5分間かけて静脈内注射

重大な副作用

催不整脈作用，ショック，アナフィラキシー，心不全，循環不全による肝障害，肝機能障害，黄疸

禁忌

高度房室ブロック，高度洞房ブロック，うっ血性心不全，透析中，閉塞隅角緑内障，尿貯留傾向，本剤の成分に対し過敏症の既往歴，バルデナフィル塩酸塩水和物，モキシフロキサシン塩酸塩，ラスクフロキサシン塩酸塩（注射剤），トレミフェンクエン酸塩，フィンゴリモド塩酸塩，シポニモド　フマル酸またはエリグルスタット酒石酸塩を投与中

Ⅰ群（ナトリウムチャネル遮断薬）- Ⅰb群

商品名	**リドカイン点滴静注液1%**
一般名	**リドカイン塩酸塩**

注 1%

看護のポイント!!

→ 心電図，心拍や血圧を投与中は常にモニタリングすること
心停止，高度な徐脈，血圧低下，新たな不整脈に注意
房室ブロック，洞房ブロック，脚ブロック，心不全などがある場合，
より慎重に観察する

配合変化注意!!

→ アルカリ性注射液との配合により，リドカインが析出するので配合
しないこと

効能効果

期外収縮（心室性），発作性頻拍（心室性），急性心筋梗塞時及び手
術に伴う心室性不整脈の予防，期外収縮（上室性），発作性頻拍（上
室性）

用法用量

1～2mg/分，場合により4mgまで増量可　持続静注
徐々に増量すること

重大な副作用

刺激伝導系抑制，ショック，意識障害，振戦，痙攣，悪性高熱

禁忌

重篤な刺激伝導障害（完全房室ブロック等），本剤の成分またはアミ
ド型局所麻酔薬に対し過敏症の既往歴

商品名	**静注用キシロカイン2%**

一般名	リドカイン塩酸塩

注 2%

看護のポイント!!

→ 心電図，心拍や血圧を投与中は常にモニタリングすること
　心停止，高度な徐脈，血圧低下，新たな不整脈に注意
　房室ブロック，洞房ブロック，脚ブロック，心不全などがある場合，
　より慎重に観察する

配合変化注意!!

→ アルカリ性注射液との配合により，リドカインが析出するので配合
　しないこと

効能効果

期外収縮（心室性），発作性頻拍（心室性），急性心筋梗塞時及び手
術に伴う心室性不整脈の予防，期外収縮（上室性），発作性頻拍（上
室性）

用法用量

50〜100mg（1〜2mg/kg）1〜2分で静注
1時間で最大300mg

重大な副作用

刺激伝導系抑制，ショック，意識障害，振戦，痙攣，悪性高熱

禁忌

重篤な刺激伝導障害（完全房室ブロック等），本剤の成分またはアミ
ド型局所麻酔薬に対し過敏症の既往歴

商品名	**メキシチール**	

カプセル　50mg
カプセル　100mg

| 一般名 | メキシレチン塩酸塩 |

看護のポイント!!

➡ QT延長，徐脈，血圧低下に注意
　とくに房室ブロック，洞房ブロック，脚ブロック，心不全があると，
　さらなる心拍低下や催不整脈を引き起こす
　心電図，心拍や血圧をモニタリングすること
　重篤な皮膚障害に注意

効能効果

①頻脈性不整脈（心室性）
②糖尿病性神経障害に伴う自覚症状（自発痛，しびれ感）の改善

用法用量

①：1回100〜150mg，1日3回，食後　経口
②：1回100mg，1日3回，食後　経口

重大な副作用

TEN，Stevens-Johnson症候群，紅皮症，過敏症症候群，心室
頻拍（Torsades de pointesを含む），房室ブロック，腎不全，
幻覚，錯乱，肝機能障害，黄疸，間質性肺炎，好酸球性肺炎．(類
薬) 心停止，心室細動，失神，洞房ブロック，徐脈

禁忌

本剤の成分に対し過敏症の既往歴，重篤な刺激伝導障害（ペース
メーカー未使用のⅡ〜Ⅲ度房室ブロック等）

Ⅰ群（ナトリウムチャンネル遮断薬）− Ⅰc群

商品名	サンリズム	

カプセル　25mg　SR25
カプセル　50mg　SR50

一般名	ピルシカイニド塩酸塩水和物

看護のポイント!!

➡ QT延長，徐脈，血圧低下に注意
とくに房室ブロック，洞房ブロック，脚ブロック，心不全があると，
さらなる心拍低下や催不整脈を引き起こす
心電図，心拍や血圧をモニタリングすること

効能効果

頻脈性不整脈

用法用量

1回50〜75mg
1日3回　経口

重大な副作用

心室細動，心室頻拍（Torsades de pointesを含む），洞停止，完全房室ブロック，失神，心不全，急性腎不全，肝機能障害

禁忌

うっ血性心不全，高度房室ブロック，高度洞房ブロック

商品名	**サンリズム**

一般名	**ピルシカイニド塩酸塩水和物**

注 50mg

看護のポイント!!

➡ 心電図，心拍や血圧を投与中は常にモニタリングすること
　心停止，高度な徐脈，血圧低下，新たな不整脈に注意
　房室ブロック，洞房ブロック，脚ブロック，心不全などがある場合，
　より慎重に観察する

効能効果

緊急治療を要する頻脈性不整脈（上室性及び心室性）

用法用量

期外収縮：0.75mg/kg　10分かけて静注
頻拍：1mg/kg　10分かけて静注

重大な副作用

心室細動，心室頻拍（Torsades de pointesを含む），洞停止，完全房室ブロック，失神，心不全，急性腎不全

禁忌

うっ血性心不全，高度房室ブロック，高度洞房ブロック

商品名	タンボコール
一般名	フレカイニド酢酸塩

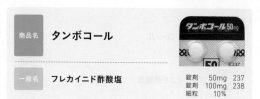

錠剤　50mg　237
錠剤　100mg　238
細粒　10%

看護のポイント!!

➡ QT延長，徐脈，血圧低下に注意
　とくに房室ブロック，洞房ブロック，脚ブロック，心不全があると，
　さらなる心拍低下や催不整脈を引き起こす
　心電図，心拍や血圧をモニタリングすること

効能効果

成人：頻脈性不整脈（発作性心房細動・粗動，心室性）
小児：頻脈性不整脈（発作性心房細動・粗動，発作性上室性，心室性）

用法用量

成人：1回50〜100mg，1日2回　経口
6ヵ月以上の乳児，幼児および小児：1日50〜200mg/m²，1日2
〜3回に分割
6ヵ月未満の乳児：1日50〜200mg/m²，1日2〜3回に分割

重大な副作用

心室頻拍（Torsades de pointesを含む），心室細動，心房粗動，
高度房室ブロック，一過性心停止，洞停止（または洞房ブロック），
心不全の悪化，Adams-Stokes発作，肝機能障害，黄疸

禁忌

うっ血性心不全，高度房室ブロック，高度洞房ブロック，心筋梗塞
後の無症候性心室性期外収縮あるいは非持続型心室頻拍，妊婦ま
たは妊娠している可能性，リトナビル投与中，ミラベグロン投与中，
テラプレビル投与中

商品名	**タンボコール**	

一般名	フレカイニド酢酸塩

注 50mg

看護のポイント!!

➡ 心電図，心拍や血圧を投与中は常にモニタリングすること
心停止，高度な徐脈，血圧低下，新たな不整脈に注意
房室ブロック，洞房ブロック，脚ブロック，心不全などがある場合，
より慎重に観察する

配合変化注意!!

➡ 希釈液としてブドウ糖液のみ
生理食塩液，リンゲル液，ソリタ-T1号，T2号，T3号，ラクテック注等塩化物を含有する溶液およびアルカリ性溶液と配合した場合，白濁ないし白色沈殿を生じるため配合しないこと

効能効果

頻脈性不整脈

用法用量

1回1.0〜2.0mg/kgを10分間かけて静脈内
1回最大150mgまで

重大な副作用

心室頻拍（Torsades de pointesを含む），心室細動，心房粗動，一過性心停止，Adams-Stokes発作

禁忌

うっ血性心不全，高度房室ブロック，高度洞房ブロック，心筋梗塞後の無症候性心室性期外収縮あるいは非持続型心室頻拍，妊婦または妊娠している可能性，リトナビル投与中，ミラベグロン投与中，テラプレビル投与中

II群-β遮断薬

商品名	**オノアクト**	
一般名	ランジオロール塩酸塩	注 50mg 注 150mg

看護のポイント!!

⇒ 心電図，心拍や血圧を投与中は常にモニタリングすること
心停止，高度な徐脈，血圧低下，心不全の悪化のため，患者状態を常に観察すること
喘息の悪化にも注意する

効能効果

〈成人〉①手術時の次記の頻脈性不整脈に対する緊急処置：心房細動，心房粗動，洞性頻脈，②手術後の循環動態監視下における次記の頻脈性不整脈に対する緊急処置：心房細動，心房粗動，洞性頻脈，③心機能低下例における次記の頻脈性不整脈：心房細動，心房粗動，④生命に危険のある次記の不整脈で難治性かつ緊急を要する場合：心室細動，血行動態不安定な心室頻拍，⑤敗血症に伴う次記の頻脈性不整脈：心房細動，心房粗動，洞性頻脈
〈小児〉心機能低下例における頻脈性不整脈（上室頻拍，心房細動，心房粗動）

用法用量

心拍数，血圧を測定しながら下記の用量範囲内で適宜調節し，持続静注〈成人〉①：0.01～0.04mg/kg/min，②：0.01～0.04mg/kg/min，③：1～10μg/kg/min，④：1～10μg/kg/min（心室細動または血行動態不安定な心室頻拍が再発し本剤投与が必要な場合，最大40μg/kg/minまで増量可），⑤：1～20μg/kg/min
〈小児〉1～10μg/kg/min

重大な副作用

ショック，過度の血圧低下，心停止，心不全の急激な増悪，完全房室ブロック，洞停止，高度徐脈

禁忌

効能共通：心原性ショック，糖尿病性アシドーシス，代謝性アシドーシス（敗血症に起因するものは除く），房室ブロック（Ⅱ度以上），洞不全症候群など徐脈性不整脈，肺高血圧症による右心不全，未治療の褐色細胞腫，本剤の成分に対し過敏症の既往歴，①②⑤の適応：うっ血性心不全

Ⅲ群－再分極遅延薬

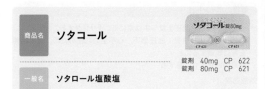

商品名	ソタコール
一般名	ソタロール塩酸塩

錠剤　40mg　CP　622
錠剤　80mg　CP　621

看護のポイント!!

➡ 対象が重篤な疾患であること，心室頻拍または心室細動の再発，あるいは本剤による催不整脈により致死的経過をたどる可能性があるため，心電図，心拍や，血圧，患者の全身状態の変化を十分に観察すること．QT延長，徐脈，血圧低下，心不全悪化などには特に注意する．開始時，増量時は心電図や，心拍や血圧のモニタリングを必ず行う

効能効果

生命に危険のある心室頻拍，心室細動の再発性不整脈

用法用量

1回40〜160mg
1日2回　経口

重大な副作用

心室細動，心室頻拍，Torsades de pointes，洞停止，完全房室ブロック，心不全，心拡大

禁忌

心原性ショック，重度のうっ血性心不全，重篤な腎障害（クレアチニン・クリアランス＜10mL/分），高度の洞性徐脈（50拍/分未満，高度の洞不全），高度の刺激伝導障害（房室ブロック（Ⅱ～Ⅲ度），高度の洞房ブロック等），気管支喘息，気管支痙攣のおそれ，先天性または後天性のQT延長症候群，本剤に対する重篤な過敏症の既往歴，心筋抑制のある麻酔薬（シクロプロパン等）・アミオダロン塩酸塩（注射），バルデナフィル塩酸塩水和物，モキシフロキサシン塩酸塩，トレミフェンクエン酸塩，フィンゴリモド塩酸塩またはエリグルスタット酒石酸塩を投与中

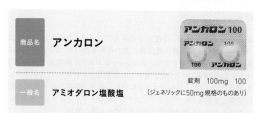

商品名	アンカロン
一般名	アミオダロン塩酸塩

錠剤　100mg　100
（ジェネリックに50mg規格のものあり）

看護のポイント!!

→ 対象が重篤な疾患であること，心室頻拍または心室細動の再発，あるいは本剤による催不整脈により致死的経過をたどる可能性があるため，心電図，心拍や，血圧，患者の全身状態の変化を十分に観察すること
また心外副作用として，間質性肺炎などの肺障害，劇症肝炎などの肝障害，甲状腺機能亢進症などの甲状腺障害なども高頻度で発現するため慎重に患者状態を観察すること
半減期が19から53日と通常の薬剤と比較して長いため，中止後も注意をする

効能効果

生命に危険のある心室細動，心室性頻拍，心不全（低心機能）または肥大型心筋症に伴う心房細動の再発性不整脈で他の抗不整脈薬が無効か，または使用できない場合

用法用量

導入：1日400mg，1日1〜2回，1〜2週間経口投与
維持：1日200mg，1日1〜2回，患者の状態に応じて調節

重大な副作用

間質性肺炎，肺線維症，肺胞炎，既存の不整脈の重度の悪化，Torsade de pointes，心不全，徐脈，心停止，完全房室ブロック，血圧低下，劇症肝炎，肝硬変，肝障害，甲状腺機能亢進症，甲状腺炎，甲状腺機能低下症，抗利尿ホルモン不適合分泌症候群（SIADH），肺胞出血，本剤投与中の患者の心臓・心臓以外の手術後に急性呼吸窮迫症候群，無顆粒球症，白血球減少

禁忌

重篤な洞不全症候群，2度以上の房室ブロック，本剤の成分またはヨウ素に対する過敏症の既往歴，次の薬剤を投与中：リトナビル，ニルマトレルビル・リトナビル，ネルフィナビルメシル酸塩，モキシフロキサシン塩酸塩，ラスクフロキサシン塩酸塩（注射剤），バルデナフィル塩酸塩水和物，シルデナフィルクエン酸塩（勃起不全を効能または効果とするもの），トレミフェンクエン酸塩，フィンゴリモド塩酸塩，シポニモドフマル酸またはエリグルスタット酒石酸塩

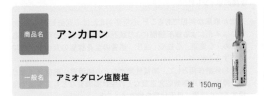

商品名	アンカロン
一般名	アミオダロン塩酸塩 注 150mg

看護のポイント!!

⇒ 対象が重篤な疾患であること，心室頻拍または心室細動の再発，あるいは本剤による催不整脈により致死的経過をたどる可能性があるため，投与中は頻回に心電図，心拍や，血圧，患者の全身状態の変化を十分に観察すること．特に急速静注時は注意すること．投与24時間以内に肝障害が起こることがあるため，初期は頻回に検査を行う

配合変化・投与速度注意!!

➡ 5％ブドウ糖液以外に混合せず，容量型持続注入ポンプでポリ塩化
ビニル製輸液セットを避けて単独ラインで投与すること

効能効果

①生命に危険のある心室細動，血行動態不安定な心室頻拍の不整
脈で難治性かつ緊急を要する場合
②電気的除細動抵抗性の心室細動あるいは無脈性心室頻拍による
心停止

用法用量

①容量型ポンプを用いて点滴静注する
初期急速投与：125mg（2.5mL）を5％ブドウ糖液100mLに加え，
600mL/時（10mL/分）で10分間
負荷投与：750mg（15mL）を5％ブドウ糖液500mLに加え，
33mL/時の速度で6時間投与
維持投与：17mL/時の速度
②300mg（6mL）または5mg/kg（体重）を5％ブドウ糖液20mL
に加え，静脈内へボーラス投与
150mg（3mL）または2.5mg/kg（体重）を5％ブドウ糖液10mLに
加え，追加投与することができる

重大な副作用

間質性肺炎，肝炎，肝機能障害，黄疸，肝不全，既存の不整脈
の重度の悪化，Torsade de pointes，心停止，血圧低下，徐脈，
心不全，甲状腺機能亢進症，無顆粒球症，白血球減少

禁忌

洞性徐脈，洞房ブロック，重度伝導障害（高度の房室ブロック，二
束ブロックまたは三束ブロック）または洞不全症候群がありペース
メーカー未使用，循環虚脱または重篤な低血圧，本剤の成分また
はヨウ素に対し過敏症の既往歴，次の薬剤を投与中：リトナビル，
ニルマトレルビル・リトナビル，ネルフィナビルメシル酸塩，クラス
Ⅰa及びクラスⅢ（ソタロール，ニフェカラント）の抗不整脈薬，ベ
プリジル塩酸塩水和物，モキシフロキサシン塩酸塩，ラスクフロ
キサシン塩酸塩（注射剤），エリスロマイシン（注射剤），ペンタミ
ジンイセチオン酸塩，トレミフェンクエン酸塩，フィンゴリモド塩
酸塩，シポニモド フマル酸またはエリグルスタット酒石酸塩，重
篤な呼吸不全（心停止に用いる場合を除く）

商品名	**シンビット**	
一般名	ニフェカラント塩酸塩	注 50mg

看護のポイント!!

⇒ 対象が重篤な疾患であること, 心室頻拍または心室細動の再発, あるいは本剤による催不整脈作用により致死的経過をたどる可能性があるため, 投与中は頻回に心電図, 心拍や, 血圧, 患者の全身状態の変化を十分に観察すること. 特に急速静注時はQT時間の延長, 心拍数の低下または洞停止, 更には心室頻拍 (Torsades de pointesを含む), 心室細動等に注意すること

配合変化注意!!

⇒ 多くの薬剤と配合変化があるため, 生食, 5%ブドウ糖液以外に溶解せず, 単独ラインで投与すること

効能効果

生命に危険のある心室頻拍, 心室細動で他の抗不整脈薬が無効か, または使用できない場合

用法用量

単回静注法:1回0.3mg/kgを5分間かけて
維持静注法:単回静注が有効で効果の維持を期待する場合には, 0.4mg/kg/時

重大な副作用

催不整脈<心室頻拍 (Torsades de pointesを含む), 心室細動>

禁忌

QT延長症候群, アミオダロン注射剤投与中, フィンゴリモド塩酸塩, エリグルスタット酒石酸塩を投与中

IV群-Ca拮抗薬

商品名	**ベプリコール**
一般名	ベプリジル塩酸塩水和物

錠剤 50mg ZT 1 ☆ORGANON
錠剤 100mg HK 1 ☆ORGANON

看護のポイント!!

➡ 徐脈, 血圧低下, 患者の状態変化に注意. 特に持続性心房細動の患者では心室頻拍に注意

効能効果

①次記の状態で他の抗不整脈薬が使用できないか, または無効の場合:持続性心房細動, 頻脈性不整脈(心室性), ②狭心症

用法用量

持続性心房細動:1回50〜100mg(最大1日200mgまで), 1日2回
頻脈性不整脈, 狭心症:1回100mg, 1日2回
経口

重大な副作用

QT延長, 心室頻拍(Torsades de pointesを含む), 心室細動, 洞停止, 房室ブロック, 無顆粒球症, 間質性肺炎

禁忌

うっ血性心不全, 高度の刺激伝導障害(房室ブロック, 洞房ブロック), 著明な洞性徐脈, 著明なQT延長, 妊婦または妊娠している可能性, リトナビル, サキナビルメシル酸塩, アタザナビル硫酸塩, ホスアンプレナビルカルシウム水和物, イトラコナゾール, アミオダロン塩酸塩(注射), エリグルスタット酒石酸塩, シポニモドフマル酸を投与中

心不全治療薬

ジギタリス製剤-ジギタリス強心配糖体

商品名	**ジゴシン**	

一般名	**ジゴキシン** 錠剤 0.125mg C-21K エリキシル 0.05mg/mL
	錠剤 0.25mg C-21A 注 0.25mg
	散 0.1%

看護のポイント!!

➡ 血中濃度等確認，長期服用および大量投与によりジギタリス中毒（悪心・嘔吐，不整脈，頭痛，めまい，電解質異常，小児・高齢者：腎機能低下，低カリウム血症など）の恐れがあるため，消化器症状，心電図，血清電解質

効能効果

うっ血性心不全，心房細動・粗動による頻脈，発作性上室性頻拍，心不全及び各種頻脈の予防と治療（手術，急性熱性疾患，出産，ショック，急性中毒）

用法用量

錠剤，エリキシル剤：1日0.25〜0.5mgまで
注射：1日0.25mgまで

重大な副作用

ジギタリス中毒（高度の徐脈，二段脈，多源性心室性期外収縮，発作性心房性頻拍等の不整脈，さらに重篤な房室ブロック，心室性頻拍症，心室細動への移行），非閉塞性腸間膜虚血

禁忌

房室ブロック，洞房ブロック，ジギタリス中毒，閉塞性心筋疾患（特発性肥大性大動脈弁下狭窄等），本剤の成分またはジギタリス剤に対し過敏症の既往歴，次を使用中：ジスルフィラム，シアナミド（エリキシルおよび注のみ）

商品名	ラニラピッド
一般名	メチルジゴキシン

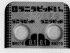

錠剤　0.05mg　BM205
錠剤　0.1mg　BM210

看護のポイント!!

→ TDM対象薬
   長期服用および大量投与によりジギタリス中毒（悪心・嘔吐，不整脈，頭痛，めまい，電解質異常，小児・高齢者：腎機能低下，低カリウム血症など）の恐れがあるため，消化器症状，心電図，電解質等確認

効能効果

うっ血性心不全（先天性心疾患，弁膜疾患，高血圧症，虚血性心疾患），心房細動・粗動による頻脈，発作性上室性頻拍

用法用量

〈維持療法〉
1日0.1～0.2mg

重大な副作用

ジギタリス中毒（高度の徐脈，二段脈，多源性心室性期外収縮，発作性心房性頻拍等の不整脈，さらに重篤な房室ブロック，心室性頻拍症，心室細動への移行），非閉塞性腸間膜虚血

禁忌

房室ブロック，洞房ブロック，ジギタリス中毒，閉塞性心筋疾患（特発性肥大性大動脈弁下狭窄等），本剤の成分またはジギタリス剤に対し過敏症の既往歴

カテコールアミン

商品名	ボスミン

一般名	アドレナリン

注 1mg

看護のポイント!!

➡ 心機能亢進（心筋収縮力の増強および心拍数増加），血圧の急上昇のため血圧，心拍，心電図，患者の状態の変化を投与中はよく観察する
血管外に漏出した場合，虚血性壊死が生じるため注意

効能効果

①気管支痙攣の緩解（気管支喘息，百日咳）
②急性低血圧またはショック時の補助治療
③局所麻酔薬の作用延長
④手術時の局所出血の予防と治療
⑤心停止の補助治療
⑥虹彩毛様体炎時における虹彩癒着の防止

用法用量

①，②，⑤：1回0.2〜1mg
蘇生などの緊急時には1回0.25mgまで　5〜15分ごと
皮下注射または筋肉内注射
③：局所麻酔薬に添加．アドレナリンの0.1％溶液として血管収縮薬未添加の局所麻酔薬10mLに1〜2滴
④：アドレナリン0.1％溶液として，単独に，または局所麻酔薬に添加し，局所注入
⑥：アドレナリン0.1％溶液として，0.1mg．点眼または結膜下に注射

重大な副作用

肺水腫，呼吸困難，心停止

禁忌

1.次の薬剤を投与中：(1) ブチロフェノン系・フェノチアジン系等の抗精神病薬，α遮断薬（ただし，アナフィラキシーショックの救急治療時はこの限りでない）．(2) イソプレナリン塩酸塩等のカテコールアミン製剤，アドレナリン作動薬（但し，蘇生等の緊急時はこの限りでない）．2.狭隅角や前房が浅いなど眼圧上昇素因（点眼・結膜下注射使用時）

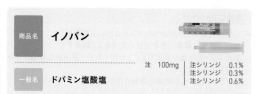

商品名	イノバン		
一般名	ドパミン塩酸塩	注　100mg	注シリンジ 0.1% 注シリンジ 0.3% 注シリンジ 0.6%

(写真提供：協和キリン)

看護のポイント!!

➡ 心機能亢進（心筋収縮力の増強および心拍数増加）のため心電図，血圧，脈拍，尿量，患者状態の変化をよく観察する
　配合変化・投与量が変化することを防ぐため，基本的に単独ラインで投与すること
　ドブタミンと比べ，尿量増加作用が強い

血管外漏出注意!!

注射部位を中心に硬結，または壊死を起こす可能性があるため，できるだけ太い静脈を確保する

効能効果

急性循環不全

用法用量

1～5μg/kg/分，20μg/kg/分まで
持続静脈投与

重大な副作用

麻痺性イレウス，四肢冷感等の末梢の虚血

禁忌

褐色細胞腫

商品名	**ドブトレックス**	

一般名	ドブタミン塩酸塩	注	100mg
		キット	200mg
		キット	600mg

看護のポイント!!

➡ 心機能亢進（心筋収縮力の増強および心拍数増加）のため心電図，血圧，脈拍，尿量，患者状態の変化をよく観察する

配合変化・投与量が変化することを防ぐため，基本的に単独ラインで投与すること

ドパミンと比べ，心収縮力増強作用が強い

血管外漏出注意!!

 血管外へ漏れた場合，注射部位を中心に発赤，腫脹または壊死を起こすことがある

効能効果

①急性循環不全における心収縮力増強
②心エコー図検査における負荷

用法用量

①：1～5μg/kg/分，20μg/kg/分まで持続静注
②：5μg/kg/分から開始　1分あたり10，20，30，40μg/kgと3分ごとに増量

重大な副作用

〈心エコー図検査における負荷において〉心停止，心室頻拍，心室細動，心筋梗塞，ストレス心筋症

禁忌

肥大型閉塞性心筋症，ドブタミン塩酸塩に対し過敏症の既往歴
〈心エコー図検査における負荷〉
急性心筋梗塞後早期，不安定狭心症，左冠動脈主幹部狭窄，重症心不全，重症の頻拍性不整脈，急性の心膜炎，心筋炎，心内膜炎，大動脈解離等の重篤な血管病変，コントロール不良の高血圧症，褐色細胞腫，高度な伝導障害，心室充満の障害，循環血液量減少症

商品名	**ノルアドリナリン**

一般名	**ノルアドレナリン**

注 1mg

看護のポイント!!

➡ 心機能亢進（心筋収縮力の増強および心拍数増加）のため心電図，血圧，脈拍，尿量，患者状態の変化をよく観察する
配合変化・投与量が変化することを防ぐため，基本的に単独ラインで投与すること

配合変化注意!!

➡ 他剤と配合変化を起こしやすい
炭酸水素ナトリウムのようなアルカリ剤と混合すると紅～褐色になるため混合を避ける

血管外漏出注意!!

大量の注射液が血管外に漏出した場合，局所の虚血性壊死（点滴静注時）

効能効果

急性低血圧または各種ショック時の補助治療

用法用量

1回1mgを250mLの生食，5％ブドウ糖液に溶解し，1分あたり0.5～1mLの速度で点滴静注
1回0.1～1mgを皮下注

重大な副作用

徐脈

禁忌

ハロゲン含有吸入麻酔剤投与中の患者，他のカテコールアミン製剤投与中の患者

心房性ナトリウム利尿ペプチド（ANP）

商品名	**ハンプ**

一般名	**カルペリチド（遺伝子組換え）** 注 1000μg

看護のポイント!!

➡ 過度の血圧低下，徐脈，脱水が見られることがあるため，心電図，血圧，心拍数，尿量，患者状態の変化を観察する

配合変化注意!!

➡ 注射用水5mLに溶解し，必要に応じて生理食塩液または5%ブドウ糖注射液で希釈
アミノ酸輸液やヘパリンNa製剤等と混合すると配合変化を起こすため，基本は単独ルートにて投与

効能効果

急性心不全

用法用量

0.1〜0.2μg/kg/分
持続静注

重大な副作用

血圧低下，低血圧性ショック，徐脈，電解質異常，心室性不整脈（心室頻拍，心室細動等），赤血球増加，血小板増加，肝機能障害，血小板減少

禁忌

重篤な低血圧，または心原性ショック，右室梗塞，脱水症状

非カテコールアミン

商品名	ピモベンダン

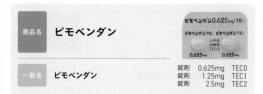

一般名	ピモベンダン

錠剤	0.625mg	TEC0
錠剤	1.25mg	TEC1
錠剤	2.5mg	TEC2

看護のポイント!!

➡ 血圧，心拍数，心電図，尿量等を観察

効能効果

①利尿剤等を投与しても十分な心機能改善が得られない急性心不全
②ジギタリス製剤，利尿剤等の基礎治療剤を投与しても十分な効果が得られない慢性心不全

用法用量

1回2.5mg
1日2回　経口

重大な副作用

心室細動，心室頻拍（Torsades de pointesを含む），心室性期外収縮，肝機能障害，黄疸

禁忌

添付文書（電子添文）記載なし

HCNチャネル阻害薬

商品名	コララン
一般名	イバブラジン塩酸塩

錠剤 2.5mg
錠剤 5mg
錠剤 7.5mg

看護のポイント!!

→ 徐脈，心房細動が起こるため，心拍数，心電図，血圧，患者状態の変化を観察すること
　目標安静時心拍数は50〜60回/分である．心拍数が50回/分を切る場合は，めまい，倦怠感，低血圧等がないか確認する．自覚症状がある場合は減量する．光視症，霧視，めまい，ふらつきがあらわれることがあるので，運転等危険操作に従事させない

効能効果

洞調律かつ投与開始時の安静時心拍数が75回/分以上の慢性心不全．ただし，β遮断薬を含む慢性心不全の標準的な治療を受けている患者に限る

用法用量

1回2.5〜7.5mg，2週間以上の間隔で少しずつ増減
1日2回，食後　経口

重大な副作用

徐脈，光視症，霧視，房室ブロック，心房細動，心電図QT延長

禁忌

本剤の成分に対し過敏症の既往歴，不安定または急性心不全患者，心原性ショック，高度の低血圧患者（収縮期血圧が90mmHg未満または拡張期血圧が50mmHg未満），洞不全症候群，洞房ブロックまたは第三度房室ブロック，重度の肝機能障害（Child-Pugh C），次の薬剤を投与中：リトナビル含有製剤，ジョサマイシン，イトラコ

ナゾール，クラリスロマイシン，コビシスタット含有製剤，ボリコナゾール，エンシトレルビル フマル酸，妊婦または妊娠している可能性，ベラパミル，ジルチアゼムを投与中

アンジオテンシン受容体ネプリライシン阻害薬（ARNI）

商品名	**エンレスト**

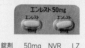

一般名	サクビトリルバルサルタンナトリウム水和物

錠剤	50mg	NVR	LZ
錠剤	100mg		L
錠剤	200mg	NVR	L11

（写真提供：ノバルティス ファーマ）

看護のポイント!!

➡ ACE阻害薬と併用禁忌のため少なくともエンレスト投与開始36時間前に中止，またエンレスト投与終了後にACE阻害薬を投与する場合はエンレスト最終投与から36時間後までは投与しない

効能効果

①慢性心不全
ただし，慢性心不全の標準的な治療を受けている患者に限る
②高血圧症

用法用量

①1回50mg1日2回より開始，2〜4週間の間隔で段階的に増量（1回200gまで）
1日2回　経口
②1回200〜400mg
1日1回

重大な副作用

血管浮腫，腎機能障害，腎不全，低血圧，高カリウム血症，ショック，失神，意識消失，無顆粒球症，白血球減少，血小板減少，間質性肺炎，低血糖，横紋筋融解症，TEN，Stevens-Johnson症候群，多形紅斑，天疱瘡，類天疱瘡，肝炎

禁忌 👤

本剤の成分に対し過敏症の既往歴，アンジオテンシン変換酵素阻害薬（アラセプリル，イミダプリル塩酸塩，エナラプリルマレイン酸塩，カプトプリル，キナプリル塩酸塩，シラザプリル水和物，テモカプリル塩酸塩，デラプリル塩酸塩，トランドラプリル，ベナゼプリル塩酸塩，ペリンドプリルエルブミン，リシノプリル水和物）を投与中，あるいは投与中止から36時間以内，血管浮腫の既往歴，アリスキレンフマル酸塩を投与中の糖尿病患者，重度の肝機能障害（Child-Pugh分類C），妊婦または妊娠している可能性

Memo
_____

_____

_____

_____

_____

_____

_____

_____

_____

_____

_____

末梢循環障害治療薬

プロスタグランジン

商品名	**オパルモン**
一般名	リマプロスト アルファデクス

錠剤 5μg ono 201

看護のポイント!!

→ 末梢血管拡張，抗血小板作用あり．手術を控えている患者では，休薬対象となる場合あり

効能効果

①閉塞性血栓血管炎に伴う潰瘍，疼痛および冷感などの虚血性諸症状の改善

②後天性の腰部脊柱管狭窄症（両側性の間欠跛行あり）に伴う下肢疼痛，下肢しびれ及び歩行能力の改善

用法用量

①：1回10μg，1日3回（1日30μgまで）経口

②：1回5μg，1日3回（1日15μgまで）経口

重大な副作用

肝機能障害，黄疸

禁忌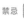

妊婦または妊娠している可能性

商品名	ドルナー， プロサイリン	

一般名	ベラプロストナトリウム	錠剤　20μg　　ドルナー（TR212） 錠剤　20μg　　プロサイリン（KC32）

看護のポイント!!

→ 末梢血管拡張，抗血小板作用あり．出血している患者に投与禁忌．
手術を控えている患者では，休薬対象となる場合あり

効能効果

①慢性動脈閉塞症に伴う潰瘍，疼痛及び冷感の改善
②原発性肺高血圧症

用法用量

①：1回40μg，1日3回，食後　経口
②：1回20〜60μg（1日最大180μgまで），1日3回，食後　経口

重大な副作用

出血傾向（脳出血，消化管出血，肺出血，眼底出血），ショック，失神，
意識消失，間質性肺炎，肝機能障害，狭心症，心筋梗塞

禁忌

出血（血友病，毛細血管脆弱症，上部消化管出血，尿路出血，喀血，
眼底出血等），妊婦または妊娠している可能性

商品名	**リプル, パルクス**	
一般名	**アルプロスタジル**	注 5μg 注 10μg

看護のポイント!!

→ 末梢血管拡張，抗血小板作用あり．出血に注意する．ポリ塩化ビニル（PVC）の輸液セットの使用を避ける，冷所保存，他剤や造影剤と混ぜず単独ルートで投与

効能効果

①慢性動脈閉塞症における四肢潰瘍ならびに安静時疼痛の改善
②進行性全身性硬化症，全身性エリテマトーデスの皮膚潰瘍改善
③糖尿病における皮膚潰瘍の改善
④振動病における末梢血行障害に伴う自覚症状の改善ならびに末梢循環・神経・運動機能障害の回復
⑤動脈管依存性先天性心疾患における動脈管の開存
⑥経上腸間膜動脈性門脈造影における造影能の改善

用法用量

①，②，③，④：1日5〜10μg，1回 静注または点滴静注
⑤：開始時5ng/kg/分の速度で持続静注し調節する
⑥：1回5μgを生理食塩液で10mLに希釈し，造影剤注入30分前に3〜5秒間で経カテーテル的に上腸間膜動脈内投与

重大な副作用

ショック，アナフィラキシー，意識消失，心不全，肺水腫，間質性肺炎，心筋梗塞，脳出血，消化管出血，無顆粒球症，白血球減少，血小板減少，肝機能障害，黄疸，新生児で無呼吸発作

禁忌

重篤な心不全，出血（頭蓋内出血，消化管出血，喀血等），妊婦または妊娠している可能性，本剤の成分に対し過敏症の既往歴

商品名	プロスタンディン	
一般名	アルプロスタジル アルファデクス	注 20μg

看護のポイント!!

→ 末梢血管拡張, 抗血小板作用あり. 出血に注意する. ポリ塩化ビニル (PVC) の輸液セットの使用を避ける, 冷所保存, 他剤や造影剤と混和せず単独ルートで投与

効能効果

①慢性動脈閉塞症 (バージャー病, 閉塞性動脈硬化症) における四肢潰瘍ならびに安静時疼痛の改善
②振動病における末梢血行障害に伴う自覚症状の改善ならびに末梢循環・神経・運動機能障害の回復
③血行再建後後の血流維持
④動脈内投与が不適と判断される慢性動脈閉塞症における四肢潰瘍ならびに安静時疼痛の改善
⑤動脈管依存性先天性心疾患における動脈管の開存
⑥勃起障害の診断

用法用量

①:0.05〜0.2ng/kg/分で持続動脈内投与
②, ③, ④:1回40〜60μg, 2時間かけて, 1日1〜2回
⑤:50〜100ng/kg/分で持続静注, 状態に応じて投与量を調節する
⑥:1回20μgを陰茎海綿体へ投与
※添付文書 (電子添文) より抜粋

重大な副作用

ショック, アナフィラキシー, 心不全, 肺水腫, 脳出血, 消化管出血, 心筋梗塞, 無顆粒球症, 白血球減少, 肝機能障害, 黄疸, 間質性肺炎, 無呼吸発作, 持続勃起症

禁忌

重篤な心不全, 肺水腫, 出血 (頭蓋内出血, 消化管出血, 喀血等), 妊婦または妊娠している可能性, 本剤の成分に対し過敏症の既往歴

昇圧薬

非カテコールアミン系昇圧薬

商品名	メトリジン	
一般名	ミドドリン塩酸塩	錠剤 2mg　T65 D錠 2mg　T67

看護のポイント!!

➡ 血圧を上昇させるので注意する
　D錠は口腔内で崩壊するが，唾液または水で飲みこむこと

効能効果

本態性低血圧，起立性低血圧

用法用量

成人：1回2mg，1日2回　経口，1日最大8mgまで
小児：1回2mg，1日2回　経口，1日最大6mgまで

重大な副作用

添付文書（電子添文）記載なし

禁忌

甲状腺機能亢進症，褐色細胞腫またはパラガングリオーマ

その他の昇圧薬

商品名	**リズミック**	
一般名	アメジニウムメチル硫酸塩	錠剤 10mg P915

看護のポイント!!

➡ 血圧を上昇させるので注意する
透析施行時の血圧低下の改善に使用される，閉塞隅角緑内障の患者禁忌

効能効果

①本態性低血圧，起立性低血圧
②透析施行時の血圧低下の改善

用法用量

①：1回10mg，1日2回　経口
②：透析開始時に1回10mg

重大な副作用

添付文書（電子添文）記載なし

禁忌

高血圧症，甲状腺機能亢進症，褐色細胞腫，閉塞隅角緑内障，残尿を伴う前立腺肥大

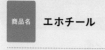

商品名	**エホチール**
一般名	エチレフリン塩酸塩 注 10mg

看護のポイント!!

→ 過量投与で急激な昇圧による急性肺水腫，不整脈，心停止，動悸や頭痛がみられることがあるため投与後は血圧測定，患者状態の観察を行う．心室性頻拍のある患者は原則禁忌

血管外漏出注意!!

 大量の注射液が血管外に漏出した場合は局所の虚血性壊死が現れる可能性あり

効能効果

起立性低血圧，急性低血圧またはショック時の補助治療

用法用量

1回0.2〜1mL（2〜10mg）
皮下注射，筋肉内注射または静脈内注射

重大な副作用

心悸亢進，胸内苦悶，徐脈，血圧異常上昇，呼吸困難，頭痛，不眠，振戦，発疹

禁忌

本剤の成分に対し過敏症の既往歴

アレルギー治療薬

抗ヒスタミン薬

商品名	**レスタミンコーワ**
一般名	ジフェンヒドラミン塩酸塩

錠剤　10mg　311

看護のポイント!!

⇒ 眠気のため，ふらつき，転倒転落に注意し，自動車運転等危険操作には従事しない

効能効果

蕁麻疹，皮膚疾患に伴うそう痒（湿疹，皮膚炎），春季カタルに伴うそう痒，枯草熱，急性鼻炎，アレルギー性鼻炎，血管運動性鼻炎

用法用量

1回30〜50mg
1日2〜3回　経口

重大な副作用

添付文書（電子添文）記載なし

禁忌

閉塞隅角緑内障，前立腺肥大等下部尿路に閉塞性疾患

商品名	**ポララミン**	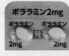

一般名	**d-クロルフェニラミン マレイン酸塩**	錠剤	2mg	TTS 363
		注	5mg	
		シロップ	0.04%	
		ドライシロップ	0.2%	
		散	1%	

看護のポイント!!

➡ 眠気のため，ふらつき，転倒転落に注意し，自動車運転等危険操作には従事しない

効能効果

蕁麻疹，枯草熱，皮膚疾患に伴うそう痒（湿疹・皮膚炎，皮膚そう痒症，薬疹，咬刺症），アレルギー性鼻炎，血管運動性鼻炎

用法用量

内服：1回2mg，1日1〜4回　経口
注射：1回5mg　静注/筋注/皮下注

重大な副作用

ショック，痙攣，錯乱，再生不良性貧血，無顆粒球症

禁忌

本剤の成分または類似化合物に対し過敏症の既往歴，閉塞隅角緑内障，前立腺肥大等下部尿路に閉塞性疾患，低出生体重児・新生児

抗アレルギー薬

商品名	**アレグラ**
一般名	フェキソフェナジン塩酸塩

錠剤　60mg　06　｜　ドライシロップ　5%
錠剤　30mg　03

看護のポイント!!

⇒ 他の抗アレルギー薬と比較して，眠気の副作用が少なく運転等の
注意についての記載がない

効能効果

アレルギー性鼻炎，蕁麻疹，皮膚疾患（湿疹・皮膚炎，皮膚そう痒症，
アトピー性皮膚炎）に伴うそう痒

用法用量

〈錠剤〉成人：1回60mg　1日2回，7歳以上12歳未満の小児：1回
30mg　1日2回，12歳以上の小児：1回60mg　1日2回
経口投与
〈ドライシロップ〉成人：1回60mg（ドライシロップとして1.2g）　1日2
回，12歳以上の小児：1回60mg（ドライシロップとして1.2g）　1日2回，
7歳以上12歳未満の小児：1回30mg（ドライシロップとして0.6g）　1
日2回，2歳以上7歳未満の小児：1回30mg（ドライシロップとして0.6g）
1日2回，6ヵ月以上2歳未満の小児：1回15mg（ドライシロップとして
0.3g）　1日2回
用時懸濁して経口投与

重大な副作用

ショック，アナフィラキシー，肝機能障害，黄疸，無顆粒球症，白
血球減少，好中球減少

禁忌

本剤の成分に対し過敏症の既往歴

商品名	**アレジオン**

一般名	**エピナスチン 塩酸塩**	錠剤	10mg	1P
		錠剤	20mg	2P
		ドライシロップ	1%	

看護のポイント!!

➡ 眠気のため，ふらつき，転倒転落に注意し，自動車運転等危険を伴う機械操作には注意させること

〈錠剤〉気管支喘息に使用する場合，本剤は気管支拡張剤，ステロイド剤等と異なり，すでに起こっている発作を速やかに緩解する薬剤ではないことを説明する

効能効果

〈10，20mg錠〉
①気管支喘息，②アレルギー性鼻炎，③蕁麻疹，湿疹・皮膚炎，皮膚そう痒症，痒疹，そう痒を伴う尋常性乾癬
〈ドライシロップ〉
①アレルギー性鼻炎，②蕁麻疹，皮膚疾患（湿疹・皮膚炎，皮膚そう痒症）に伴うそう痒

用法用量

〈10，20mg錠〉成人
①，③：1回20mg，1日1回，②1回10～20mg，1日1回　経口
〈ドライシロップ〉小児
①1回0.25～0.5mg/kg，1日1回，②1回0.5mg/kg，1日1回
経口（最大20mgまで）

重大な副作用

肝機能障害，黄疸，血小板減少

禁忌

本剤の成分に対し過敏症の既往歴

商品名	エバステル	

一般名	エバスチン

錠剤	5mg	P174
錠剤	10mg	P175
OD錠	5mg	P177
OD錠	10mg	P178

看護のポイント!!

⇒ 眠気のため，ふらつき，転倒転落に注意し，自動車運転等危険操作には注意させること

効能効果

蕁麻疹，湿疹・皮膚炎，痒疹，皮膚そう痒症，アレルギー性鼻炎

用法用量

1回5〜10mg
1日1回

重大な副作用

ショック，アナフィラキシー，肝機能障害，黄疸

禁忌

本剤の成分に対し過敏症の既往歴

商品名	**タリオン**	
一般名	ベポタスチンベシル酸塩	OD錠 5mg OD錠 10mg 錠剤 5mg 錠剤 10mg

看護のポイント!!

➡ 眠気のため,ふらつき,転倒転落に注意し,自動車運転等危険操作には注意させること

効能効果

①アレルギー性鼻炎,②蕁麻疹,皮膚疾患に伴うそう痒(湿疹・皮膚炎,痒疹,皮膚そう痒症)

用法用量

成人または7歳以上 1回10mg
1日2回

重大な副作用

添付文書(電子添文)記載なし

禁忌

本剤の成分に対し過敏症の既往歴

商品名	**アレロック**	
一般名	**オロパタジン塩酸塩**	OD錠　2.5mg　KH022 OD錠　5mg　KH023 錠剤　2.5mg　KH020 錠剤　5mg　KH021 顆粒　0.5%

(写真提供：協和キリン)

看護のポイント!!

⇒ 眠気のため，ふらつき，転倒転落に注意し，自動車運転等危険操作には注意させること

効能効果

アレルギー性鼻炎，蕁麻疹，皮膚疾患に伴うそう痒（湿疹・皮膚炎，痒疹，皮膚そう痒症，尋常性乾癬，多形滲出性紅斑）
小児：アレルギー性鼻炎，蕁麻疹，皮膚疾患（湿疹・皮膚炎，皮膚そう痒症）に伴うそう痒

用法用量

成人または7歳以上 1回5mg，2〜7歳未満 1回2.5mg
1日2回

重大な副作用

劇症肝炎，肝機能障害，黄疸

禁忌

本剤の成分に対し過敏症の既往歴

商品名	**クラリチン**

一般名	ロラタジン

錠剤	10mg	233
レディタブ錠	10mg	C10
ドライシロップ	1%	

看護のポイント!!

➡ 他の抗アレルギー薬と比較して，眠気の副作用が少なく運転等の注意についての記載がない．レディタブ錠はもろく，吸湿しやすいので直前に開封すること．その際に錠剤が割れていたら破片を含めてすべて服用する

効能効果

アレルギー性鼻炎，蕁麻疹，皮膚疾患（湿疹・皮膚炎，皮膚そう痒症）に伴うそう痒

用法用量

1回10mg，3〜7歳はドライシロップのみ1回5mg（ドライシロップとして0.5g）
1日1回　食後

重大な副作用

ショック，アナフィラキシー，てんかん，痙攣，肝機能障害，黄疸

禁忌

本剤の成分に対し過敏症の既往歴

商品名	**デザレックス**	
一般名	**デスロラタジン**	錠剤　5mg　C5

看護のポイント!!

➡ 他の抗アレルギー薬と比較して, 眠気の副作用が少なく運転等の注意についての記載がない

効能効果

アレルギー性鼻炎, 蕁麻疹, 皮膚疾患（湿疹・皮膚炎, 皮膚そう痒症）に伴うそう痒

用法用量

成人および12歳以上 1回5mg
1日1回　経口

重大な副作用

ショック, アナフィラキシー, てんかん, 痙攣, 肝機能障害, 黄疸

禁忌

本剤の成分またはロラタジンに対し過敏症の既往歴

商品名	ビラノア
一般名	ビラスチン

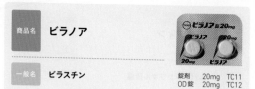

錠剤　20mg　TC11
OD錠　20mg　TC12

看護のポイント!!

➡ 食後投与は血中濃度が低下し効果が減弱するため，空腹時に投与する

　他の抗アレルギー薬と比較して，眠気の副作用が少なく運転等の注意についての記載がない

効能効果

アレルギー性鼻炎，蕁麻疹，皮膚疾患（湿疹・皮膚炎，皮膚そう痒症）に伴うそう痒

用法用量

1回20mg
1日1回，空腹時

重大な副作用

ショック，アナフィラキシー

禁忌

本剤の成分に対し過敏症の既往歴

商品名	ルパフィン	
一般名	ルパタジンフマル酸塩	錠剤　10mg　TF10

看護のポイント!!

⇒ 眠気を催すことがあるため，ふらつき，転倒転落に注意し，自動車運転等危険操作には注意させること

効能効果

アレルギー性鼻炎，蕁麻疹，皮膚疾患（湿疹・皮膚炎，皮膚そう痒症）に伴うそう痒

用法用量

成人および12歳以上 1回10mg，症状に応じて1回20mgに増量可
1日1回

重大な副作用

ショック，アナフィラキシー，てんかん，痙攣，肝機能障害，黄疸

禁忌

本剤の成分に対し過敏症

ロイコトリエン受容体拮抗薬

商品名	**オノン**	
一般名	**プランルカスト水和物**	カプセル 112.5mg ドライシロップ 10% ono 678

看護のポイント!!

⮕ 発作の緩解には無効であるため患者へ説明しておく

効能効果

気管支喘息，アレルギー性鼻炎

用法用量

プランルカスト水和物として〈カプセル〉成人 1日量450mg，〈ドライシロップ〉小児 1日量7mg/kg，1日最高用量10mg/kg
ただし，成人の通常量（450mg）を超えないこと
1日2回　経口

重大な副作用

ショック，アナフィラキシー，白血球減少，血小板減少，肝機能障害，間質性肺炎，好酸球性肺炎，横紋筋融解症

禁忌

本剤の成分に対し過敏症の既往歴

商品名	キプレス，シングレア	

一般名	モンテルカストナトリウム	錠剤 5mg 錠剤 10mg OD錠 10mg 細粒 4mg チュアブル錠 5mg

看護のポイント!!

➡ 発作の緩解には無効であるため患者へ説明しておく
  細粒は光に弱いため，開封して15分以内に服用する

効能効果

気管支喘息，アレルギー性鼻炎（錠・OD錠のみ）

用法用量

成人 1回5〜10mg，小児 1歳〜6歳未満細粒を1回4mg，6歳以上の小児 チュアブル錠を1回5mg
1日1回

重大な副作用

アナフィラキシー，血管浮腫，劇症肝炎，肝炎，肝機能障害，黄疸，TEN，Stevens-Johnson症候群，多形紅斑，血小板減少

禁忌

本剤の成分に対し過敏症の既往歴

気管支拡張薬・喘息治療薬・去痰薬・その他の呼吸器用薬

β₂受容体刺激薬－長時間作用型（LABA）

商品名	スピロペント	
一般名	クレンブテロール塩酸塩	錠剤　10μg　TJN283

看護のポイント!!

⇒ 本剤服用中に発作が出現した場合は，短時間作用型吸入β₂刺激薬を用いる．抗炎症作用のあるステロイドなどを服用している場合はそれらの薬剤を中止しないように注意する

効能効果

①次記疾患の気道閉塞性障害に基づく呼吸困難など諸症状の緩解：気管支喘息，慢性気管支炎，肺気腫，急性気管支炎，②次記疾患に伴う尿失禁：腹圧性尿失禁

用法用量

①1回20μg，小児5歳以上 1回0.3μg/kg，1日2回
②1回20～30μg，1日2回

重大な副作用

β₂刺激薬で重篤な血清カリウム値の低下（血清カリウム値の低下作用は，キサンチン誘導体，ステロイド剤及び利尿剤の併用により増強することがあるので，重症喘息患者では特に注意）

禁忌

下部尿路閉塞，本剤に対して過敏症の既往歴

商品名	**ホクナリン**	
一般名	ツロブテロール塩酸塩	

錠剤	1mg	HC78
ドライシロップ	0.1%	
テープ	0.5mg	
テープ	1mg	
テープ	2mg	

(写真提供：ヴィアトリス)

看護のポイント!!

→ 本剤服用中に発作が出現した場合は，短時間作用型吸入β_2刺激薬を用いる．抗炎症作用のあるステロイドなどを服用している場合はそれらの薬剤を中止しないように注意する

効能効果

次記疾患の気道閉塞性障害に基づく呼吸困難など諸症状の緩解：気管支喘息，急性気管支炎，慢性気管支炎，肺気腫

用法用量

錠・ドライシロップ：1回1mg，小児 1回0.02mg/kg，1日2回　内服
テープ：0.5～3歳 0.5mg，3～9歳 1mg，9歳以上 2mg，1日1回，胸部，背部，上腕部のいずれかに貼付

重大な副作用

重篤な血清カリウム値の低下（血清カリウム値の低下作用は，キサンチン誘導体，ステロイド剤及び利尿剤の併用により増強することがあるので，重症喘息患者では特に注意）
〈テープ〉アナフィラキシー

禁忌

本剤の成分に対し過敏症の既往歴

β_2受容体刺激薬-短時間作用型（SABA）

商品名	メプチン	

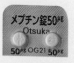

一般名	プロカテロール塩酸塩水和物	

錠剤	50μg	OG21	キッドエアー	5μg
ミニ錠	25μg	OG22	スイングヘラー	10μg
ドライシロップ	0.005%		吸入液	0.01%
シロップ	5μg/mL		吸入液ユニット	0.3mL
顆粒	0.01%		吸入液ユニット	0.5mL
エアー	10μg			

看護のポイント!!

➡ 〈エアー・キッドエアー・スイングヘラー・吸入液〉過量投与とならないよう，十分指導する．心停止，不整脈が起こることがある．効果が十分でない場合はすぐ医療機関への受診をさせる
〈錠・ミニ錠・ドライシロップ・シロップ〉本剤服用中に発作が出現した場合は，短時間作用型吸入β_2刺激薬を用いる．抗炎症作用のあるステロイドなどを服用している場合はそれらの薬剤を中止しないように注意する

効能効果

次記疾患の気道閉塞性障害に基づく呼吸困難など諸症状の緩解：気管支喘息，慢性気管支炎，肺気腫，急性気管支炎，喘息様気管支炎

用法用量

〈錠・ミニ錠・ドライシロップ・シロップ・顆粒〉成人 1回50μg，小児6歳未満 1回1.25μg/kg，6歳以上 25μg，1日2回　内服
〈エアー・キッドエアー・スイングヘラー〉成人 1回20μg　吸入，小児 10μg　吸入，1日4回まで
〈吸入液〉成人 1回0.3〜0.5mL，小児 1回0.1〜0.3mL　吸入

重大な副作用

ショック，アナフィラキシー，重篤な血清カリウム値低下

禁忌

本剤の成分に対し過敏症の既往歴

キサンチン誘導体

商品名	**テオドール**		
一般名	**テオフィリン**	錠剤 50mg 錠剤 100mg 錠剤 200mg 顆粒 20%	THEO-DUR 50 THEO-DUR 100 THEO-DUR 200

看護のポイント!!

➡ 発作時は無効である. 過量投与により, 悪心嘔吐, 頭痛, 不安, 不眠, 興奮, けいれん, せん妄, 意識障害, 昏睡, 動悸, 頻脈, 心房細動, 心室頻拍, 血圧低下, 低カリウム血症など中毒症状が発生することがあるため注意する. 小児は発熱時の服用でけいれんを起こすことがあるので, 発熱時は中止する

粉砕注意!!

 本剤は徐放性製剤なので, かんだり粉砕せず服用すること

効能効果

気管支喘息, 喘息性(様)気管支炎, 慢性気管支炎, 肺気腫

用法用量

1回100〜200mg, 1日2回, または1回400mg, 1日1回
小児 6〜15歳:1回4〜5mg/kg
1日2回

重大な副作用

痙攣, 意識障害, 急性脳症, 横紋筋融解症, 消化管出血, 赤芽球癆, アナフィラキシーショック, 肝機能障害, 黄疸, 頻呼吸, 高血糖症

禁忌

本剤または他のキサンチン系薬剤に対し重篤な副作用の既往歴

商品名	ユニフィル

ユニフィルLA錠100mg
Otsuka
100mg PF U100 100mg

一般名	テオフィリン

LA錠 100mg PFU100
LA錠 200mg PFU200
LA錠 400mg PFU400

看護のポイント!!

➡ 発作時は無効である．過量投与により，悪心・嘔吐，頭痛，不安，不眠，興奮，けいれん，せん妄，意識障害，昏睡，動悸，頻脈，心房細動，心室頻拍，血圧低下，低カリウム血症など中毒症状が発生することがあるため注意する．小児は発熱時の服用でけいれんを起こすことがあるので，発熱時は中止する

粉砕注意!!

 本剤は徐放性製剤なので，かんだり粉砕せず服用すること

効能効果

気管支喘息，慢性気管支炎，肺気腫

用法用量

1回400mg
1日1回

重大な副作用

痙攣，意識障害，急性脳症，横紋筋融解症，消化管出血，赤芽球癆，アナフィラキシーショック，肝機能障害，黄疸，頻呼吸，高血糖症

禁忌

本剤または他のキサンチン系薬剤に対し重篤な副作用の既往歴

商品名	ネオフィリン		
一般名	アミノフィリン水和物	錠剤 原末 注	100mg　EISAI NE100 250mg

看護のポイント!!

➡ 過量投与により，悪心嘔吐，頭痛，不安，不眠，興奮，けいれん，せん妄，意識障害，昏睡，動悸，頻脈，心房細動，心室頻拍，血圧低下，低カリウム血症など中毒症状が発生することがあるため注意する

投与速度注意!!

➡ 注射薬においてショックや不整脈や過呼吸，熱感があらわれることがあるので，ゆっくり点滴静注すること

配合変化注意!!

➡ 注射薬において他剤と配合変化しやすいので注意する．ブドウ糖液や果糖を含む輸液では黄変するので，速やかに投与する

効能効果

気管支喘息，喘息性（様）気管支炎，肺性心，うっ血性心不全（注のみ）肺水腫，心臓喘息，チェーン・ストークス呼吸，閉塞性肺疾患（肺気腫，慢性気管支炎など）における呼吸困難，狭心症（発作予防），脳卒中発作急性期

用法用量

経口：成人 1回1錠，1日3〜4回，小児 1回2〜4mg/kg，1日3〜4回
静注：成人1回250mg，1日1〜2回　点滴静注
小児 1回3〜4mg/kgで30分以上かけて点滴静注，その後0.6〜0.8mg/kgで持続静注

重大な副作用

ショック，アナフィラキシーショック，痙攣，意識障害，急性脳症，

横紋筋融解症，消化管出血，赤芽球癆，肝機能障害，黄疸，頻呼吸，高血糖症

禁忌

本剤または他のキサンチン系薬剤に対し重篤な副作用の既往歴

去痰薬

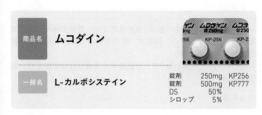

商品名	ムコダイン
一般名	L-カルボシステイン

錠剤　250mg　KP256
錠剤　500mg　KP777
DS　50%
シロップ　5%

効能効果

去痰，慢性副鼻腔炎の排膿

用法用量

成人 1回250〜500mg，小児 1回10mg/kg
1日3回

重大な副作用

Stevens-Johnson症候群，TEN，肝機能障害，黄疸，ショック，アナフィラキシー

禁忌

本剤の成分に対し過敏症の既往歴

商品名	**ムコソルバン**		
一般名	アンブロキソール 塩酸塩	錠剤 内用液 小児用DS 小児用シロップ	15mg 0.75% 1.5% 0.3%

TJN683/MUC

効能効果

〈錠・内用液〉次記疾患の去痰：急性気管支炎，気管支喘息，慢性気管支炎，気管支拡張症，肺結核，塵肺症，手術後の喀痰喀出困難
慢性副鼻腔炎の排膿
〈小児用DS・小児用シロップ〉次記疾患の去痰：急性気管支炎，気管支喘息

用法用量

〈錠剤・内用液〉成人：1回15mg，1日3回
〈小児用DS〉1日0.06g/kg（アンブロキソール塩酸塩として0.9mg/kg），1日3回，用時溶解
〈小児用シロップ〉小児：1日0.3mL/kg（アンブロキソール塩酸塩として0.9mg/kg），1日3回

重大な副作用

ショック，アナフィラキシー，Stevens-Johnson症候群，皮膚粘膜眼症候群

禁忌

本剤の成分に対し過敏症の既往歴

商品名	ムコソルバン	
一般名	アンブロキソール塩酸塩	L錠 45mg

粉砕注意!!

 徐放性のため，噛まずに服用すること

効能効果

次記疾患の去痰：急性気管支炎，気管支喘息，慢性気管支炎，気管支拡張症，肺結核，塵肺症，手術後の喀痰喀出困難

用法用量

成人：1回45mg
1日1回

重大な副作用

ショック，アナフィラキシー，Stevens-Johnson症候群，皮膚粘膜眼症候群

禁忌

本剤の成分に対し過敏症の既往歴

商品名	**ビソルボン**

一般名	**ブロムヘキシン塩酸塩**	注 4mg 吸入液 0.2%

効能効果

次記の疾患の去痰:急性気管支炎,慢性気管支炎,肺結核,塵肺症,手術後

用法用量

注射:1回4〜8mg,1日1〜2回　静注または筋注
吸入:1回2mL,生食などを1回3mL加え希釈,1日3回　吸入

重大な副作用

ショック,アナフィラキシー

禁忌

本剤の成分に対し過敏症の既往歴

消化性潰瘍治療薬

酸分泌抑制薬-H₂ブロッカー

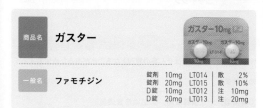

商品名	**ガスター**		
一般名	**ファモチジン**	錠剤　10mg　LT014　散　2% 錠剤　20mg　LT015　散　10% D錠　10mg　LT012　注　10mg D錠　20mg　LT013　注　20mg	

看護のポイント!!

➡ 腎機能低下患者ではせん妄の原因となることがあるため注意する

効能効果

①胃潰瘍，十二指腸潰瘍，吻合部潰瘍，上部消化管出血（消化性潰瘍，急性ストレス潰瘍，出血性胃炎による），逆流性食道炎，Zollinger-Ellison症候群，②次記疾患の胃粘膜病変（びらん，出血，発赤，浮腫）の改善：急性胃炎，慢性胃炎の急性増悪期

用法用量

内・注とも1回10〜20mg，最大1日40mg
1日1〜2回

重大な副作用

ショック，アナフィラキシー，再生不良性貧血，汎血球減少，無顆粒球症，溶血性貧血，血小板減少，TEN，Stevens-Johnson症候群，肝機能障害，黄疸，横紋筋融解症，QT延長，意識障害，痙攣，間質性腎炎，急性腎障害，間質性肺炎，不全収縮

禁忌

本剤の成分に対し過敏症の既往歴

商品名	**アシノン**	
一般名	**ニザチジン**	錠剤　75mg　ZP45 錠剤　150mg　ZP46

看護のポイント!!

➡ 腎機能低下患者ではせん妄の原因となることがあるため注意する

効能効果

①胃潰瘍, 十二指腸潰瘍, ②逆流性食道炎

用法用量

1回150mg, 最大1日300mg
1日1～2回

重大な副作用

ショック, アナフィラキシー, 再生不良性貧血, 汎血球減少症, 無顆粒球症, 血小板減少, 肝機能障害, 黄疸, 間質性腎炎, TEN, 房室ブロック

禁忌

添付文書(電子添文)記載なし

商品名	**プロテカジン**

プロテカジン錠 5

5mg プロテカジン
プロテカジン 5mg

一般名	錠剤	5mg TC21
ラフチジン	錠剤	10mg TC22
	OD錠	5mg TC23
	OD錠	10mg TC24

看護のポイント!!

➡ 腎機能低下患者ではせん妄の原因となることがあるため注意する

効能効果

①胃潰瘍，十二指腸潰瘍，吻合部潰瘍，逆流性食道炎，②次記疾患の胃粘膜病変（びらん，出血，発赤，浮腫）の改善：急性胃炎，慢性胃炎の急性増悪期，③麻酔前投薬

用法用量

①：1回10mg，1日2回
②：1回10mg，1日1回
③：1回10mg，手術前日就寝前及び手術当日麻酔導入2時間前の2回投与

重大な副作用

ショック，アナフィラキシー，再生不良性貧血，汎血球減少，無顆粒球症，血小板減少，Stevens-Johnson症候群，TEN，肝機能障害，黄疸，房室ブロック等の心ブロック，横紋筋融解症，間質性腎炎

禁忌

本剤の成分に対して過敏症の既往歴

酸分泌抑制薬-PPI

商品名	オメプラール, オメプラゾン	

一般名	オメプラゾール

(オメプラール)			(オメプラゾン)		
錠剤	10mg	OMP10	錠剤	10mg	Y OM10
錠剤	20mg	OMP20	錠剤	20mg	Y OM20

看護のポイント!!

➡ 血液像, 肝機能, 腎機能を定期的に確認する

粉砕注意!!

 粉砕して投与すると効果がなくなるため粉砕不可

効能効果

①胃潰瘍, 十二指腸潰瘍, 吻合部潰瘍, Zollinger-Ellison症候群, ②逆流性食道炎, ③非びらん性胃食道逆流症 (10mgのみ), ④次記におけるヘリコバクター・ピロリの除菌の補助:胃潰瘍または十二指腸潰瘍, 胃MALTリンパ腫, 特発性血小板減少性紫斑病, 早期胃癌に対する内視鏡的治療後胃, ヘリコバクター・ピロリ感染胃炎

用法用量

①:1回20mg, 1日1回
②:1回20mg, 1日1回, 維持療法 1日1回10〜20mg
③:1回10mg, 1日1回
④:1回20mg, 1日2回

重大な副作用

ショック, アナフィラキシー, 汎血球減少症, 無顆粒球症, 溶血性貧血, 血小板減少, 劇症肝炎, 肝機能障害, 黄疸, 肝不全, TEN, Stevens-Johnson症候群, 視力障害, 間質性腎炎, 急性腎障害, 低ナトリウム血症, 間質性肺炎, 横紋筋融解症, 錯乱状態

禁忌

本剤の成分に対して過敏症の既往歴，アタザナビル硫酸塩，リルピビリン塩酸塩投与中

商品名	**ネキシウム**	

一般名	エソメプラゾールマグネシウム水和物	カプセル 10mg カプセル 20mg 懸濁用顆粒分包 10mg 懸濁用顆粒分包 20mg

看護のポイント!!

➡ 血液像，肝機能，腎機能を定期的に確認する
　 懸濁用顆粒は服用時水に懸濁して服用する

粉砕注意!!

 カプセル内の顆粒は粉砕して投与すると効果がなくなるため粉砕不可

効能効果

①胃潰瘍，十二指腸潰瘍，吻合部潰瘍，Zollinger-Ellison症候群，②逆流性食道炎，③非びらん性胃食道逆流症，④非ステロイド性抗炎症薬投与時における胃潰瘍または十二指腸潰瘍の再発抑制，⑤低用量アスピリン投与時における胃潰瘍または十二指腸潰瘍の再発抑制，⑥次記におけるヘリコバクター・ピロリの除菌の補助：胃潰瘍，十二指腸潰瘍，胃MALTリンパ腫，特発性血小板減少性紫斑病，早期胃癌に対する内視鏡的治療後胃，ヘリコバクター・ピロリ感染胃炎

用法用量

①：成人 1回20mg，1日1回，②：成人 1回10〜20mg，1日1回
小児 1歳以上で20kg未満 1回10mg，20kg以上 1回10〜20mg 1日1回
③：成人または1歳以上の小児 1回10mg，1日1回
④，⑤：1回20mg，1日1回

⑥：1回20mg，1日2回

重大な副作用

ショック，アナフィラキシー，汎血球減少症，無顆粒球症，溶血性貧血，血小板減少，劇症肝炎，肝機能障害，黄疸，肝不全，TEN，Stevens-Johnson症候群，間質性肺炎，間質性腎炎，急性腎障害，横紋筋融解症，低ナトリウム血症，錯乱状態，視力障害

禁忌

本剤の成分に対して過敏症の既往歴，アタザナビル硫酸塩，リルピビリン塩酸塩を投与中

商品名	タケプロン		
一般名	ランソプラゾール	OD錠 15mg	212
		OD錠 30mg	213
		カプセル 15mg	281
		カプセル 30mg	283

看護のポイント!!

➡ 血液像，肝機能，腎機能を定期的に確認する

粉砕注意!!

 OD錠に含まれる顆粒およびカプセル内の顆粒は粉砕して投与すると効果がなくなるため粉砕不可

効能効果

①胃潰瘍，十二指腸潰瘍，吻合部潰瘍，Zollinger-Ellison症候群，②逆流性食道炎，③次記におけるヘリコバクター・ピロリの除菌の補助：胃潰瘍または十二指腸潰瘍，胃MALTリンパ腫，特発性血小板減少性紫斑病，早期胃癌に対する内視鏡的治療後胃，ヘリコバクター・ピロリ感染胃炎，④非びらん性胃食道逆流症（OD錠15mgとカプセル15mgのみ），⑤低用量アスピリン投与時における胃潰瘍または十二指腸潰瘍の再発抑制（OD錠15mgとカプセル15mgのみ），⑥非ステロイド性抗炎症薬投与時における胃潰瘍または十二

指腸潰瘍の再発抑制の場合（OD錠15mgとカプセル15mgのみ）

用法用量

①：1回30mg，1日1回
②：1回15〜30mg，1日1回
③：1回30mg，1日2回
④，⑤，⑥：1回15mg，1日1回

重大な副作用

〈効能共通〉アナフィラキシー（全身発疹，顔面浮腫，呼吸困難等），ショック，汎血球減少，無顆粒球症，溶血性貧血，顆粒球減少，血小板減少，貧血，肝機能障害，TEN，Stevens-Johnson症候群，間質性肺炎，間質性腎炎，視力障害
〈ヘリコバクター・ピロリの除菌の補助〉ヘリコバクター・ピロリの除菌に用いるアモキシシリン水和物，クラリスロマイシンで偽膜性大腸炎等の血便を伴う重篤な大腸炎

禁忌

本剤の成分に対する過敏症の既往歴，アタザナビル硫酸塩・リルピビリン塩酸塩投与中

Memo

商品名	タケプロン

| 一般名 | ランソプラゾール | 注 30mg |

看護のポイント!!

➡ 経口可能となったら，経口のPPIへ切り替える．長期にわたり漫然と使用しないこと

配合変化注意!!

➡ 配合変化が多いため生食，ブドウ糖以外の配合は避ける

効能効果

経口投与不可能な次記の疾患：出血を伴う胃潰瘍，十二指腸潰瘍，急性ストレス潰瘍及び急性胃粘膜病変

用法用量

1回30mg，1日2回

重大な副作用

〈効能共通〉アナフィラキシー（全身発疹，顔面浮腫，呼吸困難等），ショック，汎血球減少，無顆粒球症，溶血性貧血，顆粒球減少，血小板減少，貧血，肝機能障害，TEN，Stevens-Johnson症候群，間質性肺炎，間質性腎炎，視力障害

禁忌

本剤の成分に対する過敏症の既往歴，アタザナビル硫酸塩・リルピビリン塩酸塩投与中

商品名	**パリエット**

一般名	ラベプラゾールナトリウム	錠剤 5mg
		錠剤 10mg
		錠剤 20mg

看護のポイント!!

→ 血液像，肝機能，腎機能を定期的に確認する

粉砕注意!!

 粉砕して投与すると効果がなくなるため粉砕不可

効能効果

①胃潰瘍，十二指腸潰瘍，吻合部潰瘍，Zollinger-Ellison症候群，②逆流性食道炎，③非びらん性胃食道逆流症，④低用量アスピリン投与時における胃潰瘍または十二指腸潰瘍の再発抑制，⑤次記におけるヘリコバクター・ピロリの除菌の補助：胃潰瘍，十二指腸潰瘍，胃MALTリンパ腫，特発性血小板減少性紫斑病，早期胃癌に対する内視鏡的治療後胃，ヘリコバクター・ピロリ感染胃炎

用法用量

①：1回10～20mg，1日1回，②：1回10～20mg，1日1～2回，③：1回10mg，1日1回，④：1回5～10mg，1日1回，⑤：1回20mg，1日2回

重大な副作用

ショック，アナフィラキシー，汎血球減少，無顆粒球症，血小板減少，溶血性貧血，劇症肝炎，肝機能障害，黄疸，間質性肺炎，皮膚障害，急性腎障害，間質性腎炎，低ナトリウム血症，横紋筋融解症，視力障害，錯乱状態

禁忌

本剤の成分に対し過敏症の既往歴，アタザナビル硫酸塩，リルピビリン塩酸塩投与中

商品名	**タケキャブ**

一般名	ボノプラザンフマル酸塩

錠剤　10mg
錠剤　20mg

看護のポイント!!

⇒〈効能共通〉長期投与の場合は定期的に内視鏡検査など観察を十分に行う

効能効果

①胃潰瘍，十二指腸潰瘍，②逆流性食道炎，③低用量アスピリン投与時における胃潰瘍または十二指腸潰瘍の再発抑制，④非ステロイド性抗炎症薬投与時における胃潰瘍または十二指腸潰瘍の再発抑制，⑤次記におけるヘリコバクター・ピロリの除菌の補助：胃潰瘍，十二指腸潰瘍，胃MALTリンパ腫，特発性血小板減少性紫斑病，早期胃癌に対する内視鏡的治療後胃，ヘリコバクター・ピロリ感染胃炎

用法用量

①1回20mg，1日1回
②初期治療（1回20mg，1日1回），維持療法（1回10mg，1日1回，効果不十分の場合：1回20mg，1日1回）
③1回10mg，1日1回
④1回10mg，1日1回
⑤ボノプラザンとして1回20mg，アモキシシリン水和物として1回750mg及びクラリスロマイシンとして1回200mgもしくは400mgの3剤を同時に1日2回，7日間投与
上記投与で除菌治療不成功の場合：ボノプラザンとして1回20mg，アモキシシリン水和物として1回750mg及びメトロニダゾールとして1回250mgの3剤同時に1日2回，7日間投与

重大な副作用

〈効能共通〉ショック，アナフィラキシー，汎血球減少，無顆粒球症，白血球減少，血小板減少，肝機能障害，TEN，Stevens-Johnson症候群，多形紅斑．〈ヘリコバクター・ピロリの除菌の補助〉偽膜性大腸炎等の血便を伴う重篤な大腸炎

禁忌

本剤の成分に対し過敏症の既往歴，アタザナビル硫酸塩・リルビビリン塩酸塩を投与中

酸中和薬

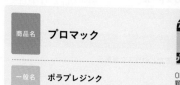

商品名	プロマック
一般名	ポラプレジンク

OD錠　75mg　ZP32
顆粒　15%

看護のポイント!!

➡ 亜鉛を含有している

効能効果

胃潰瘍

用法用量

1回75mg
1日2回

重大な副作用

肝機能障害，黄疸，銅欠乏症

禁忌

添付文書（電子添文）記載なし

プロスタグランジンE₁製剤

商品名	**サイトテック**			
一般名	ミソプロストール	錠剤 錠剤	$100\mu g$ $200\mu g$	SEARLE110 SEARLE111

看護のポイント!!

➡ 妊婦には禁忌．流産などのリスクがある

効能効果

非ステロイド性消炎鎮痛剤の長期投与時にみられる胃潰瘍及び十二指腸潰瘍

用法用量

1回200μg
1日4回

重大な副作用

ショック，アナフィラキシー

禁忌

妊婦または妊娠している可能性，プロスタグランジン製剤に対する過敏症

健胃・消化薬

胃腸機能調整薬

商品名	**プリンペラン**
一般名	メトクロプラミド

錠剤　　5mg　f634
細粒　　2%
シロップ　0.1%
注　　10mg

看護のポイント!!

⇒ 長期投与で錐体外路症状，遅発性ジスキネジアが起こることがある．眠気，めまいふらつきのため転倒転落などに注意

効能効果

①次の場合における消化器機能異常（悪心・嘔吐・食欲不振・腹部膨満感）：胃炎，胃・十二指腸潰瘍，胆嚢・胆道疾患，腎炎，尿毒症，乳幼児嘔吐，薬剤（制癌剤・抗生物質・抗結核剤・麻酔剤）投与時，胃内・気管内挿管時，放射線照射時，開腹術後，②X線検査時のバリウムの通過促進

用法用量

内服：成人　塩酸メトクロプラミドとして1日10〜30mg，1日2〜3回　食前，適宜増減
小児（シロップ）塩酸メトクロプラミドとして1日0.5〜0.7mg/kg，1日3回に分割　食前，適宜増減
注射：塩酸メトクロプラミドとして1回10mg，1日1〜2回　静注または筋注，適宜増減

重大な副作用

ショック，アナフィラキシー，悪性症候群，意識障害，痙攣，長期投与により遅発性ジスキネジア

禁忌

本剤の成分に対し過敏症の既往歴，褐色細胞腫の疑い，消化管に出血，穿孔または器質的閉塞

商品名	**ナウゼリン**		
一般名	ドンペリドン	錠剤	5mg KH305
		錠剤	10mg KH300
		OD錠	5mg KH312
		OD錠	10mg KH313
		ドライシロップ	1%

(写真提供：協和キリン)

看護のポイント!!

→ 長期投与で錐体外路症状, 遅発性ジスキネジアが起こることがある. 眠気, めまいふらつきのため転倒転落などに注意

効能効果

次の疾患及び薬剤投与時の消化器症状（悪心, 嘔吐, 食欲不振, 腹部膨満, 上腹部不快感, 腹痛, 胸やけ, あい気）：①成人：慢性胃炎, 胃下垂症, 胃切除後症候群, 抗悪性腫瘍剤またはレボドパ製剤投与時, ②小児：周期性嘔吐症, 上気道感染症, 抗悪性腫瘍剤投与時

用法用量

成人：1回5〜10mg, 1日3回　食前
小児：1日1〜2mg/kg, 1日3回に分割して食前, 1日最大30mgまで

重大な副作用

ショック, アナフィラキシー, 錐体外路症状, 意識障害, 痙攣, 肝機能障害, 黄疸

禁忌

本剤の成分に対し過敏症の既往歴, 妊婦または妊娠している可能性, 消化管出血, 機械的イレウス, 消化管穿孔, プロラクチン分泌性下垂体腫瘍（プロラクチノーマ）

商品名	ナウゼリン	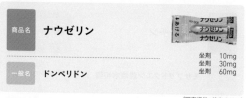
一般名	ドンペリドン	

坐剤 10mg
坐剤 30mg
坐剤 60mg

（写真提供：協和キリン）

看護のポイント!!

⇒ 長期投与で錐体外路症状，遅発性ジスキネジアが起こることがある．眠気，めまいふらつきのため転倒転落などに注意

効能効果

成人：胃・十二指腸手術後，抗悪性腫瘍剤投与時の消化器症状
小児：周期性嘔吐症，乳幼児下痢症，上気道感染症，抗悪性腫瘍剤投与時の消化器症状

用法用量

成人：1回60mg，1日2回　挿門
小児：3歳未満 1回10mg，1日2〜3回　挿門
3歳以上 1回30mg，1日2〜3回　挿門

重大な副作用

ショック，アナフィラキシー，錐体外路症状，意識障害，痙攣

禁忌

本剤の成分に対し過敏症の既往歴，妊婦または妊娠している可能性，消化管出血，機械的イレウス，消化管穿孔，プロラクチン分泌性下垂体腫瘍（プロラクチノーマ）

商品名	**ガスモチン**	

一般名	モサプリドクエン酸塩水和物

錠剤	2.5mg	P218
錠剤	5mg	P217
散	1%	

看護のポイント!!

→ 劇症肝炎や重篤な肝機能障害, 黄疸があらわれることがあるので
　長期間投与している患者は注意

効能効果

①慢性胃炎に伴う消化器症状（胸やけ，悪心・嘔吐），②経口腸
洗浄剤によるバリウム注腸X線造影検査前処置の補助

用法用量

①：1回5mg，1日3回
②：1回20mg，腸管洗浄開始前，開始後1回ずつ

重大な副作用

劇症肝炎，肝機能障害，黄疸

禁忌

添付文書（電子添文）記載なし

膵消化酵素補充薬

商品名	**リパクレオン**	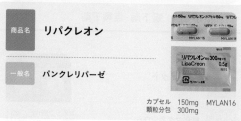
一般名	パンクレリパーゼ	

カプセル 150mg　MYLAN16
顆粒分包 300mg

（写真提供：ヴィアトリス）

看護のポイント!!

➡ 食直後に服用する

粉砕注意!!

 顆粒を噛んだりつぶしたりして服用しないこと

効能効果

膵外分泌機能不全における膵消化酵素の補充

用法用量

1回600mg
1日3回　食直後

重大な副作用

添付文書（電子添文）記載なし

禁忌

本剤の成分に対し過敏症，ブタ蛋白質に対し過敏症の既往歴

下剤

緩下剤-塩類下剤

商品名	**マグミット**	

一般名	酸化マグネシウム

錠剤	200mg	KCl	1
錠剤	250mg	KCl	12
錠剤	330mg	KCl	11
錠剤	500mg	KCl	5
細粒	83%		

看護のポイント!!

➡ 長期連用, 高齢, 腎機能低下患者で高マグネシウム血症がみられることがあるので, 嘔吐, 徐脈, 筋力低下, 傾眠等が現れたら注意すること. 酸分泌抑制薬 (PPIやH₂ブロッカー) 服用で効果が減弱する. 一部の薬剤の吸収を阻害することがあるため確認する. 下痢になったら休薬する

効能効果

①次記疾患における制酸作用と症状の改善:胃・十二指腸潰瘍, 胃炎 (急・慢性胃炎, 薬剤性胃炎を含む), 上部消化管機能異常 (神経性食思不振, いわゆる胃下垂症, 胃酸過多症を含む), ②便秘症, ③尿路シュウ酸カルシウム結石の発生予防

用法用量

1日2g, 3回に分けるか, または就寝前に1回

重大な副作用

高マグネシウム血症

禁忌

添付文書 (電子添文) 記載なし

緩下剤-大腸刺激性下剤

商品名	**ラキソベロン**		
一般名	ピコスルファート ナトリウム水和物	内用液 0.75% 錠剤 2.5mg	

看護のポイント!!

➡ 刺激性下剤であり腹痛が現れることがある. 効果は約10時間前後
 で発現する. 服用する際は多めの水で服用する

効能効果

〈内用液・錠剤〉①各種便秘症, ②術後排便補助, ③造影剤(硫酸
バリウム)投与後の排便促進
〈内用液のみ〉④手術前における腸管内容物の排除, ⑤大腸検査(X
線・内視鏡)前処置における腸管内容物の排除

用法用量

〈内用液〉①成人:1日1回10〜15滴(0.67〜1.0mL), 小児:1日
1回(滴数の基準は年齢により異なる), ②成人:1日1回10〜15滴
(0.67〜1.0mL), ③成人:6〜15滴(0.40〜1.0mL), ④成人:14
滴(0.93mL), ⑤成人:20mL(検査予定時間の10〜15時間前に
投与)
〈錠剤〉①成人:1日1回2〜3錠, 7〜15才の小児:1日1回2錠,
②③成人:1日1回2〜3錠

重大な副作用

添付文書(電子添文)記載なし

禁忌

急性腹症が疑われる患者, 本剤の成分に対して過敏症の既往歴

刺激性下剤-大腸刺激性下剤

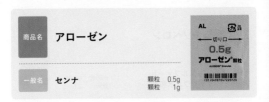

商品名	アローゼン
一般名	センナ

顆粒 0.5g
顆粒 1g

AL
切り口
0.5g
アローゼン®顆粒
ALOSENN® Granules

看護のポイント!!

→ 刺激性下剤であり腹痛が現れることがある．また連用で効果が落ちる．効果は約10時間前後で発現する．服用する際は多めの水で服用する

効能効果

①便秘（痙攣性便秘は除く），②駆虫剤投与後の下剤

用法用量

1回0.5〜1g
1日1〜2回

重大な副作用

添付文書（電子添文）記載なし

禁忌

本剤またはセンノシド製剤に過敏症の既往歴，急性腹症が疑われる患者，痙攣性便秘，重症硬結便，電解質失調（特に低カリウム血症）には大量投与を避ける

商品名	プルゼニド	

一般名	センノシド

錠剤 12mg

看護のポイント!!

➡ 刺激性下剤であり腹痛が現れることがある．また連用で効果が落ちる．効果は約10時間前後で発現する．服用する際は多めの水で服用する

効能効果

便秘症

用法用量

1回12〜48mg
1日1回，就寝前

重大な副作用

添付文書（電子添文）記載なし

禁忌

本剤の成分またはセンノシド製剤に過敏症の既往歴，急性腹症の疑い，痙攣性便秘，重症の硬結便，電解質失調（特に低カリウム血症）患者への大量投与

浸透圧性下剤-糖類下剤

商品名	ラグノス NF	

経口ゼリー分包　12g

一般名	ラクツロース

看護のポイント!!

→ ラクツロース製剤で，便秘に適応があるのは本剤のみである
　継続的な症状の改善が得られた場合，または副作用が認められた
　場合には症状に応じて減量，休薬または中止を考慮する

効能効果

①慢性便秘症（器質的疾患による便秘を除く），②高アンモニア血症に伴う精神神経障害，手指振戦，脳波異常，③産婦人科術後の排ガス・排便の促進

用法用量

①1回24g，1日2回，1日72gまで
②1回12〜24g，1日3回
③1回12〜36g，1日2回

重大な副作用

添付文書（電子添文）記載なし

禁忌

ガラクトース血症の患者

上皮機能変容薬−クロライドチャネルアクチベーター

商品名	**アミティーザ**

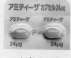

一般名	ルビプロストン

カプセル　12μg
カプセル　24μg

（写真提供：ヴィアトリス）

看護のポイント!!

➡ 頓用で用いず定期的に服用すること
継続的な症状の改善が得られた場合，または副作用が認められた場合には，症状に応じて減量，休薬または中止を考慮する

効能効果

慢性便秘症

用法用量

1回12〜24μg
1日2回

重大な副作用

添付文書（電子添文）記載なし

禁忌

腫瘍，ヘルニア等による腸閉塞が確認されているまたは疑われる，本剤の成分に対し過敏症，妊婦または妊娠している可能性

その他-末梢性μオピオイド受容体拮抗薬

商品名	**スインプロイク**

錠剤 0.2mg 222

一般名	ナルデメジントシル酸塩

看護のポイント!!

➡ オピオイドが原因の便秘のみ使用する．通常1日1回の服用で効果があり，服用時間は問わない．また頓用では基本的に効果が認められない

効能効果

オピオイド誘発性便秘症

用法用量

1回0.2mg
1日1回

重大な副作用

重度の下痢

禁忌

本剤の成分に対し過敏症，消化管閉塞もしくはその疑いおよび既往歴

その他-グアニル酸シクラーゼC受容体アゴニスト

商品名	リンゼス	
一般名	リナクロチド	錠剤　0.25mg　725

看護のポイント!!

→ 頓用で用いず定期的に服用すること，食前に服用すること，継続的な症状の改善が得られた場合，または副作用が認められた場合には，症状に応じて減量，休薬または中止を考慮する

効能効果

便秘型過敏性腸症候群，慢性便秘症（器質的疾患による便秘を除く）

用法用量

1回0.25〜0.5mg
1日1回　食前

重大な副作用

重度の下痢

禁忌

機械的消化管閉塞またはその疑い，本剤の成分に対し過敏症の既往歴

その他–胆汁酸トランスポーター阻害剤

商品名	**グーフィス**	
一般名	**エロビキシバット水和物**	錠剤　5mg

看護のポイント!!

➡ 頓用で用いず定期的に服用すること，食前に服用すること，継続的な症状の改善が得られた場合，または副作用が認められた場合には，症状に応じて減量，休薬または中止を考慮する

効能効果

慢性便秘症

用法用量

1回5〜15mg
1日1回　食前

重大な副作用

添付文書（電子添文）記載なし

禁忌

本剤の成分に対し過敏症の既往歴，腫瘍，ヘルニア等による腸閉塞

商品名	モビコール
一般名	マクロゴール4000・塩化ナトリウム・炭酸水素ナトリウム・塩化カリウム

配合内用剤LD
配合内用剤HD

看護のポイント!!

→ 水に溶解して服用すること
本剤投与中は腹痛や下痢があらわれるおそれがあるので，症状に応じて減量，休薬または中止を考慮する

効能効果

慢性便秘症

用法用量

初回は1日1回，以降，適宜増減（1日1〜3回）
〈LD〉
2歳以上7歳未満 1回1包，1日1〜3回，1日最大4包
7歳以上12歳未満 1回2包，1日1〜3回，1日最大4包
12歳以上または成人 1回2包，1日1〜3回，1日最大6包
〈HD〉
2歳以上7歳未満 1回1包，1日1〜3回，1日最大2包
7歳以上12歳未満 1回1包，1日1〜3回，1日最大2包
12歳以上または成人 1回1包，1日1〜3回，1日最大3包

重大な副作用

ショック，アナフィラキシー

禁忌

本剤の成分に対し過敏症の既往歴，腸閉塞，腸管穿孔，重症の炎症性腸疾患（潰瘍性大腸炎，クローン病，中毒性巨大結腸症等）が確認されているまたはその疑い

商品名	新レシカルボン	

坐剤

一般名	炭酸水素ナトリウム・無水 リン酸二水素ナトリウム

看護のポイント!!

➡ 通常使用後15〜30分で排便がみられる。使用後、30分経っても効果がない場合はもう1個使用できる

効能効果

便秘症

用法用量

1回1〜2個
1日1〜2回 挿門

重大な副作用

ショック

禁忌

本剤の成分に対し過敏症の既往歴

その他-大腸刺激性下剤

商品名	テレミンソフト	

坐剤　10mg
坐剤　2mg

一般名	ビサコジル

看護のポイント!!

➡ 刺激性下剤であり連用で効果が落ちる．効果は1時間程度で発現する

効能効果

①便秘症，②消化管検査時または手術前後における腸管内容物の排除

用法用量

成人：1回10mg，乳幼児：2mg
1日1〜2回　挿門

重大な副作用

添付文書（電子添文）記載なし

禁忌

急性腹症が疑われる患者，痙攣性便秘，重症の硬結便，肛門裂創，潰瘍性痔核

腸管運動促進薬

プロスタグランジン

商品名	**プロスタルモン・F**	

一般名	ジノプロスト	注 1000μg/1mL 注 2000μg/2mL

看護のポイント!!

➡ 妊娠末期における陣痛誘発，陣痛促進，分娩促進の場合，過強陣痛や強直性子宮収縮により，胎児機能不全，子宮破裂，頸管裂傷，羊水塞栓等などの重篤な症状に注意する
　腸管蠕動運動促進目的の際は妊婦に禁忌である

効能効果

〈静脈内注射〉
①妊娠末期における陣痛誘発・陣痛促進・分娩促進，②胃腸管の手術における術後腸管麻痺の回復遅延の場合，麻痺性イレウスにおいて他の保存的治療で効果が認められない場合における腸管蠕動亢進
〈卵膜外投与〉
治療的流産

用法用量

①：〈点滴静注〉0.1μg/kg/分の割合で点滴静注，〈持続静注〉0.1μg/kg/分（0.05～0.15μg/kg/分）の割合で静注
②：1回1000～2000μg　1～2時間程度で点滴静注　1日2回
※添付文書（電子添文）より抜粋
③：添付文書（電子添文）参照のこと

重大な副作用

心室細動，心停止，ショック，呼吸困難，過強陣痛，胎児機能不全徴候，羊水の混濁

禁忌 🚹 ―②の適応のみ

［妊娠末期における陣痛誘発，陣痛促進，分娩促進の目的で使用］骨盤狭窄，児頭骨盤不均衡，骨盤位または横位等の胎位異常，前置胎盤，常位胎盤早期剥離（胎児生存時），重度胎児機能不全，過強陣痛，帝王切開または子宮切開等の既往歴，気管支喘息またはその既往歴，オキシトシン・ジノプロストン（PGE₂）投与中，プラステロン硫酸（レボスパ）を投与中または投与後十分な時間が経過していない，吸湿性頸管拡張材（ラミナリア等）を挿入中の患者またはメトロイリンテル挿入後1時間以上経過していない，ジノプロストン（PGE₂）の投与終了後1時間以上経過していない，本剤の成分に対し過敏症の既往歴，［腸管蠕動亢進の目的で使用］本剤の成分に対し過敏症，気管支喘息またはその既往歴，妊婦または妊娠している可能性，［治療的流産の目的で使用］前置胎盤，子宮外妊娠等で，操作により出血の危険性，骨盤内感染による発熱，気管支喘息またはその既往歴，本剤の成分に対し過敏症の既往歴

Memo

止痢・整腸薬

止瀉薬

商品名	**ロペミン**
一般名	ロペラミド塩酸塩

カプセル 1mg JP302
細粒 0.1%
小児用細粒 0.05%

看護のポイント!!

⇒ 便秘，眠気，めまいに注意する

効能効果

下痢症

用法用量

成人 1回1〜2mg，1日1〜2回
小児 1日0.02〜0.04mg/kg，1日2〜3回に分割

重大な副作用

イレウス，巨大結腸，ショック，アナフィラキシー，TEN，Stevens-Johnson症候群

禁忌

出血性大腸炎，抗生物質の投与に伴う偽膜性大腸炎，低出生体重児，新生児及び6カ月未満の乳児，本剤の成分に対し過敏症の既往歴

商品名	フェロベリン	
一般名	ベルベリン塩化物水和物・ゲンノショウコエキス	配合錠　JGN67

効能効果

下痢症

用法用量

1回2錠
1日3回

重大な副作用

添付文書（電子添文）記載なし

禁忌

出血性大腸炎

IBS治療薬

商品名	イリボー		
一般名	ラモセトロン塩酸塩	錠剤 2.5μg 錠剤 5μg OD錠 2.5μg 127 OD錠 5μg 157	

看護のポイント!!

⇒ 男女で最高用量が異なるため注意

効能効果

下痢型過敏性腸症候群

用法用量

男性：1回5〜10μg，女性：2.5〜5μg
1日1回

重大な副作用

ショック，アナフィラキシー，虚血性大腸炎，重篤な便秘

禁忌

本剤の成分に対し過敏症の既往歴

商品名	コロネル， ポリフル

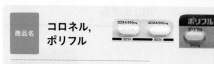

一般名	ポリカルボフィルカルシウム

（コロネル）		（ポリフル）	
錠剤　500mg	254	錠剤　500mg	HC237
細粒　83.3%		細粒　83.3%	

（ポリフル写真提供：ヴィアトリス）

看護のポイント!!

➡ 十分量の水で服用すること

効能効果

過敏性腸症候群における便通異常（下痢，便秘）及び消化器症状

用法用量

1日量1.5〜3.0gを1日3回に分割

重大な副作用

添付文書（電子添文）記載なし

禁忌

急性腹部疾患（虫垂炎，腸出血，潰瘍性結腸炎等），術後イレウス等の胃腸閉塞を引き起こす恐れ，高カルシウム血症，腎結石，腎不全（軽度及び透析中を除く），本剤の成分に対し過敏症の既往歴

IBD治療薬

商品名	**サラゾピリン**	
		錠剤　500mg　KPh101
一般名	サラゾスルファピリジン	

看護のポイント!!

⇒ 血液像，肝機能，腎機能を開始時から3か月は2週間に1回，次の
3か月は1か月に1回，その後も3か月に1回は必ず検査を行う

効能効果

潰瘍性大腸炎，限局性腸炎，非特異性大腸炎

用法用量

1日2～4g，1日4～6回に分服
初回～3週間は8gまで服用可能

重大な副作用

再生不良性貧血，汎血球減少症，無顆粒球症，血小板減少，貧
血〈溶血性貧血，巨赤芽球性貧血（葉酸欠乏）等〉，DIC，TEN，
Stevens-Johnson症候群，紅皮症型薬疹，過敏症症候群，伝染
性単核球症様症状，間質性肺炎，薬剤性肺炎，PIE症候群，線維
性肺胞炎，急性腎障害，ネフローゼ症候群，間質性腎炎，消化性
潰瘍（出血・穿孔を伴うことがある），S状結腸穿孔，脳症，無菌性
髄膜炎（脳），心膜炎，胸膜炎，SLE様症状，劇症肝炎，肝炎，
肝機能障害，黄疸，ショック，アナフィラキシー

禁忌

サルファ剤またはサリチル酸製剤に対し過敏症の既往歴，新生児，
低出生体重児

| | | |

商品名	**ペンタサ**	
一般名	メサラジン	錠剤　250mg　KP007 錠剤　500mg　KP011 顆粒　　94%

看護のポイント!!

→ 過敏症状（発熱，腹痛，下痢，好酸球増多），潰瘍性大腸炎・クローン病の悪化に注意．糞便中に錠剤の残骸がみられることがあるが，効果に影響はない

粉砕注意!!

 徐放のため粉砕しないこと

効能効果

①潰瘍性大腸炎（重症を除く），②クローン病

用法用量

①：成人　1回500〜750mg，1日3回，活動期は1回2000mg，1日2回まで増量
小児　1日30〜60mg，1日3回に分割，ただし1日最大2250mgまで
②：1回500〜1000mg，1日3回

重大な副作用

間質性肺疾患，心筋炎，心膜炎，胸膜炎，間質性腎炎，ネフローゼ症候群，腎機能低下，急性腎障害，再生不良性貧血，汎血球減少，無顆粒球症，血小板減少症，肝炎，肝機能障害，黄疸，膵炎，TEN，Stevens-Johnson症候群，薬剤性過敏症症候群

禁忌

重篤な腎障害，重篤な肝障害，本剤の成分に対し過敏症，サリチル酸エステル類またはサリチル酸塩類に対する過敏症の既往歴

肝疾患治療薬

肝庇護薬

商品名 強力ネオミノファーゲンシー

一般名 グリチルリチン酸・グリシン・システイン配合剤	注	5mL
	注	20mL
	シリンジ	20mL
	シリンジ	40mL

看護のポイント!!

→ 偽アルドステロン症（高度の低カリウム血症，低カリウム血症の発現頻度の上昇，血圧上昇，ナトリウム・体液の貯留，浮腫，体重増加等）に注意

効能効果

①湿疹・皮膚炎，蕁麻疹，皮膚そう痒症，薬疹・中毒疹，口内炎，小児ストロフルス，フリクテン，②慢性肝疾患における肝機能異常の改善

用法用量

①：1日1回5〜20mL，②：1日1回40〜100mL

重大な副作用

ショック，アナフィラキシーショック，アナフィラキシー，偽アルドステロン症

禁忌

本剤の成分に対し過敏症の既往歴，アルドステロン症，ミオパシー，低カリウム血症

商品名	ウルソ

一般名	ウルソデオキシコール酸

錠剤	50mg	234
錠剤	100mg	235
顆粒	5%	

効能効果

①利胆：胆道（胆管・胆嚢）系疾患及び胆汁うっ滞を伴う肝疾患，慢性肝疾患における肝機能の改善
②消化不良：小腸切除後遺症，炎症性小腸疾患
③外殻石灰化を認めないコレステロール系胆石の溶解
〈以下，錠剤のみ〉
④原発性胆汁性肝硬変における肝機能の改善
⑤C型慢性肝疾患における肝機能の改善

用法用量

①，②1回50mg，1日3回
③：1日600mg，1日3回に分割
〈以下，錠剤のみ〉
④，⑤：1日600mg，1日3回に分割，1日最大投与量900mg

重大な副作用

間質性肺炎

禁忌

完全胆道閉塞，劇症肝炎

高アンモニア血症治療薬

	リフキシマ

錠剤　200mg

一般名	リファキシミン

看護のポイント!!

➡ 尿が橙赤色となることがある

効能効果

肝性脳症における高アンモニア血症の改善

用法用量

1回400mg
1日3回

重大な副作用

偽膜性大腸炎 (クロストリジウム・ディフィシル関連下痢症)

禁忌

本剤の成分に対し過敏症の既往歴

分岐鎖アミノ酸製剤

商品名	リーバクト

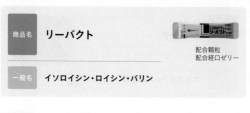

配合顆粒
配合経口ゼリー

一般名	イソロイシン・ロイシン・バリン

効能効果

食事摂取量が十分にもかかわらず低アルブミン血症を呈する非代償性肝硬変患者の低アルブミン血症の改善

用法用量

1回1包（個）
1日3回

重大な副作用

添付文書記載なし

禁忌

先天性分岐鎖アミノ酸代謝異常

腎・肝障害瘙痒症治療薬

商品名	**レミッチ**

一般名	**ナルフラフィン塩酸塩**

カプセル 2.5μg
OD錠 2.5μg TR12

看護のポイント!!

➡ 眠気のため，ふらつき，転倒転落，自動車運転等危険操作には従事しない

効能効果

透析患者，慢性肝疾患患者における瘙痒症

用法用量

1回2.5〜5μg
1日1回

重大な副作用

肝機能障害，黄疸

禁忌

本剤の成分に対し過敏症の既往歴

その他の消化器用薬

蛋白分解酵素阻害薬

商品名	注用エフオーワイ	
一般名	ガベキサートメシル酸塩	注 100mg 注 500mg

看護のポイント!!

➡ 点滴速度が速いと血圧低下することがあるので，注意

配合変化注意!!

➡ 他剤とは混合せず5%ブドウ糖またはリンゲル液に溶解すること

血管外漏出注意!!

 血管外漏出で壊死することがあるため，特に高濃度ではできる限り中心静脈から投与する

効能効果

①蛋白分解酵素（トリプシン，カリクレイン，プラスミン等）逸脱を伴う次記疾患：急性膵炎，慢性再発性膵炎の急性増悪期，術後の急性膵炎，②汎発性血管内血液凝固症

用法用量

①：1回100mg，1日量（初期投与）100〜300mg，症状に応じて同日中に追加投与可
②：20〜39mg/kg　24時間かけて持続投与
※添付文書（電子添文）より抜粋

重大な副作用

ショック，アナフィラキシーショック，アナフィラキシー，注射部位の皮膚潰瘍・壊死，無顆粒球症，白血球減少，血小板減少，高カリウム血症

本剤の成分に対し過敏症の既往歴

商品名	**フサン**	
一般名	ナファモスタット メシル酸塩	注　10mg 注　50mg

看護のポイント!!

➡ ショック，アナフィラキシーのため投与中の患者の状態をよく観察すること

配合変化注意!!

➡ 他剤とは混合せず5%ブドウ糖または注射用水に溶解すること

血管外漏出注意!!

 血管外漏出で壊死することがあるため，特に高濃度ではできる限り中心静脈から投与する

効能効果

①（10mgのみ）膵炎の急性症状の改善，②汎発性血管内血液凝固症，③血液体外循環時の灌流血液の凝固防止

用法用量

①:10mg，1日1～2回　点滴静注，適宜増減，②:0.06～0.20mg/kg/時，24時間かけて持続投与，③20～50mg/時，持続投与，適宜増減

重大な副作用

ショック，アナフィラキシー，高カリウム血症，低ナトリウム血症，血小板減少，白血球減少，肝機能障害，黄疸

禁忌

本剤の成分に対し過敏症の既往歴

がん化学療法制吐薬－5HT₃受容体拮抗薬

商品名	**カイトリル**	

一般名	グラニセトロン塩酸塩	注 注 点滴静注バッグ 点滴静注バッグ	1mg 3mg 3mg/50mL 3mg/100mL

看護のポイント!!

➡ 即時性の悪心・嘔吐には効果があるが遅発性の悪心・嘔吐には効果が弱い，術後の悪心・嘔吐に使える

効能効果

①抗悪性腫瘍剤・放射線照射による悪心，嘔吐，②術後の悪心，嘔吐

用法用量

①：40μg/kg，1日2回まで
②：1回1mg（1日最大3mgまで），1日3回まで

重大な副作用

ショック，アナフィラキシー

禁忌

本剤の成分に対し過敏症の既往歴

商品名	**カイトリル**	
一般名	グラニセトロン塩酸塩	錠剤　1mg　K1 錠剤　2mg　K2 細粒　0.4%

看護のポイント!!

→ 即時性の悪心・嘔吐には効果があるが遅発性の悪心・嘔吐には効果が弱い

効能効果

抗悪性腫瘍剤・放射線照射による悪心，嘔吐

用法用量

1回2mg
1日1回

重大な副作用

ショック，アナフィラキシー

禁忌

本剤の成分に対し過敏症の既往歴

商品名	**オンダンセトロン**

一般名	**オンダンセトロン塩酸塩水和物**	注　2mg 注　4mg 注　4mgシリンジ

※メーカーにより販売している規格が異なる

看護のポイント!!

➡ 即時性の悪心・嘔吐には効果があるが遅発性の悪心・嘔吐には効果が弱い．術後の悪心・嘔吐に使える

効能効果

①抗悪性腫瘍剤・放射線照射による悪心，嘔吐，②術後の悪心，嘔吐
②は4mgシリンジ製剤のみ

用法用量

①：成人 1回4mg，1日2回まで
小児 1回2.5mg/m²，1日2回まで
②：成人 1回4mg
小児 1回0.05〜0.1mg/kg（最大4mg）

重大な副作用

ショック，アナフィラキシー，てんかん様発作

禁忌

本剤の成分に対して過敏症の既往歴

商品名	**アロキシ**		
一般名	**パロノセトロン 塩酸塩**	注 点滴静注バッグ	0.75mg 0.75mg

看護のポイント!!

➡ 作用時間が長く，遅発性嘔吐にも効果が期待できる．半減期が長いので毎日は投与しない

効能効果

抗悪性腫瘍剤（シスプラチン等）投与に伴う消化器症状（悪心，嘔吐）（遅発期を含む）

用法用量

成人 1回0.75mg，1日1回
18歳以下 20μg/kg，最大1.5mgまで

重大な副作用

ショック，アナフィラキシー

禁忌

本剤の成分に対し過敏症の既往歴

がん化学療法制吐薬-NK受容体拮抗薬

商品名	**イメンド**	

一般名	**アプレピタント**

カプセル 125mg
カプセル 80mg
カプセルセット

看護のポイント!!

→ 作用時間が長く, 遅発性嘔吐にも効果が期待できる. 1日目と, 2日目以降で投与量が異なるため注意. セットは125mgひとカプセル, 80mgが2日分の計3日分がセットになった剤型である. 通常3日を目安に, 最大5日間投与とする
1日目は抗がん薬投与1時間〜1時間30分前に服用する. 2日目以降は午前中に服用する

効能効果

抗悪性腫瘍剤(シスプラチン等)投与に伴う消化器症状(悪心, 嘔吐)(遅発期を含む)

用法用量

成人および12歳以上 1日目:125mg, 2日目以降80mg
1日1回

重大な副作用

Stevens-Johnson症候群, 穿孔性十二指腸潰瘍, ショック, アナフィラキシー

禁忌

本剤の成分またはホスアプレピタントメグルミンに対し過敏症の既往歴, ピモジド投与中

商品名	**プロイメンド**	
一般名	ホスアプレピタント メグルミン	注 150mg

看護のポイント!!

➡ 抗がん薬投与1時間前に30分かけて投与する. 作用時間が長く,
遅発性嘔吐にも効果が期待できる. 初日のみ投与する

配合変化注意!!

➡ 溶解は生食のみ

効能効果

抗悪性腫瘍剤による悪心, 嘔吐 (遅発期を含む)

用法用量

成人および12歳以上 1回150mg, 6か月〜12歳未満 3mg/kg,
最大150mg
1日1回

重大な副作用

Stevens-Johnson症候群, 穿孔性十二指腸潰瘍, ショック・アナフィ
ラキシー

禁忌

本剤の成分またはアプレピタントに対し過敏症の既往歴, ピモジド
投与中

商品名	アロカリス

一般名	ホスネツピタント 塩化物塩酸塩	注　235mg

看護のポイント!!

➡ 抗がん薬投与初日に，30分かけて点滴する．その際は抗がん薬投与開始前に投与終了すること．作用時間が長く，遅発性嘔吐にも効果が期待できる

効能効果

抗悪性腫瘍剤による悪心，嘔吐（遅発期を含む）

用法用量

1回235mg
1日1回

重大な副作用

ショック，アナフィラキシー

禁忌

本剤の成分に対し過敏症の既往歴，妊婦または妊娠している可能性

痛風・高尿酸血症治療薬

尿酸排泄促進薬

商品名	ユリノーム		
一般名	ベンズブロマロン	錠剤 25mg 錠剤 50mg	TO 082 25 TO 082 50

看護のポイント!!

⇒ 痛風発作時は，服用により症状が悪化するため注意する．尿への
尿酸排泄を増やすため，水分を多めにとるよう説明する．劇症肝
炎を含む，肝障害の発生が起こることがあるため，肝機能検査を
行い，食欲不振，悪心嘔吐，全身倦怠感，腹痛，下痢，発熱な
どが見られたら服用を中止し医師の指示を仰ぐ

効能効果

痛風，高尿酸血症

用法用量

1回25～50mg
1日1～3回

重大な副作用

重篤な肝障害

禁忌

肝障害，腎結石，高度腎機能障害，妊婦または妊娠している可能性，
本剤の成分に対し過敏症の既往歴

商品名	**ユリス**	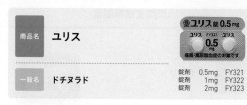
一般名	**ドチヌラド**	錠剤 0.5mg FY321 錠剤 1mg FY322 錠剤 2mg FY323

看護のポイント!!

⇒ 痛風発作時は，服用により症状が悪化するため注意する．尿への尿酸排泄を増やすため，水分を多めにとるよう説明する

効能効果

痛風，高尿酸血症

用法用量

1回0.5〜4mg
1日1回

重大な副作用

添付文書（電子添文）記載なし

禁忌

本剤の成分に対し過敏症の既往歴

尿酸生成抑制薬

商品名	**ザイロリック**
一般名	**アロプリノール**

錠剤　50mg　GXEJ2
錠剤　100mg　GXCM2

(写真提供：グラクソ・スミスクライン)

看護のポイント!!

➡ 痛風発作時は，服用により症状が悪化するため注意する．重篤な皮膚障害，薬剤過敏症症候群が発現することがある．特に投与初期は発熱，発疹，リンパ節腫脹などにには注意する．服用中は水をなるべく多く摂取するようにする

効能効果

痛風，高尿酸血症

用法用量

1回50〜100mg
1日2〜3回　経口

重大な副作用

TEN, Stevens-Johnson症候群，剥脱性皮膚炎等の重篤な皮膚障害または過敏性血管炎，薬剤性過敏症症候群，ショック，アナフィラキシー，再生不良性貧血，汎血球減少，無顆粒球症，血小板減少，劇症肝炎等の重篤な肝機能障害，黄疸，腎不全，腎不全の増悪，間質性腎炎を含む腎障害，間質性肺炎，横紋筋融解症，無菌性髄膜炎

禁忌

本剤の成分に対し過敏症の既往歴

商品名	フェブリク

フェブリク錠10mg
10mg   10mg
フェブリク フェブリク

一般名	フェブキソスタット

錠剤　10mg
錠剤　20mg
錠剤　40mg

看護のポイント!!

→ 痛風発作時は，服用により症状が悪化するため注意する．がん化学療法に伴う高尿酸血症は1回60mgをがん化学療法開始1から2日前より，5日目を目安に投与する

効能効果

①痛風，高尿酸血症，②がん化学療法に伴う高尿酸血症

用法用量

①：成人 1回10〜60mg，徐々に増量，1日1回　経口
小児 体重40kg未満：1日5〜30mg，体重40kg以上：10〜60mg，徐々に増量，1日1回　経口
②：成人 1回60mg，1日1回，化学療法実施1〜2日前より，化学療法開始5日目まで

重大な副作用

肝機能障害，過敏症

禁忌

本剤の成分に対し過敏症の既往歴，メルカプトプリン水和物またはアザチオプリンを投与中

商品名	**トピロリック, ウリアデック**	
一般名	トピロキソスタット	

〔トピロリック〕
錠剤　20mg　FY311
錠剤　40mg　FY312
錠剤　60mg　FY313

〔ウリアデック〕
錠剤　20mg　Sc341
錠剤　40mg　Sc342
錠剤　60mg　Sc343

看護のポイント!!

⇒ 痛風発作時は，服用により症状が悪化するため注意する

効能効果

痛風，高尿酸血症

用法用量

1回20mg，1日2回より開始，最大投与量1回80mg，1日2回

重大な副作用

肝機能障害，多形紅斑

禁忌

本剤の成分に対し過敏症の既往歴，メルカプトプリン水和物または
アザチオプリンを投与中

がん化学療法用尿酸分解酵素薬

商品名	**ラスリテック**	
一般名	ラスブリカーゼ（遺伝子組換え）	注 1.5mg 注 7.5mg

看護のポイント!!

➡ がん化学療法開始4から24時間前より投与を開始し，最大7日間の投与とする．本剤の治療歴があるとアレルギーが発現することがあるため，治療歴がないことを確認する

配合変化注意!!

➡ 添付溶解液で溶解し生食で希釈すること

効能効果

がん化学療法に伴う高尿酸血症

用法用量

1回0.2mg/kg
1日1回

重大な副作用

ショック，アナフィラキシー，溶血性貧血，メトヘモグロビン血症

禁忌

本剤の成分に対し過敏症の既往歴，グルコース‐6‐リン酸脱水素酵素（G6PD）欠損の患者またはその他の溶血性貧血を引き起こすことが知られている赤血球酵素異常を有する患者

脂質異常症治療薬

HMG-CoA 還元酵素阻害薬 - スタチン

商品名	メバロチン

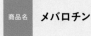

一般名	プラバスタチンナトリウム

錠剤	5mg	SANKYO231
錠剤	10mg	SANKYO232
細粒	0.5%	
細粒	1%	

看護のポイント!!

➡ 横紋筋融解症の発現に注意する．筋肉痛，脱力感，血尿などが起こった場合は中止し医師の指示を仰ぐ．特に腎機能低下者では注意が必要

効能効果

高脂血症，家族性高コレステロール血症

用法用量

1回5〜10mg
1日1〜2回

重大な副作用

横紋筋融解症，肝機能障害，血小板減少，間質性肺炎，ミオパチー，免疫介在性壊死性ミオパチー，末梢神経障害，過敏症状

禁忌

本剤の成分に対し過敏症の既往歴，妊婦または妊娠している可能性及び授乳婦

商品名	リポバス

一般名	シンバスタチン

錠剤	5mg	726
錠剤	10mg	735
錠剤	20mg	740

看護のポイント!!

➡ 横紋筋融解症の発現に注意する．筋肉痛，脱力感，血尿などが起こった場合は中止し医師の指示を仰ぐ．特に腎機能低下者では注意が必要

効能効果

高脂血症，家族性高コレステロール血症

用法用量

1回5mg（1日20mgまで増量可）
1日1回　経口

重大な副作用

横紋筋融解症，ミオパチー，免疫介在性壊死性ミオパチー，肝炎，肝機能障害，黄疸，末梢神経障害，血小板減少，過敏症候群，間質性肺炎

禁忌

本剤の成分に対し過敏症の既往歴，重篤な肝障害，妊婦または妊娠している可能性及び授乳婦，イトラコナゾール，ミコナゾール，ポサコナゾール，アタザナビル，サキナビルメシル酸塩，コビシスタットを含有する製剤を投与中

商品名	**ローコール**	
一般名	**フルバスタチンナトリウム**	錠剤 10mg SJ175 錠剤 20mg SJ176 錠剤 30mg SJ177

看護のポイント!!

⇒ 横紋筋融解症の発現に注意する．筋肉痛，脱力感，血尿などが起こった場合は中止し医師の指示を仰ぐ．特に腎機能低下者では注意が必要

効能効果

高脂血症，家族性高コレステロール血症

用法用量

1回20〜60mg
1日1回

重大な副作用

横紋筋融解症，ミオパチー，免疫介在性壊死性ミオパチー，肝機能障害，過敏症状，間質性肺炎

禁忌

本剤の成分に対し過敏症の既往歴，重篤な肝障害，妊婦または妊娠している可能性，授乳婦

商品名	リピトール
一般名	アトルバスタチンカルシウム水和物

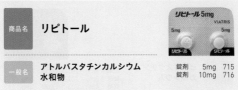

リピトール 5mg
VIATRIS
5mg 5mg
リピトール リピトール

錠剤　5mg　715
錠剤　10mg　716

(写真提供：ヴィアトリス)

看護のポイント!!

➡ 横紋筋融解症の発現に注意する．筋肉痛，脱力感，血尿などが起こった場合は中止し医師の指示を仰ぐ．特に腎機能低下者では注意が必要

効能効果

高脂血症，家族性高コレステロール血症

用法用量

1回10〜40mg
1日1回

重大な副作用

横紋筋融解症，ミオパチー，免疫介在性壊死性ミオパチー，劇症肝炎，肝炎，肝機能障害，黄疸，過敏症，無顆粒球症，汎血球減少症，血小板減少症，Stevens-Johnson症候群，TEN，多形紅斑，高血糖，糖尿病，間質性肺炎

禁忌

本剤の成分に対し過敏症の既往歴，肝代謝能が低下していると考えられる次のような患者；急性肝炎・慢性肝炎の急性増悪・肝硬変・肝癌・黄疸，妊婦または妊娠している可能性及び授乳婦，グレカプレビル・ピブレンタスビルを投与中

商品名	**リバロ**	

一般名	**ピタバスタチン カルシウム**	錠剤 1mg 201	OD錠 1mg 111
		錠剤 2mg 202	OD錠 2mg 112
		錠剤 4mg 203	OD錠 4mg 113

看護のポイント!!

➡ 横紋筋融解症の発現に注意する
　筋肉痛，脱力感，血尿などが起こった場合は中止し医師の指示を
　仰ぐ．特に腎機能低下者では注意が必要

効能効果

成人：高コレステロール血症，家族性高コレステロール血症
小児：家族性高コレステロール血症

用法用量

成人 1回1〜4mg，1日1回
10歳以上の小児 1回1〜2mg，1日1回

重大な副作用

横紋筋融解症，ミオパチー，免疫介在性壊死性ミオパチー，肝機
能障害，黄疸，血小板減少，間質性肺炎

禁忌

本剤の成分に対し過敏症の既往歴，重篤な肝障害・胆道閉塞，シク
ロスポリン投与中，妊婦または妊娠している可能性及び授乳婦

商品名	**クレストール**

一般名	ロスバスタチンカルシウム

錠剤	2.5mg	ZD4522:2½
錠剤	5mg	ZD4522:5
OD錠	2.5mg	AZ153
OD錠	5mg	AZ154

看護のポイント!!

➡ 横紋筋融解症の発現に注意する
　筋肉痛，脱力感，血尿などが起こった場合は中止し医師の指示を仰ぐ．特に腎機能低下者では注意が必要

効能効果

高脂血症，家族性高コレステロール血症

用法用量

1回2.5〜20mg
1日1回

重大な副作用

横紋筋融解症，ミオパチー，免疫介在性壊死性ミオパチー，肝炎，肝機能障害，黄疸，血小板減少，過敏症状，間質性肺炎，末梢神経障害，多形紅斑

禁忌

本剤の成分に対し過敏症の既往歴，肝機能低下していると考えられる次のような患者：急性肝炎・慢性肝炎の急性増悪・肝硬変・肝癌・黄疸，妊婦または妊娠している可能性及び授乳婦，シクロスポリン投与中

高脂血症治療薬-フィブラート

商品名	**ベザトール**	
一般名	**ベザフィブラート**	SR錠　100mg　BT100 SR錠　200mg　BT200

看護のポイント!!

➡ 横紋筋融解症の発現に注意する．筋肉痛，倦怠感，脱力感，暗褐色尿などが起こった場合は中止し医師の指示を仰ぐ．特に腎機能低下者では注意が必要

粉砕注意!!

 徐放性のため粉砕しないこと

効能効果

高脂血症

用法用量

1回100～200mg
1日2回

重大な副作用

横紋筋融解症，アナフィラキシー，肝機能障害，黄疸，Stevens-Johnson症候群，多形紅斑

禁忌

人工透析患者（腹膜透析を含む），腎不全などの重篤な腎疾患，血清クレアチニン値が2.0mg/dL以上，本剤の成分に対し過敏症の既往歴，妊婦または妊娠している可能性

商品名	リピディル, トライコア

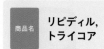

一般名	フェノフィブラート

〔リピディル〕
錠剤　53.3mg　AK120
錠剤　80mg　AK130

〔トライコア〕
錠剤　53.3mg　TJN312
錠剤　80mg　TJN322

（トライコア写真提供：あすか製薬）

看護のポイント!!

➡ 横紋筋融解症の発現に注意する．筋肉痛，脱力感，血尿などが起こった場合は中止し医師の指示を仰ぐ．特に腎機能低下者では注意が必要

効能効果

高脂血症

用法用量

1回106.6～160mg
1日1回

重大な副作用

横紋筋融解症，肝障害，膵炎

禁忌　

本剤の成分に対して過敏症の既往歴，肝障害，血清クレアチニン値が2.5mg/dL以上またはクレアチニンクリアランスが40mL/min未満の腎機能障害，胆嚢疾患，妊婦または妊娠している可能性，授乳婦

商品名	**パルモディア**	
一般名	ペマフィブラート	錠剤 0.1mg

看護のポイント!!

→ 横紋筋融解症の発現に注意する
  筋肉痛, 脱力感, 血尿などが起こった場合は中止し医師の指示を仰ぐ. 特に腎機能低下者では注意が必要

 効能効果

高脂血症

用法用量

1回0.1〜0.2mg
1日2回
腎機能障害のある患者（eGFRが30mL/min/1.73m^2）未満の場合は低用量から投与を開始するか, 投与間隔を延長して使用すること. また, 最大用量は1日0.2mgまでとする

重大な副作用

横紋筋融解症

禁忌

本剤の成分に対し過敏症の既往歴, 重篤な肝障害, Child-Pugh分類BまたはCの肝硬変のある患者あるいは胆道閉塞, 胆石, 妊婦または妊娠している可能性, シクロスポリン, リファンピシンを投与中

小腸コレステロールトランスポーター阻害薬

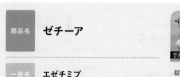

商品名	ゼチーア
一般名	エゼチミブ

錠剤　10mg　EZ10

効能効果

高コレステロール血症，家族性高コレステロール血症，ホモ接合体性シトステロール血症

用法用量

1回10mg
1日1回，食後　経口

重大な副作用

過敏症，横紋筋融解症，肝機能障害

禁忌

本剤の成分に対し過敏症の既往歴，本剤とHMG-CoA還元酵素阻害剤を併用する場合に重篤な肝機能障害

その他-EPA剤

商品名	エパデール, エパデールS	

(エパデール)
軟カプセル　300mg

一般名	イコサペント酸エチル	(エパデールS)	
		軟カプセル　300mg	MO209
		軟カプセル　600mg	MO20A
		軟カプセル　900mg	MO20D

看護のポイント!!

➡ 吸収が低下するため食直後に服用すること．出血リスクがあるため，もともと出血しやすい疾患は注意する．また侵襲の大きな手術，処置は事前に休薬を考慮する

効能効果

閉塞性動脈硬化症に伴う潰瘍，疼痛及び冷感の改善，高脂血症

用法用量

1回600～900mg
1日2～3回　食直後

重大な副作用

肝機能障害，黄疸

禁忌

出血（血友病，毛細血管脆弱症，消化管潰瘍，尿路出血，喀血，硝子体出血等）

その他-EPA・DHA製剤

商品名	**ロトリガ**
	粒状カプセル 2g
一般名	**オメガ-3脂肪酸エチル**

看護のポイント!!

➡ 吸収が低下するため食直後に服用すること．出血リスクがあるため，もともと出血しやすい疾患は注意する．また侵襲の大きな手術，処置は事前に休薬を考慮する

効能効果

高脂血症

用法用量

1回2g
1日1～2回 食直後

重大な副作用

肝機能障害，黄疸

禁忌

出血している患者（血友病，毛細血管脆弱症，消化管潰瘍，尿路出血，喀血，硝子体出血等），本剤の成分に対して過敏症の既往歴のある患者

糖尿病薬

インスリン分泌促進薬

商品名	**アマリール**

一般名	グリメピリド	
	錠剤 0.5mg	NM
	錠剤 1mg	NMK
	錠剤 3mg	NMN

看護のポイント!!

→ 遷延性の低血糖が発生しやすいため，高齢者，腎機能・肝機能低
　下者，シックデイにある患者，食事摂取量が制限されている患者
　では特に注意する

効能効果

2型糖尿病

用法用量

1回0.5〜6mg（1日最大6mgまで）
1日1〜2回

重大な副作用

低血糖，汎血球減少，無顆粒球症，溶血性貧血，血小板減少，肝
機能障害，黄疸，再生不良性貧血

禁忌

重症ケトーシス，糖尿病性昏睡または前昏睡，インスリン依存型糖
尿病（若年型糖尿病，ブリットル型糖尿病等），重篤な肝または腎
機能障害，重症感染症，手術前後，重篤な外傷，下痢，嘔吐等の
胃腸障害，妊婦または妊娠している可能性，本剤の成分またはスル
ホンアミド系薬剤に対し過敏症の既往歴

商品名	**オイグルコン**	

| 一般名 | グリベンクラミド | 錠剤 1.25mg BM300
錠剤 2.5mg BM302 |

看護のポイント!!

➡ 重症かつ遷延性の低血糖が発生しやすいため，高齢者，腎機能・肝機能低下者，シックデイにある患者，食事摂取量が制限されている患者では特に注意する

効能効果

2型糖尿病

用法用量

1回1.25〜10mg（1日最大10mgまで）
1日1〜2回

重大な副作用

低血糖，無顆粒球症，溶血性貧血，肝炎，肝機能障害，黄疸

禁忌

重症ケトーシス，糖尿病性昏睡または前昏睡，インスリン依存型糖尿病（若年型糖尿病，ブリットル型糖尿病等），重篤な肝または腎機能障害，重症感染症，手術前後，重篤な外傷，下痢，嘔吐等の胃腸障害，妊婦または妊娠している可能性，本剤の成分またはスルホンアミド系薬剤に対し過敏症の既往歴，ボセンタン水和物投与中

商品名	**グリミクロン**	
一般名	グリクラジド	HA錠　20mg　P210 錠剤　40mg　P211

看護のポイント!!

➡ 重症かつ遷延性の低血糖が発生しやすいため，高齢者，腎機能・肝機能低下者，シックデイにある患者，食事摂取量が制限されている患者では特に注意する

効能効果

2型糖尿病

用法用量

1回20〜160mg（1日最大160mg）
1日1〜2回　経口

重大な副作用

低血糖，無顆粒球症，肝機能障害，黄疸

禁忌　

重症ケトーシス，糖尿病性昏睡または前昏睡，インスリン依存型糖尿病，重篤な肝・腎機能障害，重症感染症，手術前後，重篤な外傷，下痢，嘔吐等の胃腸障害，本剤の成分またはスルホンアミド系薬剤に対し過敏症の既往歴，妊婦または妊娠している可能性

グリニド薬

商品名	スターシス，ファスティック	
一般名	ナテグリニド	〔スターシス〕 錠剤 30mg 錠剤 90mg 〔ファスティック〕 錠剤 30mg AJ230 錠剤 90mg AJ290

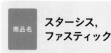

看護のポイント!!

➡ 低血糖に注意する．食直前に服用すること．それ以外では効果減弱または低血糖発生リスクが上昇する

効能効果

2型糖尿病における食後血糖推移の改善
ただし，下記のいずれかの治療で十分な効果が得られない場合に限る
①食事療法・運動療法のみ
②食事療法・運動療法に加えてα-グルコシダーゼ阻害剤を使用
③食事療法・運動療法に加えてビグアナイド系薬剤を使用
④食事療法・運動療法に加えてチアゾリジン系薬剤を使用

用法用量

1回90～120mg
1日3回　食直前　経口

重大な副作用

低血糖，肝機能障害，黄疸，心筋梗塞，突然死

禁忌

重症ケトーシス，糖尿病性昏睡または前昏睡，1型糖尿病，透析を必要とするような重篤な腎機能障害，重症感染症，手術前後，重篤な外傷，本剤の成分に対し過敏症の既往歴，妊婦または妊娠している可能性

商品名	グルファスト	
一般名	ミチグリニドカルシウム水和物	錠剤　　5mg　　GF5 錠剤　　10mg　　GF10 OD錠　5mg　　GFD5 OD錠　10mg　　GFD10

看護のポイント!!

⇒ 低血糖に注意する．食直前(5分以内)に服用すること．それ以外では効果減弱または低血糖発生リスクが上昇する

効能効果

2型糖尿病

用法用量

1回5～10mg
1日3回　食直前(5分以内)　経口

重大な副作用

心筋梗塞，低血糖，肝機能障害

禁忌

重症ケトーシス，糖尿病性昏睡または前昏睡，1型糖尿病，重症感染症，手術前後，重篤な外傷，本剤の成分に対し過敏症の既往歴，妊婦または妊娠している可能性

商品名	**シュアポスト**
一般名	レパグリニド

錠剤 0.25mg DS232
錠剤 0.5mg DS233

看護のポイント!!

➡ 低血糖に注意する.食直前に服用すること.それ以外では効果減弱または低血糖発生リスクが上昇する

効能効果

2型糖尿病

用法用量

1回0.25～1mg
1日3回 食直前 経口

重大な副作用

低血糖,肝機能障害,心筋梗塞

禁忌

重症ケトーシス,糖尿病性昏睡または前昏睡,1型糖尿病,重症感染症,手術前後,重篤な外傷,妊婦または妊娠している可能性,本剤の成分に対し過敏症の既往歴

インスリン抵抗性改善薬

商品名	アクトス	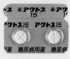

| 一般名 | ピオグリタゾン塩酸塩 | 錠剤 15mg 390
錠剤 30mg 391
OD錠 15mg 376
OD錠 30mg 377 |

看護のポイント!!

⇒ 浮腫が発現しやすいので注意する. 特に女性で多いとされている.
  心不全の悪化も見られるため, 心不全の患者では特に注意する.
  単独での低血糖は起こりにくいが, 注意する

効能効果

2型糖尿病

用法用量

1回15〜45mg
1日1回

重大な副作用

心不全, 浮腫, 肝機能障害, 黄疸, 低血糖, 横紋筋融解症, 間質
性肺炎, 胃潰瘍の再燃

禁忌

心不全の患者及び心不全の既往歴, 重症ケトーシス, 糖尿病性昏
睡又は前昏睡, 1型糖尿病, 重篤な肝機能障害・腎機能障害, 重症
感染症, 手術前後, 重篤な外傷, 本剤の成分に対し過敏症の既往歴,
妊婦又は妊娠している可能性

インスリン抵抗性改善薬-ビグアナイド薬

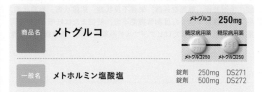

商品名	メトグルコ

| 一般名 | メトホルミン塩酸塩 | 錠剤　250mg　DS271
錠剤　500mg　DS272 |

看護のポイント!!

➡ 乳酸アシドーシスに注意する．重度の腎機能障害・肝機能障害・心肺機能高度障害・脱水・アルコール多飲・高齢患者は特に注意する．胃腸障害，倦怠感，筋肉痛，過呼吸などの症状が現れた場合は医師の指示を仰ぐ．ヨード系造影剤との併用は乳酸アシドーシスのリスクとなるため，緊急時を除き造影剤投与前（緊急時を除く）および投与後48時間は休薬すること．発熱，嘔吐，下痢，食事摂取不良などシックデイ時は休薬すること．単独での低血糖は起こりにくいが，注意する

効能効果

2型糖尿病

用法用量

成人 1回250〜750mg（1日最大2250mg），1日2〜3回
小児 10歳以上 1日500〜2000mg，1日2〜3回
食直前または食後

重大な副作用

乳酸アシドーシス，低血糖，肝機能障害，黄疸，横紋筋融解症

禁忌

次に示す状態の患者：乳酸アシドーシスの既往，重度の腎機能障害（eGFR 30mL/min/1.73m^{2}未満）または透析患者（腹膜透析を含む），重度の肝機能障害，心血管系，肺機能に高度の障害（ショック，心不全，心筋梗塞，肺塞栓等）及びその他の低酸素血症を伴いや

すい状態，過度のアルコール摂取者，脱水症または脱水状態が懸念される患者（下痢，嘔吐等の胃腸障害，経口摂取が困難等），重症ケトーシス，糖尿病性昏睡または前昏睡，1型糖尿病，重症感染症，手術前後，重篤な外傷，栄養不良状態，飢餓状態，衰弱状態，脳下垂体機能不全または副腎機能不全，妊婦または妊娠している可能性，本剤の成分またはビグアナイド系薬剤に対し過敏症の既往歴

Memo

α-グルコシダーゼ（α-GI）阻害薬

商品名	**ベイスン**			
一般名	**ボグリボース**	錠剤	0.2mg	351
		錠剤	0.3mg	352
		OD錠	0.2mg	341
		OD錠	0.3mg	342

看護のポイント!!

➡ 低血糖発現時は，必ずブドウ糖を摂取すること．砂糖では効果発現が遅れてしまう．食直前の服用でないと効果が出ないため，服用タイミングに注意する．特に投与初期は腹部膨満，鼓腸，放屁増加が起こりやすい．単独では低血糖は起こしにくいとされているが注意する

効能効果

①糖尿病，②耐糖能異常における2型糖尿病の発症抑（0.2mg製剤のみ）

用法用量

①：1回0.2〜0.3mg，1日3回　食直前
②：1回0.2mg，1日3回　食直前

重大な副作用

低血糖，腸閉塞，劇症肝炎，重篤な肝機能障害，黄疸，意識障害を伴う高アンモニア血症

禁忌

重症ケトーシス，糖尿病性昏睡または前昏睡，重症感染症，手術前後，重篤な外傷，本剤の成分に対する過敏症の既往歴

商品名	セイブル

一般名	ミグリトール	錠剤	25mg	Sc395	OD錠	25mg	Sc25
		錠剤	50mg	Sc396	OD錠	50mg	Sc50
		錠剤	75mg	Sc397	OD錠	75mg	Sc75

看護のポイント!!

⇒ 低血糖発現時は，必ずブドウ糖を摂取すること．砂糖では効果発現が遅れてしまう．食直前の服用でないと効果が出ないため，服用タイミングに注意する．特に投与初期は腹部膨満，鼓腸，放屁増加が起こりやすい．単独では低血糖は起こしにくいとされているが注意する

効能効果

糖尿病の食後過血糖の改善

用法用量

1回50〜75mg
1日3回　食直前

重大な副作用

低血糖，腸閉塞，肝機能障害，黄疸

禁忌

重症ケトーシス，糖尿病性昏睡または前昏睡，重症感染症，手術前後，重篤な外傷，本剤の成分に対する過敏症の既往歴，妊婦または妊娠している可能性

DPP-4阻害薬

商品名	グラクティブ, ジャヌビア	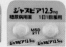

一般名　シタグリプチンリン酸塩水和物

	（グラクティブ）		（ジャヌビア）	
錠剤	12.5mg	ono663	錠剤 12.5mg	MSD211
錠剤	25mg	ono660	錠剤 25mg	MSD221
錠剤	50mg	ono661	錠剤 50mg	MSD112
錠剤	100mg	ono662	錠剤 100mg	MSD277

看護のポイント!!

→ 腎機能障害の程度に応じて減量する．単独では低血糖は起こしにくいとされているが，注意する

効能効果

2型糖尿病

用法用量

1回12.5〜100mg
1日1回

重大な副作用

アナフィラキシー反応，Stevens-Johnson症候群，剥脱性皮膚炎，低血糖症，肝機能障害，黄疸，急性腎障害，急性膵炎，間質性肺炎，腸閉塞，横紋筋融解症，血小板減少，類天疱瘡

禁忌

本剤の成分に対し過敏症の既往歴，重症ケトーシス，糖尿病性昏睡または前昏睡，1型糖尿病，重症感染症，手術前後，重篤な外傷

商品名	エクア	
一般名	ビルダグリプチン	錠剤　50mg　NVR FB

(写真提供：ノバルティス ファーマ)

看護のポイント!!

⇒ 腎機能障害の程度に応じて減量する．単独では低血糖は起こしにくいとされているが，注意する

効能効果

2型糖尿病

用法用量

1回50mg
1日1〜2回
なお，患者の状態に応じて50mgを1日1回朝に投与することができる

重大な副作用

肝炎，肝機能障害，血管浮腫，低血糖症，横紋筋融解症，急性膵炎，腸閉塞，間質性肺炎，類天疱瘡

禁忌

本剤の成分に対し過敏症の既往歴，糖尿病性ケトアシドーシス，糖尿病性昏睡，1型糖尿病，重度の肝機能障害，重症感染症，手術前後，重篤な外傷

商品名	ネシーナ

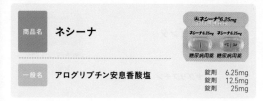

一般名	アログリプチン安息香酸塩	錠剤 6.25mg 錠剤 12.5mg 錠剤 25mg

看護のポイント!!

⇒ 腎機能障害の程度に応じて減量する．単独では低血糖は起こしにくいとされているが，注意する

効能効果

2型糖尿病

用法用量

1回6.25〜25mg
1日1回

重大な副作用

低血糖，急性膵炎，肝機能障害，黄疸，Stevens-Johnson症候群，多形紅斑，横紋筋融解症，腸閉塞，間質性肺炎，類天疱瘡

禁忌

重症ケトーシス，糖尿病性昏睡または前昏睡，1型糖尿病，重症感染症，手術前後，重篤な外傷，本剤の成分に対し過敏症の既往歴

商品名	**トラゼンタ**
一般名	リナグリプチン

錠剤　5mg　D5

看護のポイント!!

➡ 単独では低血糖は起こしにくいとされているが，注意する

効能効果

2型糖尿病

用法用量

1回5mg，1日1回　経口

重大な副作用

低血糖，腸閉塞，肝機能障害，類天疱瘡，間質性肺炎，急性膵炎

禁忌

本剤の成分に対し過敏症の既往歴，糖尿病性ケトアシドーシス，糖尿病性昏睡または前昏睡，1型糖尿病の患者，重症感染症，手術前後，重篤な外傷のある患者

商品名	テネリア

一般名	テネリグリプチン臭化水素酸塩水和物

錠剤	20mg
錠剤	40mg
OD錠	20mg
OD錠	40mg

看護のポイント!!

➡ 単独では低血糖は起こしにくいとされているが，注意する

効能効果

2型糖尿病

用法用量

1回20〜40mg
1日1回

重大な副作用

低血糖，腸閉塞，肝機能障害，間質性肺炎，類天疱瘡，急性膵炎

禁忌

本剤の成分に対し過敏症の既往歴，重症ケトーシス，糖尿病性昏睡または前昏睡，1型糖尿病，重症感染症，手術前後，重篤な外傷

商品名	**スイニー**	
一般名	**アナグリプチン**	錠剤　100mg　Sc312

看護のポイント!!

➡ 腎機能障害の程度に応じて減量する．単独では低血糖は起こしにくいとされているが，注意する

効能効果

2型糖尿病

用法用量

1回100〜200mg
1日2回

重大な副作用

低血糖，腸閉塞，急性膵炎，類天疱瘡

禁忌

本剤の成分に対し過敏症の既往歴，重症ケトーシス，糖尿病性昏睡または前昏睡，1型糖尿病，重症感染症，手術前後，重篤な外傷

商品名	**オングリザ**

オングリザ2.5mg

一般名	サキサグリプチン水和物	錠剤　2.5mg　KH622 錠剤　5mg　KH623

(写真提供：協和キリン)

看護のポイント!!

➡ 腎機能障害の程度に応じて減量する．単独では低血糖は起こしにくいとされているが，注意する

効能効果

2型糖尿病

用法用量

1回2.5〜5mg
1日1回

重大な副作用

低血糖，急性膵炎，過敏症反応，腸閉塞，類天疱瘡

禁忌

本剤の成分に対し過敏症の既往歴，重症ケトーシス，糖尿病性昏睡または前昏睡，1型糖尿病，重症感染症，手術前後，重篤な外傷

商品名	ザファテック	
一般名	トレラグリプチンコハク酸塩	錠剤 25mg 錠剤 50mg D388 錠剤 100mg D389

看護のポイント!!

➡ 週に1回服用する製剤である．腎機能障害の程度に応じて減量する．単独では低血糖は起こしにくいとされているが，注意する

効能効果

2型糖尿病

用法用量

1回25～100mg
週に1回

重大な副作用

低血糖，類天疱瘡，急性膵炎，腸閉塞

禁忌

重症ケトーシス，糖尿病性昏睡または前昏睡，1型糖尿病，重症感染症，手術前後，重篤な外傷，本剤の成分に対し過敏症の既往歴

商品名	マリゼブ	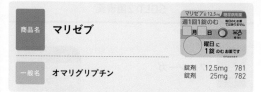		
一般名	オマリグリプチン	錠剤	12.5mg	781
		錠剤	25mg	782

看護のポイント!!

➡ 週に1回服用する製剤である．腎機能障害の程度に応じて減量する．単独では低血糖は起こしにくいとされているが，注意する

効能効果

2型糖尿病

用法用量

1回12.5〜25mg
週に1回

重大な副作用

低血糖，類天疱瘡，急性膵炎，腸閉塞

禁忌

本剤の成分に対し過敏症の既往歴，重症ケトーシス，糖尿病性昏睡または前昏睡，1型糖尿病，インスリン注射による血糖管理が望まれる重症感染症，手術前後，重篤な外傷

SGLT-2阻害薬

| 商品名 | **フォシーガ** |  |

| 一般名 | ダパグリフロジン
プロピレングリコール水和物 | 錠剤 5mg 1427
錠剤 10mg 1428 |

看護のポイント!!

➡ 脱水，尿路感染症，ケトアシドーシスに注意する．ケトアシドーシスの初期症状としては悪心・嘔吐，食欲減退，腹痛，過度の口渇，倦怠感，呼吸困難，意識障害等に注意．発熱，嘔吐，下痢，食事摂取不良などシックデイ時は休薬すること．1型糖尿病の患者へ使用する際はインスリンを必ず併用すること

効能効果

①2型糖尿病，②1型糖尿病，③慢性心不全（ただし，慢性心不全の標準的な治療を受けている患者に限る），④慢性腎臓病（ただし，末期腎不全または透析施行中の患者を除く）

用法用量

①，②：1回5〜10mg，③，④：1回10mg
1日1回

重大な副作用

低血糖，腎盂腎炎，外陰部及び会陰部の壊死性筋膜炎（フルニエ壊疽），敗血症，脱水，ケトアシドーシス

禁忌

本剤の成分に対し過敏症の既往歴，重症ケトーシス，糖尿病性昏睡または前昏睡，重症感染症，手術前後，重篤な外傷

商品名	ジャディアンス

一般名	エンパグリフロジン

錠剤　10mg　S10
錠剤　25mg　S25

看護のポイント!!

→ 脱水，尿路感染症，ケトアシドーシスに注意する．ケトアシドーシスの初期症状としては悪心・嘔吐，食欲減退，腹痛，過度な口渇，倦怠感，呼吸困難，意識障害等に注意．発熱，嘔吐，下痢，食事摂取不良などシックデイ時は休薬すること

効能効果

〈10mg・25mg〉
①2型糖尿病
〈10mg〉
②慢性心不全．ただし，慢性心不全の標準的な治療を受けている患者に限る

用法用量

①1回10mg，1日1回　朝食前または朝食後．効果不十分な場合，経過観察しながら1回25mg，1日1回に増量　経口
②1回10mg，1日1回　朝食前または朝食後　経口

重大な副作用

低血糖，脱水，ケトアシドーシス，腎盂腎炎，外陰部及び会陰部の壊死性筋膜炎（フルニエ壊疽），敗血症

禁忌

本剤の成分に対し過敏症の既往歴，重症ケトーシス，糖尿病性昏睡または前昏睡の患者，重症感染症，手術前後，重篤な外傷のある患者

商品名	スーグラ

スーグラ25mg

一般名	イプラグリフロジン L-プロリン	錠剤 25mg
		錠剤 50mg

看護のポイント!!

➡ 脱水，尿路感染症，ケトアシドーシスに注意する．ケトアシドーシスの初期症状としては悪心・嘔吐，食欲減退，腹痛，過度な口渇，倦怠感，呼吸困難，意識障害等に注意．発熱，嘔吐，下痢，食事摂取不良などシックデイ時は休薬すること．1型糖尿病の患者へ使用する際はインスリンを必ず併用すること

効能効果

2型糖尿病，1型糖尿病

用法用量

1回50〜100mg
1日1回　朝食前または朝食後　経口

重大な副作用

低血糖，腎盂腎炎，外陰部及び会陰部の壊死性筋膜炎（フルニエ壊疽），敗血症，脱水，ケトアシドーシス，ショック，アナフィラキシー

禁忌

本剤の成分に対し過敏症の既往歴，重症ケトーシス，糖尿病性昏睡または前昏睡，重症感染症，手術前後，重篤な外傷

商品名	**カナグル**

一般名	カナグリフロジン水和物

錠剤　100mg

看護のポイント!!

➡ 脱水，尿路感染症，ケトアシドーシスに注意する．ケトアシドーシスの初期症状としては悪心・嘔吐，食欲減退，腹痛，過度な口渇，倦怠感，呼吸困難，意識障害等に注意．発熱，嘔吐，下痢，食事摂取不良などシックデイ時は休薬すること

効能効果

2型糖尿病，2型糖尿病を合併する慢性腎臓病（ただし，末期腎不全または透析施行中の患者を除く）

用法用量

1回100mg
1日1回　朝食後または朝食前

重大な副作用

低血糖，腎盂腎炎，外陰部及び会陰部の壊死性筋膜炎（フルニエ壊疽），敗血症，脱水，ケトアシドーシス

禁忌

本剤の成分に対し過敏症の既往歴，重症ケトーシス，糖尿病性昏睡または前昏睡，重症感染症，手術前後，重篤な外傷

商品名	**ルセフィ**	
一般名	ルセオグリフロジン水和物	錠剤 2.5mg 錠剤 5mg OD フィルム 2.5mg

看護のポイント!!

⇒ 脱水，尿路感染症，ケトアシドーシスに注意する．ケトアシドーシスの初期症状としては悪心・嘔吐，食欲減退，腹痛，過度な口渇，倦怠感，呼吸困難，意識障害等に注意．発熱，嘔吐，下痢，食事摂取不良などシックデイ時は休薬すること

効能効果

2型糖尿病

用法用量

1回2.5〜5mg
1日1回　朝食後または朝食前

重大な副作用

低血糖，腎盂腎炎，外陰部及び会陰部の壊死性筋膜炎（フルニエ壊疽），敗血症，脱水，ケトアシドーシス

禁忌

重症ケトーシス，糖尿病性昏睡または前昏睡，重症感染症，手術前後，重篤な外傷，本剤の成分に対し過敏症の既往歴

商品名	デベルザ	
一般名	トホグリフロジン水和物	錠剤 20mg kowa122

看護のポイント!!

⇒ 脱水, 尿路感染症, ケトアシドーシスに注意する. ケトアシドーシスの症状としては悪心・嘔吐, 食欲減退, 腹痛, 過度な口渇, 倦怠感, 呼吸困難, 意識障害等に注意. 発熱, 嘔吐, 下痢, 食事摂取不良などシックデイ時は休薬すること

効能効果

2型糖尿病

用法用量

1回20mg
1日1回　朝食前または朝食後

重大な副作用

低血糖, 腎盂腎炎, 外陰部及び会陰部の壊死性筋膜炎 (フルニエ壊疽), 敗血症, 脱水, ケトアシドーシス (糖尿病性ケトアシドーシスを含む)

禁忌

本剤の成分に対し過敏症の既往歴, 重症ケトーシス, 糖尿病性昏睡または前昏睡, 重症感染症, 手術前後, 重篤な外傷

テトラヒドロトリアジン系

商品名	ツイミーグ	

錠剤　500mg

一般名	イメグリミン塩酸塩

看護のポイント!!

➡ 単独では低血糖は起こしにくいとされているが，注意する．ビグアナイド系薬と一部作用が似ているが，併用不可ではない．乳酸アシドーシスの頻度は低いとされている

効能効果

2型糖尿病

用法用量

1回1000mg
1日2回

重大な副作用

低血糖

禁忌

本剤の成分に対し過敏症の既往歴，重症ケトーシス，糖尿病性昏睡または前昏睡，1型糖尿病の患者，重症感染症，手術前後，重篤な外傷のある患者

GLP-1受容体作動薬

商品名	**ビクトーザ**

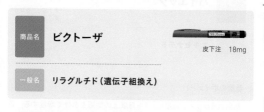

皮下注　18mg

一般名	**リラグルチド (遺伝子組換え)**

看護のポイント!!

➡ 初回は0.3mgより開始し，1週間以上の間隔をあけて増量する．悪心・嘔吐，便秘下痢などが特に投与初期は発現しやすいため注意する．単独では低血糖は起こしにくいとされているが注意する

効能効果

2型糖尿病

用法用量

維持用量：1日1回0.9mg，初回0.3mg，1週間以上あけて0.3mgずつ増量，1日0.9mgで効果不十分な場合は1.8mgまで増量可

重大な副作用

低血糖，膵炎，腸閉塞，胆嚢炎，胆管炎，胆汁うっ滞性黄疸

禁忌

本剤の成分に対し過敏症の既往歴，糖尿病性ケトアシドーシス，糖尿病性昏睡，1型糖尿病患者，重症感染症，手術等の緊急の場合

商品名	**バイエッタ**	

皮下注 　5μg
皮下注 　10μg

一般名	**エキセナチド**

看護のポイント!!

➡ 初回は5μgより開始し，1ヶ月以上の間隔をあけて増量する．悪心・嘔吐，便秘下痢などが特に投与初期は発現しやすいため注意する．単独では低血糖は起こしにくいとされているが注意する

効能効果

2型糖尿病　ただし，食事療法・運動療法に加えてスルホニルウレア剤（ビグアナイド系薬剤またはチアゾリジン系薬剤との併用を含む）を使用しても十分な効果が得られない場合に限る

用法用量

1回5〜10μg
1日2回

重大な副作用

低血糖，腎不全，急性膵炎，アナフィラキシー反応，血管浮腫，腸閉塞，胆嚢炎，胆管炎，胆汁うっ滞性黄疸

禁忌

本剤の成分に対し過敏症の既往歴，糖尿病性ケトアシドーシス，糖尿病性昏睡または前昏睡，1型糖尿病患者，重症感染症，手術等の緊急の場合，透析患者を含む重度腎機能障害

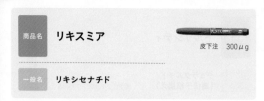

商品名	リキスミア
	皮下注　300μg
一般名	リキシセナチド

看護のポイント!!

⇒ 初回は10μgより開始し，1週間以上の間隔をあけて増量する．悪心・嘔吐，便秘下痢などが特に投与初期は発現しやすいため注意する．単独では低血糖は起こしにくいとされているが注意する

効能効果

2型糖尿病

用法用量

1回10〜20μg，1週間以上あけて5μgずつ増量，1日最大20μgまで
1日1回　朝食前投与　皮下注

重大な副作用

低血糖，急性膵炎，アナフィラキシー反応，血管浮腫

禁忌

本剤の成分に対し過敏症の既往歴，糖尿病性ケトアシドーシス，糖尿病性昏睡または前昏睡，1型糖尿病，重症感染症，手術等の緊急の場合

商品名	**トルリシティ**		
一般名	**デュラグルチド (遺伝子組換え)**	皮下注アテオス　0.75mg	

(写真提供：日本イーライリリー（株）)

看護のポイント!!

➡ 1週間に1回投与する．打ち忘れの場合，次の投与まで72時間（3日間）以上あれば投与する．次回からはあらかじめ決めていた曜日に投与する．悪心・嘔吐，便秘下痢などが特に投与初期は発現しやすいため注意．単独では低血糖は起こしにくいとされているが注意する

効能効果

2型糖尿病

用法用量

1回0.75mg
週に1回　皮下注

重大な副作用

低血糖，アナフィラキシー，血管浮腫，急性膵炎，腸閉塞，重度の下痢，嘔吐，胆嚢炎，胆管炎，胆汁うっ滞性黄疸

禁忌

本剤の成分に対し過敏症の既往歴，糖尿病性ケトアシドーシス，糖尿病性昏睡または前昏睡，1型糖尿病，重症感染症，手術等の緊急の場合

商品名	**オゼンピック**	
一般名	セマグルチド （遺伝子組換え）	皮下注 0.25mgSD 皮下注 0.5mgSD 皮下注 1.0mgSD 皮下注 2mg

看護のポイント!!

→ 1週間に1回投与する．初回は0.25mgとし，4週間間隔で増量する．投与打ち忘れの場合，次の投与まで48時間（2日間）以上あれば投与する．次回からはあらかじめ決めていた曜日に投与する．悪心嘔吐，便秘下痢などが特に投与初期は発現しやすいため注意する．単独では低血糖は起こしにくいとされているが注意する．SDは使い捨て製剤，2mgは複数回使用可能である

効能効果

2型糖尿病

用法用量

維持用量:週1回0.5mg，初回0.25mg，4週間投与後，週1回0.5mgに増量，0.5mgを4週間以上投与後，効果不十分な場合は週1回1.0mgまで増量可

重大な副作用

低血糖，急性膵炎，胆嚢炎，胆管炎，胆汁うっ滞性黄疸

禁忌

本剤の成分に対し過敏症の既往歴，糖尿病性ケトアシドーシス，糖尿病性昏睡または前昏睡，1型糖尿病，重症感染症，手術等の緊急の場合

商品名	**リベルサス**	
一般名	セマグルチド (遺伝子組換え)	錠剤　　3mg　　3novo 錠剤　　7mg　　7novo 錠剤　　14mg　14novo

看護のポイント!!

➡ 空腹時に服用し，服用後は30分間飲食を控えること．初回は3mgで開始し，4週間間隔で増量する．悪心嘔吐，便秘下痢などが特に投与初期は発現しやすいため注意する．単独では低血糖は起こしにくいとされているが注意する．14mgを投与する場合，7mgの錠剤を2錠服用しないこと

粉砕注意!!

 特殊な製剤のため粉砕したり噛んで服用しないこと．また吸湿が強いため，服用直前までPTPから出さない

効能効果

2型糖尿病

用法用量

維持用量：1日1回7mg，初回1日1回3mg，4週間以上投与後，1日1回7mgに増量，1日1回7mgを4週間以上投与後，効果不十分な場合は1日1回14mgに増量可　空腹時

重大な副作用

低血糖，急性膵炎，胆嚢炎，胆管炎，胆汁うっ滞性黄疸

禁忌

本剤の成分に対し過敏症の既往歴，糖尿病性ケトアシドーシス，糖尿病性昏睡または前昏睡，1型糖尿病，重症感染症，手術等の緊急の場合

インスリン製剤

超速効型インスリン

商品名	**ヒューマログ, ルムジェブ**	
一般名	**インスリンリスプロ (遺伝子組換え)**	注100単位/mL カート ミリオペン ミリオペンHD

(写真提供：日本イーライリリー(株))

看護のポイント!!

➡ ヒューマログは食事開始15分以内，ルムジェブは食事開始2分前
から食事開始20分以内に投与

効能効果

糖尿病

用法用量

1回2～20単位，患者の血糖に応じて増減
ヒューマログは食事開始15分前
ルムジェブは食事開始2分前～食事開始後20分以内に皮下注

重大な副作用

低血糖，アナフィラキシーショック，血管神経性浮腫

禁忌

低血糖症状，インスリンリスプロまたは本剤の成分に対して過敏症
の既往歴

商品名	ノボラピッド, フィアスプ	
一般名	インスリンアスパルト (遺伝子組換え)	〔ノボラピッド〕注100単位/mL フレックスタッチ フレックスペン イノレット ペンフィル / 〔フィアスプ〕注100単位/mL フレックスタッチ ペンフィル

看護のポイント!!

➡ ノボラピッドは食直前, フィアスプは食事開始2分前から食事開始20分以内に投与
 フィアスプにおいて持続皮下注用のインスリンポンプ中のインスリンがゲル化したとの報告がある. ポンプを用いない場合を含め内容物を確認し, 凝固, ゲル化, 浮遊物などがないか確認すること

効能効果

インスリン療法が適応となる糖尿病

用法用量

1回2～20単位, 患者の血糖に応じて増減
ノボラピッドは食直前
フィアスプは食事開始2分前～食事開始後20分以内に皮下注

重大な副作用

低血糖, アナフィラキシーショック

禁忌

低血糖症状, 本剤の成分に対し過敏症の既往歴

速効型インスリン

商品名	ヒューマリンR, ノボリンR
一般名	ヒトインスリン

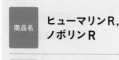

〈ヒューマリンR〉
注100単位/mL
カート
ミリオペン

〈ノボリンR〉
注100単位/mL
フレックスペン

（ヒューマリンRの写真提供：日本イーライリリー（株））

看護のポイント!!

➡ 食事開始30分前に投与
バイアル製剤は，単位，mLの勘違いによる誤投薬に注意する．
また専用シリンジを用いて必要量を抜き取ること

効能効果

インスリン療法が適応となる糖尿病

用法用量

〈ヒューマリンR〉1回2〜20単位，〈ノボリンR〉1回4〜20単位，
患者の血糖に応じて増減
食前に皮下注射する
またバイアル製剤は，輸液等に混注して用いることもある

重大な副作用

低血糖，アナフィラキシーショック，血管神経性浮腫（ヒューマリンR）

禁忌

低血糖症状，本剤の成分に対し過敏症の既往歴

中間型インスリン

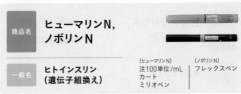

商品名	ヒューマリンN, ノボリンN		
一般名	ヒトインスリン （遺伝子組換え）	（ヒューマリンN） 注100単位/mL カート ミリオペン	（ノボリンN） フレックスペン

（ヒューマリンNの写真提供：日本イーライリリー（株））

看護のポイント!!

⇒ 作用が長く続くため，1日1から2回決まった時間に投与
　使用前によく混合すること

効能効果

インスリン療法が適応となる糖尿病

用法用量

1回4〜20単位，患者の血糖に応じて増減
朝食前30分前に皮下注射

重大な副作用

低血糖，アナフィラキシーショック，血管神経性浮腫（ヒューマリンN）

禁忌

低血糖症状，本剤の成分に対し過敏症の既往歴

混合型インスリン

商品名	ノボラピッド30Mix, ノボラピッド50Mix, ヒューマログミックス25, ヒューマログミックス50, ライゾデク
一般名	※一般名は製品によって異なる

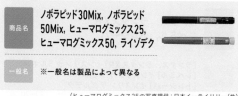

（ヒューマログミックス25の写真提供：日本イーライリリー(株)）

看護のポイント!!

➡ 超速効型インスリンと持効型インスリンを配合したもので，超速効型インスリンに準じて食直前に投与する

25，30，50は超速効型成分の配合パーセントを表す．ライゾデクは超速効型成分を30%配合

ライゾデク以外，使用前によく混和，懸濁操作を行うこと

効能効果

インスリン療法が適応となる糖尿病

用法用量

1回4～20単位，患者の血糖に応じて増減，1日1～2回　皮下注射

重大な副作用

低血糖，ショック，アナフィラキシー，血管神経性浮腫（ヒューマログミックス25，50）

禁忌

低血糖症状，本剤の成分に対し過敏症の既往歴

持効型インスリン

商品名	**ランタス，ランタスXR， レベミル，トレシーバ**

一般名	[ランタス，ランタスXR] インスリン グラルギン [レベミル] インスリン デテミル [トレシーバ] インスリン デグルデク

看護のポイント!!

➡ 作用が長く続くため，1日1回決まった時間に投与

効能効果

インスリン療法が適応となる糖尿病

用法用量

各製剤の添付文書（電子添文）を参照のこと

重大な副作用

低血糖，ショック，アナフィラキシー

禁忌

〈共通〉低血糖症状
〈ランタス，ランタスXR〉本剤の成分または他のインスリン グラルギン製剤に対し過敏症の既往歴
〈レベミル，トレシーバ〉本剤の成分に対し過敏症の既往歴

ホルモン薬

膵臓ホルモン-グルカゴン製剤

商品名	**グルカゴンGノボ**	
一般名	**グルカゴン**	注　1mg

看護のポイント!!

➡ 低血糖に用いる場合患者および家族や介助者に手技を指導すること

効能効果

①消化管のX線及び内視鏡検査の前処置
②低血糖時の救急処置
③成長ホルモン分泌機能検査
④肝型糖原病検査
⑤胃の内視鏡的治療の前処置

用法用量

①1回0.5～1mg　筋注または静注
②1回1mg　筋注または静注
③1回0.03mg/kg，最大1mg　皮下注
④成人：1回1mg　静注，小児：1回0.03mg/kg，最大1mg　筋注
⑤1回1mg　筋注または静注，消化管運動が再開した場合
　1mgを追加する

重大な副作用

ショック，アナフィラキシーショック，低血糖症状

禁忌

褐色細胞腫及びその疑い，本剤の成分に対し過敏症の既往歴

商品名	**バクスミー**

一般名	**グルカゴン**

点鼻粉末剤　3mg

(写真提供：日本イーライリリー(株))

看護のポイント!!

➡ 患者および家族や介助者に手技を指導すること

効能効果

低血糖時の救急処置

用法用量

1回3mg　点鼻

重大な副作用

ショック，アナフィラキシー

禁忌

褐色細胞腫，本剤の成分に対し過敏症の既往歴

下垂体ホルモン薬-抗利尿ホルモン

商品名	ミニリンメルト	

一般名	デスモプレシン酢酸塩水和物	OD錠 25μg OD錠 50μg OD錠 60μg OD錠 120μg OD錠 240μg

看護のポイント!!

➡ 水中毒（倦怠感，頭痛，悪心・嘔吐など）がおこるため過度の飲水を避け，指示された水分摂取量を順守させること
舌の下でとかし水なしで服用すること

粉砕注意!!

 もろく吸湿するため，粉砕不可，服用直前まで取り出さない．欠けや割れが生じたらそのかけらをすべて服用する

効能効果

①中枢性尿崩症，②夜尿症

用法用量

①1回60〜240μg，1日1〜3回，1日最大720μg
②1回120〜240μg，1日1回，就寝前

重大な副作用

脳浮腫，昏睡，痙攣等を伴う重篤な水中毒

禁忌

低ナトリウム血症，習慣性または心因性多飲症（尿生成量が40mL/kg/24時間を超える），心不全の既往歴またはその疑いがあり利尿薬による治療を要する患者，抗利尿ホルモン不適合分泌症候群，中等度以上の腎機能障害のある患者（クレアチニンクリアランスが50mL/分未満），本剤の成分に対し過敏症の既往歴

副腎皮質ホルモン-短時間作用型

商品名	**コートリル**
一般名	ヒドロコルチゾン

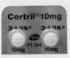

錠剤 10mg PT324

看護のポイント!!

→ 感染症の悪化, 消化性潰瘍, 糖尿病, 精神障害, 骨粗鬆症, 血圧上昇, 血栓症, 眼圧亢進, 白内障, 急な中断による離脱症状（発熱, 頭痛, 食欲不振, 脱力感, 筋肉痛, 関節痛, ショック等）に注意する

効能効果

詳細は添付文書（電子添文）参照

用法用量

1日10〜120mgを1〜4回に分割

重大な副作用

感染症, 続発性副腎皮質機能不全, 糖尿病, 消化性潰瘍, 骨粗鬆症, 大腿骨及び上腕骨等の骨頭無菌性壊死, ミオパチー, 血栓症, 連用により緑内障・後嚢白内障

禁忌

本剤の成分に対し過敏症の既往歴, デスモプレシン酢酸塩水和物（男性における夜間多尿による夜間頻尿）を投与中. 免疫抑制が生じる量の本剤を投与中の患者の場合, 生ワクチンまたは弱毒生ワクチンの投与

商品名	**水溶性ハイドロコートン**
一般名	ヒドロコルチゾンリン酸 エステルナトリウム

注 100mg
注 500mg

看護のポイント!!

➡ 感染症の悪化, 消化性潰瘍, 糖尿病, 精神障害, 骨粗鬆症, 血圧上昇, 血栓症, 眼圧亢進, 白内障, 急な中断による離脱症状(発熱, 頭痛, 食欲不振, 脱力感, 筋肉痛, 関節痛, ショック等)に注意する

効能効果

外科的ショック及びショック様状態における救急, または術中・術後のショック

用法用量

1回100〜1,000mg
1日1回または数回　静注または点滴静注

重大な副作用

誘発感染症, 感染症の増悪, 続発性副腎皮質機能不全, 糖尿病, 消化性潰瘍, 精神変調, うつ状態, 骨粗鬆症, 大腿骨及び上腕骨等の骨頭無菌性壊死, ミオパシー, ショック, 連用により緑内障・後囊白内障

禁忌

本剤の成分に対し過敏症の既往歴, デスモプレシン酢酸塩水和物(男性における夜間多尿による夜間頻尿)を投与中

商品名	ソル・コーテフ

一般名	ヒドロコルチゾンコハク酸エステルナトリウム

注(注射用)	100mg
注(静注用)	250mg
注(静注用)	500mg
注(静注用)	1000mg

看護のポイント!!

→ 感染症の悪化, 消化性潰瘍, 糖尿病, 精神障害, 骨粗鬆症, 血圧上昇, 血栓症, 眼圧亢進, 白内障, 急な中断による離脱症状（発熱, 頭痛, 食欲不振, 脱力感, 筋肉痛, 関節痛, ショック等）に注意する

効能効果・用法用量

詳細は添付文書（電子添文）参照

重大な副作用

ショック, 感染症, 続発性副腎皮質機能不全, 骨粗鬆症, 骨頭無菌性壊死, 胃腸穿孔, 消化管出血, 消化性潰瘍, 連用によりミオパチー, 血栓症, 頭蓋内圧亢進, 痙攣, 精神変調, うつ状態, 糖尿病, 緑内障・後嚢白内障, 気管支喘息, 急性心筋梗塞を起こした患者で心破裂, うっ血性心不全, 食道炎, カポジ肉腫, 腱断裂, (類薬) 高用量急速静注により心停止, 循環性虚脱, 不整脈

禁忌

本剤の成分に対し過敏症の既往歴, デスモプレシン酢酸塩水和物（男性における夜間多尿による夜間頻尿）を投与中. 免疫抑制が生じる量の本剤を投与中の患者の場合, 生ワクチンまたは弱毒生ワクチンの投与

商品名	**フロリネフ**	
一般名	フルドロコルチゾン酢酸エステル	錠剤　0.1mg　FT01

看護のポイント!!

➡ 高血圧, 高ナトリウム血症, 低カリウム血症, 浮腫等に注意して患者状態を観察する. また食塩摂取量を制限すること.

効能効果

①塩喪失型先天性副腎皮質過形成症, ②塩喪失型慢性副腎皮質機能不全 (アジソン病)

用法用量

1日0.02〜0.1mgを1日2〜3回に分割
新生児・乳児:0.025〜0.05mgより開始

重大な副作用

誘発感染症, 感染症の増悪, 続発性副腎皮質機能不全, 糖尿病, 消化性潰瘍, 膵炎, 精神変調, うつ状態, 痙攣, 骨粗鬆症, 大腿骨及び上腕骨等の骨頭無菌性壊死, ミオパシー, 血栓症, 連用により緑内障・後嚢白内障

禁忌

本剤の成分に対し過敏症の既往歴

副腎皮質ホルモン-中間作用型

商品名	**プレドニン**

○ プレドニン 5mg
プレドニン プレドニン
[5mg] [5mg]

一般名	プレドニゾロンコハク酸 エステルナトリウム

錠剤	5mg	341
注	10mg	
注	20mg	
注	50mg	

看護のポイント!!

➡ 感染症の悪化, 消化性潰瘍, 糖尿病, 精神障害, 骨粗鬆症, 血圧上昇, 血栓症, 眼圧亢進, 白内障, 急な中断による離脱症状(発熱, 頭痛, 食欲不振, 脱力感, 筋肉痛, 関節痛, ショック等)に注意する

効能効果・用法用量

詳細は添付文書(電子添文)参照

重大な副作用

誘発感染症, 感染症の増悪, 続発性副腎皮質機能不全, 糖尿病, 消化性潰瘍, 膵炎, 精神変調, うつ状態, 痙攣, 骨粗鬆症, 大腿骨及び上腕骨等の骨頭無菌性壊死, ミオパシー, 血栓症, 運用により緑内障・後嚢白内障

禁忌

本剤の成分に対し過敏症の既往歴

商品名	ソル・メドロール

一般名	メチルプレドニゾロンコハク酸 エステルナトリウム

注	40mg	注	500mg
注	125mg	注	1000mg

看護のポイント!!

→ 感染症の悪化，消化性潰瘍，糖尿病，精神障害，骨粗鬆症，血圧上昇，血栓症，眼圧亢進，白内障，急な中断による離脱症状（発熱，頭痛，食欲不振，脱力感，筋肉痛，関節痛，ショック等）に注意する

効能効果・用法用量

詳細は添付文書（電子添文）参照

重大な副作用

ショック，高用量急速静注により心停止・循環性虚脱・不整脈，感染症，続発性副腎皮質機能不全，骨粗鬆症，骨頭無菌性壊死，胃腸穿孔，消化管出血，消化性潰瘍，連用によりミオパチー，血栓症，頭蓋内圧亢進，痙攣，精神変調，うつ状態，糖尿病，緑内障，後嚢白内障，中心性漿液性脈絡網膜症，多発性後極部網膜色素上皮症，気管支喘息，急性心筋梗塞を起こした患者で心破裂，膵炎，うっ血性心不全，食道炎，カポジ肉腫，腱断裂，肝機能障害，黄疸

禁忌

本剤の成分に対し過敏症の既往歴，デスモプレシン酢酸塩水和物（男性における夜間多尿による夜間頻尿）を投与中，免疫抑制が生じる量の本剤を投与中の患者の場合，生ワクチンまたは弱毒生ワクチンの投与

商品名	**メドロール**		
一般名	メチルプレドニゾロン	錠剤 2mg 錠剤 4mg	UPJOHN49 UPJOHN56

看護のポイント!!

⇒ 感染症の悪化，消化性潰瘍，糖尿病，精神障害，骨粗鬆症，血圧上昇，血栓症，眼圧亢進，白内障，急な中断による離脱症状（発熱，頭痛，食欲不振，脱力感，筋肉痛，関節痛，ショック等）に注意する

効能効果・用法用量

詳細は添付文書（電子添文）参照

重大な副作用

感染症，続発性副腎皮質機能不全，骨粗鬆症，骨頭無菌性壊死，胃腸穿孔，消化管出血，消化性潰瘍，連用によりミオパチー，血栓症，頭蓋内圧亢進，痙攣，精神変調，うつ状態，糖尿病，緑内障，後嚢白内障，中心性漿液性脈絡網膜症，多発性後極部網膜色素上皮症，急性心筋梗塞を起こした患者で心破裂，うっ血性心不全，食道炎，カポジ肉腫，腱断裂，アナフィラキシー，心筋梗塞，脳梗塞，動脈瘤

禁忌

本剤の成分に対し過敏症の既往歴，デスモプレシン酢酸塩水和物（男性における夜間多尿による夜間頻尿）を投与中，免疫抑制が生じる量の本剤を投与中の患者の場合，生ワクチンまたは弱毒生ワクチンの投与

副腎皮質ホルモン−長時間作用型

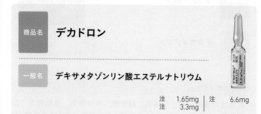

商品名	**デカドロン**

一般名	**デキサメタゾンリン酸エステルナトリウム**

注 1.65mg ｜ 注 6.6mg
注 3.3mg

看護のポイント!!

→ 感染症の悪化，消化性潰瘍，糖尿病，精神障害，骨粗鬆症，血圧上昇，血栓症，眼圧亢進，白内障，急な中断による離脱症状（発熱，頭痛，食欲不振，脱力感，筋肉痛，関節痛，ショック等）に注意する

効能効果・用法用量

詳細は添付文書（電子添文）参照

重大な副作用

ショック・アナフィラキシー，誘発感染症，感染症の増悪，続発性副腎皮質機能不全，糖尿病，消化性潰瘍，消化管穿孔，膵炎，精神変調，うつ状態，痙攣，骨粗鬆症，大腿骨及び上腕骨等の骨頭無菌性壊死，ミオパシー，脊椎圧迫骨折，長骨の病的骨折，緑内障・後嚢白内障，血栓塞栓症，喘息発作

禁忌

本剤の成分に対し過敏症の既往歴，感染症のある関節腔内，滑液嚢内，腱鞘内又は腱周囲，動揺関節の関節腔内，デスモプレシン酢酸塩水和物（男性における夜間多尿による夜間頻尿）投与中
〈本剤全身投与の患者〉ダクラタスビル塩酸塩，アスナプレビル投与中
〈本剤全身投与の患者（ただし単回投与の場合を除く）〉リルピビリン塩酸塩，リルピビリン塩酸塩・テノホビル　アラフェナミドフマル酸塩・エムトリシタビン，ドルテグラビルナトリウム・リルピビリン塩酸塩投与中

商品名	デカドロン	

一般名	デキサメタゾン	錠剤	0.5mg	535
		錠剤	4mg	545
		エリキシル	0.01%	

看護のポイント!!

➡ 感染症の悪化，消化性潰瘍，糖尿病，精神障害，骨粗鬆症，血圧上昇，血栓症，眼圧亢進，白内障，急な中断による離脱症状（発熱，頭痛，食欲不振，脱力感，筋肉痛，関節痛，ショック等）に注意する

効能効果・用法用量

詳細は添付文書（電子添文）参照

重大な副作用

誘発感染症，感染症の増悪，続発性副腎皮質機能不全，糖尿病，消化性潰瘍，消化管穿孔，膵炎，精神変調，うつ状態，痙攣，骨粗鬆症，大腿骨及び上腕骨等の骨頭無菌性壊死，ミオパシー，脊椎圧迫骨折，長骨の病的骨折，緑内障，後嚢白内障，血栓塞栓症

禁忌

本剤の成分に対し過敏症の既往歴，デスモプレシン酢酸塩水和物（男性における夜間多尿による夜間頻尿），リルピビリン塩酸塩，リルピビリン塩酸塩・テノホビル　アラフェナミドフマル酸塩・エムトリシタビン，リルピビリン塩酸塩・テノホビル　ジソプロキシルフマル酸塩・エムトリシタビン，リルピビリン塩酸塩・ドルテグラビルナトリウム，ダクラタスビル塩酸塩，アスナプレビル，ダクラタスビル塩酸塩・アスナプレビル・ベクラブビル塩酸塩投与中，（エリキシルのみ）ジスルフィラム，シアナミド投与中

商品名	**リンデロン**			

一般名	ベタメタゾン（錠，散，シロップ）， ベタメタゾンリン酸エステルナトリウム（注）			

			注	2mg
錠剤	0.5mg	347:0.5	注	4mg
散	0.1%		注	20mg
シロップ	0.01%		注	100mg

看護のポイント!!

➡ 感染症の悪化，消化性潰瘍，糖尿病，精神障害，骨粗鬆症，血圧上昇，血栓症，眼圧亢進，白内障，急な中断による離脱症状（発熱，頭痛，食欲不振，脱力感，筋肉痛，関節痛，ショック等）に注意する

効能効果・用法用量

詳細は添付文書（電子添文）参照

重大な副作用

ショック・アナフィラキシー（注のみ），誘発感染症，感染症の増悪，続発性副腎皮質機能不全，糖尿病，消化性潰瘍，消化管穿孔，膵炎，精神変調，うつ状態，痙攣，骨粗鬆症，大腿骨及び上腕骨等の骨頭無菌性壊死，ミオパシー，緑内障・後嚢白内障，血栓塞栓症（錠，散，シロップ，注2mg，4mgのみ），喘息発作（注2mg，4mgのみ）

禁忌

本剤の成分に対し過敏症の既往歴，デスモプレシン酢酸塩水和物（男性における夜間多尿による夜間頻尿）を投与中，（注2mg，4mgのみ）感染症のある関節腔内，滑液嚢内，腱鞘内又は腱周囲，動揺関節の関節腔内

商品名	**チラーヂン**	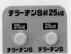

一般名	レボチロキシンナトリウム水和物

錠剤	12.5μg	TZ244	錠剤	100μg	TZ234
錠剤	25μg	TZ214	S散	0.01%	
錠剤	50μg	TZ224	注	200μg	
錠剤	75μg	TZ254			

看護のポイント!!

➡ 少量を開始し，検査等をおこないながら時間をかけて増量する．
注射は経口摂取不良時に用いる

配合変化注意!!

➡ （注射剤）生食以外は混合しない
また調製2時間以内に投与完了すること

効能効果

粘液水腫，クレチン病，甲状腺機能低下症（原発性及び下垂体性），
甲状腺腫

用法用量

成人1回25〜400μg
乳幼児10μg/kg
未熟児5〜10μg/kg
1日1回

重大な副作用

狭心症，肝機能障害，黄疸，副腎クリーゼ，晩期循環不全，ショック，うっ血性心不全

禁忌

（注のみ）本剤の成分に対し過敏症の既往歴

その他のホルモン薬－抗甲状腺薬

商品名	メルカゾール
一般名	チアマゾール

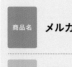

錠 2.5mg
錠 5mg
注 10mg

看護のポイント!!

➡ 無顆粒球症（発熱，全身倦怠，咽頭痛等の初期症状）が起こることがある．特に開始2か月間は注意すること．注射は救急時に用いる

効能効果

甲状腺機能亢進症

用法用量

錠剤
成人：1日30〜60mg　1日3〜4回に分割　その後5〜10mg　1日1〜2回に分割
小児：5歳以上10歳未満　1日10〜20mg，10歳以上15歳未満　1日20〜30mg　1日2〜4回に分割　その後5〜10mg　1日1〜2回に分割
妊婦：1日15〜30mg　1日3〜4回に分割　その後5〜10mg　1日1〜2回に分割
注射
1回30〜60mgを皮下，筋肉内又は静脈内注射

重大な副作用

汎血球減少，再生不良性貧血，無顆粒球症，白血球減少，低プロトロンビン血症，第VII因子欠乏症，血小板減少，血小板減少性紫斑病，肝機能障害，黄疸，多発性関節炎，SLE様症状，インスリン自己免疫症候群，間質性肺炎，抗好中球細胞質抗体（ANCA）関連血管炎症候群，横紋筋融解症

禁忌

本剤に対し過敏症の既往歴

その他のホルモン薬 - ソマトスタチン

商品名	**サンドスタチン**		

一般名	**オクトレオチド酢酸塩**	注 50μg 注 100μg

(写真提供：ノバルティス ファーマ)

看護のポイント!!

➡ 高血糖または低血糖に注意する

効能効果

①消化管ホルモン産生腫瘍に伴う諸症状，先端巨大症・下垂体性巨人症における成長ホルモン，ソマトメジン-C分泌過剰及び諸症状，②進行・再発癌患者の緩和医療における消化管閉塞に伴う消化器症状，③先天性高インスリン血症に伴う低血糖

用法用量

①1日100〜150μg，2〜3回皮下注
②1日300μg，持続皮下注
③1日5〜25μg/kg，3〜4回皮下注または持続皮下注

重大な副作用

アナフィラキシー，徐脈

禁忌

本剤の成分に対し過敏症の既往歴

その他のホルモン薬 – 副甲状腺機能亢進症治療薬

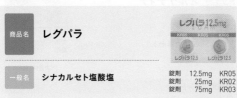

商品名	レグパラ

一般名	シナカルセト塩酸塩

錠剤	12.5mg	KR05
錠剤	25mg	KR02
錠剤	75mg	KR03

(写真提供：協和キリン)

看護のポイント!!

➡ 悪心・嘔吐が現れやすい．低カルシウム血症 (QT延長，しびれ，筋痙攣，気分不良，不整脈，血圧低下及び痙攣等) があらわれた場合，医師の指示を仰ぐ

効能効果

①維持透析下の二次性副甲状腺機能亢進症，②副甲状腺癌，副甲状腺摘出術不能または術後再発の原発性副甲状腺機能亢進症における高カルシウム血症

用法用量

①1回25〜100mg，1日1回 (血清Ca濃度やPTHのコントロール困難な場合に減量幅を12.5mgとすることを考慮)　増量は25mgずつ3週間ごとに
②1回25〜75mg，1日2〜4回　増量は25mgずつ　2週間ごとに

重大な副作用

低カルシウム血症・血清カルシウム減少，QT延長，消化管出血，消化管潰瘍，意識レベルの低下，一過性意識消失，突然死

禁忌

本剤の成分に対し過敏症の既往歴

351

商品名	**オルケディア**

一般名	エボカルセト

錠剤 1mg KH601
錠剤 2mg KH602

(写真提供：協和キリン)

看護のポイント!!

➡ 低カルシウム血症 (QT延長, しびれ, 筋痙攣, 気分不良, 不整脈, 血圧低下及び痙攣等) があらわれた場合, 医師の指示を仰ぐ

効能効果

①維持透析下の二次性副甲状腺機能亢進症, ②副甲状腺癌, 副甲状腺摘出術不能または術後再発の原発性副甲状腺機能亢進症における高カルシウム血症

用法用量

①1回1～12mg, 1日1回　増量は1mgずつ　2週間以上あけて
②1回2～6mg, 1日2～4回　増量は1回量2mgずつ, 2週間あけて

重大な副作用

低カルシウム血症, QT延長

禁忌

本剤の成分に対し過敏症の既往歴, 妊婦または妊娠している可能性

骨粗鬆症・骨代謝改善薬

活性型ビタミン D₃

商品名	**アルファロール, ワンアルファ**	

一般名	**アルファカルシドール**

（アルファロール）			
カプセル	0.25μg		TJN ONE：0.25
カプセル	0.5μg		TJN ONE：0.5
カプセル	1μg		TJN ONE：1.0
カプセル	3μg		
散	1μg/g		
内用液	0.5μg/mL		

（ワンアルファ）	
錠剤	0.25μg
錠剤	0.5μg
錠剤	1.0μg

看護のポイント!!

⇒ 高カルシウム血症に（倦怠感，いらいら感，嘔気，口渇感，食欲減退，
意識レベルの低下等）が現れたら医師の指示を仰ぐ

効能効果

①慢性腎不全，②副甲状腺機能低下症，ビタミンD抵抗性クル病・
骨軟化症，③骨粗鬆症

用法用量

①③成人：1回0.5〜1μg　1日1回
②成人：1回1〜4μg　1日1回
③小児（骨粗鬆症）：1回0.01〜0.03μg/kg　1日1回
①②小児（その他）：1回0.05〜0.1μg/kg　1日1回

重大な副作用

急性腎不全，肝機能障害，黄疸

禁忌

添付文書（電子添文）記載なし

商品名	エディロール	
一般名	エルデカルシトール	カプセル 0.5μg カプセル 0.75μg 錠剤 0.5 錠剤 0.75

看護のポイント!!

➡ 高カルシウム血症に(倦怠感, いらいら感, 嘔気, 口渇感, 食欲減退, 意識レベルの低下等)が現れたら医師の指示を仰ぐ

効能効果

骨粗鬆症

用法用量

1回0.5〜0.75μg
1日1回

重大な副作用

高カルシウム血症, 急性腎障害, 尿路結石

禁忌

妊婦, 妊娠している可能性のある婦人または授乳婦

商品名	ロカルトロール	
一般名	カルシトリオール	カプセル　0.25μg カプセル　0.5μg

看護のポイント!!

➡ 高カルシウム血症に（倦怠感, いらいら感, 嘔気, 口渇感, 食欲減退, 意識レベルの低下等）が現れたら医師の指示を仰ぐ

効能効果

①骨粗鬆症, ②慢性腎不全, ③副甲状腺機能低下症, クル病・骨軟化症

用法用量

①1回0.25μg, 1日2回
②1回0.25〜0.75μg, 1日1回
③1回0.5〜2.0μg, 1日1回

重大な副作用

添付文書（電子添文）記載なし

禁忌

高カルシウム血症またはビタミンD中毒症状

ビタミンK製剤

商品名	**グラケー**	
一般名	**メナテトレノン**	カプセル 15mg

看護のポイント!!

➡ ワルファリンの作用を減弱するため，併用しない

粉砕注意!!

 軟カプセルのため

相互作用注意!!

 ワルファリンの効果減弱

効能効果

骨粗鬆症における骨量・疼痛の改善

用法用量

1回15mg
1日3回

重大な副作用

添付文書（電子添文）記載なし

禁忌

ワルファリンカリウム投与中

エストロゲン製剤

商品名	ジュリナ
一般名	エストラジオール

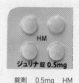

錠剤　0.5mg　HM

看護のポイント!!

→ 血栓性静脈炎や肺塞栓のリスクがあるため下肢の疼痛・浮腫，突然の呼吸困難，息切れ，胸痛，中枢神経症状（めまい，意識障害，四肢の麻痺等），急性視力障害等に注意し，体を動かせない状態が続かないよう指導する

効能効果

①更年期障害及び卵巣欠落症状に伴う，血管運動神経症状（Hot flush及び発汗），腟萎縮症状，②閉経後骨粗鬆症，③生殖補助医療における調節卵巣刺激の開始時期の調整，④凍結融解胚移植におけるホルモン補充周期

用法用量

①1回0.5mg，1.0mgまで増量可　1日1回
②1回1mg　1日1回
③1回0.5または1mg　1日1回　21〜28日間投与，投与期間の後半に黄体ホルモン剤を併用
④1日0.5〜4.5mg　1日1回2mgまで，子宮内膜の十分な肥厚が得られた時点で，黄体ホルモン剤の併用を開始．妊娠8週まで投与継続

重大な副作用

静脈血栓塞栓症，血栓性静脈炎

禁忌

エストロゲン依存性悪性腫瘍（例えば，乳癌，子宮内膜癌）及びその疑い，未治療の子宮内膜増殖症，乳癌の既往歴，血栓性静脈炎や肺塞栓症，またはその既往歴，動脈性血栓塞栓疾患（例えば，

冠動脈性心疾患，脳卒中）またはその既往歴，授乳婦，重篤な肝障害，診断の確定していない異常性器出血，本剤の成分に対し過敏症の既往歴，〈更年期障害及び卵巣欠落症状に伴う症状，閉経後骨粗鬆症，生殖補助医療における調節卵巣刺激の開始時期の調整〉妊婦または妊娠している可能性

ビスホスホネート薬

商品名	**ボナロン**			
一般名	アレンドロン酸ナトリウム水和物	錠剤 錠剤 経口ゼリー 点滴静注バッグ	5mg 35mg 35mg 900μg	TJNBNT TJN35

看護のポイント!!

➡ 内服は起床してからすぐ服用し，30分間は飲食しないようにし，その間は横にならないこと，週1回製剤を毎日服用しないこと，点滴は他の薬と配合せずゆっくり投与すること，抜歯や不衛生な口腔環境により顎骨壊死・顎骨骨髄炎などが起こることがあるため注意する

効能効果

骨粗鬆症

用法用量

5mg製剤：1日1回5mg　起床時
35mg製剤：週に1回35mg　起床時
点滴製剤：1か月に1回900μg　点滴静注

重大な副作用

食道・口腔内障害（食道穿孔，食道狭窄，食道潰瘍，食道炎，食道びらん，口腔内潰瘍），（出血性）胃・十二指腸潰瘍，出血性胃炎〈経口薬のみ〉

肝機能障害, 黄疸, 低カルシウム血症, TEN, Stevens-Johnson
症候群, 顎骨壊死・顎骨骨髄炎, 外耳道骨壊死, 大腿骨転子下及
び近位大腿骨骨幹部の近位尺骨骨幹部等の非定型骨折

禁忌

食道狭窄またはアカラシア（食道弛緩不能症）等の食道通過を遅延
させる障害, 30分以上上体を起こしていることや立っていることの
できない患者〈経口薬のみ〉
本剤の成分あるいは他のビスホスホネート系薬剤に対し過敏症の既
往歴, 低カルシウム血症

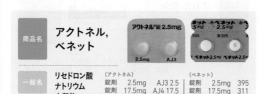

| 商品名 | アクトネル, ベネット | | | | | |

一般名	リセドロン酸ナトリウム水和物	〈アクトネル〉			〈ベネット〉	
		錠剤	2.5mg	AJ3 2.5	錠剤	2.5mg	395
		錠剤	17.5mg	AJ4 17.5	錠剤	17.5mg	311
		錠剤	75mg		錠剤	75mg	312

看護のポイント!!

➡ 起床してからすぐ服用し, 30分間は飲食しないようにしその間は横
にならないこと. 週1回製剤, 月1回製剤を毎日服用しないこと.（骨
ページェット病を除く）. 抜歯や不衛生な口腔環境により顎骨壊死・
顎骨骨髄炎などが起こることがあるため注意する

効能効果

①骨粗鬆症, ②骨ページェット病（17.5mg製剤のみ）

用法用量

①2.5mg製剤：1日1回2.5mg, 17.5mg製剤：週に1回17.5mg,
75mg製剤：月に1回75mg　いずれも起床時
②1日1回17.5mg　起床時

重大な副作用

上部消化管障害（食道穿孔, 食道狭窄, 食道潰瘍, 胃潰瘍, 食道炎,
十二指腸潰瘍等）, 肝機能障害, 黄疸, 顎骨壊死・顎骨骨髄炎, 外
耳道骨壊死, 大腿骨転子下及び近位大腿骨骨幹部の近位尺骨骨幹
部等の非定型骨折

食道狭窄・アカラシア（食道弛緩不能症）等の食道通過を遅延させる障害のある患者，本剤成分・他のビスフォスフォネート系薬剤過敏症のある患者，低カルシウム血症の患者，服用時に立位あるいは坐位を30分以上保てない患者，妊婦または妊娠している可能性のある女性，高度腎障害のある患者

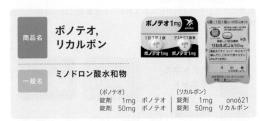

商品名	ボノテオ，リカルボン
一般名	ミノドロン酸水和物

（ボノテオ）			（リカルボン）		
錠剤	1mg	ボノテオ	錠剤	1mg	ono621
錠剤	50mg	ボノテオ	錠剤	50mg	リカルボン

看護のポイント!!

⇒ 起床してからすぐ服用し，30分間は飲食しないようにしその間は横にならないこと。月1回製剤を毎日服用しないこと，抜歯や不衛生な口腔環境により顎骨壊死・顎骨骨髄炎などが起こることがあるため注意する

効能効果

骨粗鬆症

用法用量

〈1mg製剤〉1日1回1mg，起床時に約180mLの水とともに経口
服用後は少なくとも30分は横にならず，飲食（水を除く），他の薬剤の経口摂取を避ける
〈50mg製剤〉4週に1回50mg，起床時に約180mLの水とともに経口
服用後は少なくとも30分は横にならず，飲食（水を除く），他の薬剤の経口摂取を避ける

重大な副作用

上部消化管障害，顎骨壊死・顎骨骨髄炎，外耳道骨壊死，大腿骨転子下，近位大腿骨骨幹部及び近位尺骨骨幹部等の非定型骨折，肝機能障害，黄疸，低カルシウム血症

禁忌

食道狭窄またはアカラシア（食道弛緩不能症）等の食道通過を遅延させる障害，服用時に上体を30分以上起こしていることができない，本剤の成分あるいは他のビスホスホネート系薬剤に対し過敏症の既往歴，低カルシウム血症，妊婦または妊娠している可能性

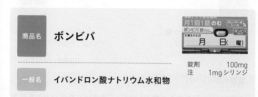

商品名	**ボンビバ**
一般名	イバンドロン酸ナトリウム水和物

錠剤　　100mg
注　1mgシリンジ

看護のポイント!!

➡ 内服は起床してからすぐ服用し，60分間は飲食しないようにし，その間は横にならないこと，毎日服用しないこと，注射は他の薬剤と配合せず投与すること，抜歯や不衛生な口腔環境により顎骨壊死・顎骨骨髄炎などが起こることがあるため注意する

効能効果

骨粗鬆症

用法用量

内服：月に1回100mg　起床時
注射：月に1回1mg静注

重大な副作用

上部消化管障害（内服のみ），顎骨壊死・顎骨骨髄炎，外耳道骨壊死，大腿骨転子下，近位大腿骨骨幹部，近位尺骨骨幹部等の非定型骨折，低カルシウム血症

禁忌

食道狭窄またはアカラシア（食道弛緩不能症）等の食道通過を遅延させる障害，服用時に上体を60分以上起こしていることができない〈内服のみ〉

本剤の成分あるいは他のビスホスホネート系薬剤に対し過敏症の既往歴，低カルシウム血症，妊婦または妊娠している可能性

商品名	**リクラスト**
一般名	ゾレドロン酸水和物

点滴静注液　5mg

（写真提供：旭化成ファーマ）

看護のポイント!!

➡ 1年に1回の投与のため投与して1～2週間は，発熱などの急性期反応，急性腎障害，低カルシウム血症が起こりやすいため，患者状態をしっかり観察し，十分な水分補給を行う．抜歯や不衛生な口腔環境により顎骨壊死・顎骨骨髄炎などが起こることがあるため注意する

効能効果

骨粗鬆症

用法用量

1年に1回5mg
15分以上かけて点滴静注

重大な副作用

急性腎障害，間質性腎炎，ファンコニー症候群，低カルシウム血症，顎骨壊死・顎骨骨髄炎，外耳道骨壊死，大腿骨転子下，近位大腿骨骨幹部，近位尺骨骨幹部等の非定型骨折，アナフィラキシー

禁忌

本剤の成分または他のビスホスホネート製剤に対し，過敏症の既往歴，重度の腎機能障害（クレアチニンクリアランス35mL/min未満），脱水状態（高熱，高度な下痢及び嘔吐等），低カルシウム血症，妊婦または妊娠している可能性

ヒト型抗RANKLモノクローナル抗体

| 商品名 | **プラリア** |  皮下注シリンジ 60mg |

| 一般名 | **デノスマブ（遺伝子組換え）** |

看護のポイント!!

➡ 低カルシウム血症（QT延長，痙攣，テタニー，しびれ，失見当識等）が現れることがあるため，カルシウムの補充（デノタス）の処方を考慮する．抜歯や不衛生な口腔環境により顎骨壊死・顎骨骨髄炎などが起こることがあるため注意する

効能効果

①骨粗鬆症，②関節リウマチに伴う骨びらんの進行抑制

用法用量

6か月に1回60mg（②は3か月ごとに短縮可）
皮下注

重大な副作用

低カルシウム血症，顎骨壊死・顎骨骨髄炎，アナフィラキシー，大腿骨転子下及び近位大腿骨骨幹部，近位尺骨骨幹部等の非定型骨折，治療中止後の多発性椎体骨折，重篤な皮膚感染症

禁忌

本剤の成分に対し過敏症の既往歴，低カルシウム血症，妊婦または妊娠している可能性

SERM

（写真提供：日本イーライリリー（株））

商品名	**エビスタ**
一般名	**ラロキシフェン塩酸塩**

錠剤　60mg　4165

看護のポイント!!

➡ 血栓性静脈炎や肺塞栓のリスクがあるため下肢の疼痛・浮腫，突然の呼吸困難，息切れ，胸痛，中枢神経症状（めまい，意識障害，四肢の麻痺等），急性視力障害等に注意し，体を動かせない状態が続かないよう指導する．また手術3日前に中止する

効能効果

閉経後骨粗鬆症

用法用量

1回60mg
1日1回

重大な副作用

静脈血栓塞栓症，肝機能障害

禁忌

深部静脈血栓症，肺塞栓症，網膜静脈血栓症等の静脈血栓塞栓症またはその既往歴，長期不動状態（術後回復期，長期安静期等），抗リン脂質抗体症候群，妊婦または妊娠している可能性及び授乳婦，本剤の成分に対し過敏症の既往歴

商品名	ビビアント

錠剤　20mg　WY20

一般名	バゼドキシフェン酢酸塩

看護のポイント!!

➡ 血栓性静脈炎や塞栓栓のリスクがあるため下肢の疼痛・浮腫, 突然の呼吸困難, 息切れ, 胸痛, 中枢神経症状 (めまい, 意識障害, 四肢の麻痺等), 急性視力障害等に注意し, 体を動かせない状態が続かないよう指導する. そのため手術前は中止する (類薬のエビスタは3日前の休薬と明記されている)

効能効果

閉経後骨粗鬆症

用法用量

1回20mg　1日1回

重大な副作用

静脈血栓塞栓症

禁忌

深部静脈血栓症・肺塞栓症・網膜静脈血栓症等の静脈血栓塞栓症またはその既往歴, 長期不動状態 (術後回復期, 長期安静期等), 抗リン脂質抗体症候群, 妊婦または妊娠している可能性及び授乳婦, 本剤の成分に対し過敏症の既往歴

副甲状腺ホルモン製剤

商品名	テリボン

一般名	テリパラチド 酢酸塩

皮下注用 56.5μg

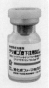

（写真提供：旭化成ファーマ）

看護のポイント!!

➡ 最大2年間までの投与とすること．投与数時間はショック，急激な
血圧低下に伴う意識消失，けいれん，転倒に注意すること
頻度が高い副作用として悪心・嘔吐，倦怠感，頭痛が現れることが
ある．十分な水分補給で症状が軽減するという報告がある

効能効果

骨折の危険性の高い骨粗鬆症

用法用量

1回56.5μg
週1回　皮下注

重大な副作用

ショック，アナフィラキシー，意識消失

禁忌

骨肉腫発生のリスクが高いと考えられる患者（骨ページェット病，原
因不明のアルカリフォスファターゼ高値を示す，小児等及び若年者
で骨端線が閉じていない，過去に骨への影響が考えられる放射線
治療を受けた），高カルシウム血症，原発性の悪性骨腫瘍もしくは
転移性骨腫瘍，骨粗鬆症以外の代謝性骨疾患，本剤の成分または
テリパラチド（遺伝子組換え）に対し過敏症の既往歴，妊婦または
妊娠している可能性

商品名	テリボン

皮下注　28.2μgオートインジェクター

一般名	テリパラチド酢酸塩

（写真提供：旭化成ファーマ）

看護のポイント!!

➡ 最大2年間までの投与とすること．投与数時間はショック，急激な血圧低下に伴う意識消失，けいれん，転倒に注意すること
頻度が高い副作用として悪心・嘔吐，倦怠感，頭痛が現れることがある．十分な水分補給で症状が軽減するという報告がある
自己注射可能である

効能効果

骨折の危険性の高い骨粗鬆症

用法用量

1回28.2μg
週2回　皮下注

重大な副作用

ショック，アナフィラキシー，意識消失

禁忌

骨肉腫発生のリスクが高いと考えられる患者（骨ページェット病，原因不明のアルカリフォスファターゼ高値を示す，小児等及び若年者で骨端線が閉じていない，過去に骨への影響が考えられる放射線治療を受けた），高カルシウム血症，原発性の悪性骨腫瘍もしくは転移性骨腫瘍，骨粗鬆症以外の代謝性骨疾患，本剤の成分またはテリパラチド（遺伝子組換え）に対し過敏症の既往歴，妊婦または妊娠している可能性

	フォルテオ	
		皮下注キット　600μg

一般名	**テリパラチド （遺伝子組換え）**

（写真提供：日本イーライリリー（株））

看護のポイント!!

➡ 最大2年間までの投与とすること．投与数時間はショック，急激な血圧低下に伴う意識消失，けいれん，転倒に注意すること
　自己注射可能である

効能効果

骨折の危険性の高い骨粗鬆症

用法用量

1回20μg
1日1回　皮下注

重大な副作用

ショック，アナフィラキシー，意識消失

禁忌

高カルシウム血症，骨肉腫発生のリスクが高いと考えられる患者<骨ページェット病，原因不明のアルカリフォスファターゼ高値を示す患者，小児等及び若年者で骨端線が閉じていない患者，過去に骨への影響が考えられる放射線治療を受けた患者>，原発性の悪性骨腫瘍もしくは転移性骨腫瘍，骨粗鬆症以外の代謝性骨疾患（副甲状腺機能亢進症等），妊婦または妊娠している可能性のある女性及び授乳婦，本剤の成分またはテリパラチド酢酸塩に対し過敏症の既往歴

ヒト化抗スクレロスチンモノクローナル抗体

商品名	イベニティ

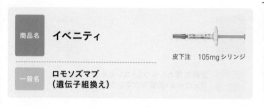

皮下注　105mgシリンジ

一般名	ロモソズマブ（遺伝子組換え）

看護のポイント!!

➡ 低カルシウム血症（QT延長，痙攣，テタニー，しびれ，失見当識等）が現れることがあるため注意する．抜歯や不衛生な口腔環境により顎骨壊死・顎骨骨髄炎などが起こることがあるため注意する

効能効果

骨折の危険性の高い骨粗鬆症

用法用量

1回210mg
月1回　皮下注
最大12か月まで

重大な副作用

低カルシウム血症，顎骨壊死・顎骨骨髄炎，大腿骨転子下及び近位大腿骨骨幹部の非定型骨折

禁忌

本剤の成分に対し過敏症の既往歴，低カルシウム血症

カルシウム薬

商品名	デノタス	

一般名	沈降炭酸カルシウム・コレカルシフェロール・炭酸マグネシウム

チュアブル配合錠

看護のポイント!!

➡ 服用時はかみ砕くか，口の中で溶かして服用すること

効能効果

デノスマブ（ランマーク，プラリア）に伴う低カルシウム血症の予防

用法用量

1回2錠
1日1回

重大な副作用

添付文書（電子添文）記載なし

禁忌

本剤の成分に対し過敏症の既往歴，高カルシウム血症

電解質製剤

カリウム製剤

商品名	**KCL注**	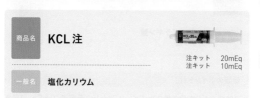

注キット　20mEq
注キット　10mEq

一般名	塩化カリウム

看護のポイント!!

➡ 1時間当たりの投与量20mEq，1L当たりの希釈量40mEq，1日あたりの投与量100mEqを順守すること．高カリウム血症（心電図変化，錯感覚，痙攣，反射消失があらわれ，また，横紋筋の弛緩性麻痺は呼吸麻痺）に注意．腎機能低下患者では特に注意

投与速度注意!!

➡ 急速投与および高濃度投与で死亡事例が発生している

効能効果

カリウムの補給

用法用量

カリウムとして40mEq/L以下に希釈して点滴静注．点滴速度はカリウムとして最大20mEq/時間

重大な副作用

添付文書（電子添文）記載なし

禁忌

添付文書（電子添文）記載なし

カリウム

商品名	**アスパラカリウム**	
一般名	L-アスパラギン酸 カリウム	注　10mEq

看護のポイント!!

➡ 1時間当たりの投与量20mEq，1L当たりの希釈量40mEq，1日あたりの投与量100mEqを順守すること．急速投与および高濃度投与で死亡事例が発生している．高カリウム血症（心電図変化，錯感覚，痙攣，反射消失があらわれ，また，横紋筋の弛緩性麻痺は呼吸麻痺）に注意．腎機能低下患者では特に注意

効能効果

カリウムの補給

用法用量

1回10〜30mL（カリウムとして10〜30mEq）をカリウムとして40mEq/L以下に希釈して点滴静注．点滴速度はカリウムとして最大20mEq/時間

重大な副作用

心臓伝導障害

禁忌

重篤な腎機能障害（前日の尿量が500mL以下あるいは投与直前の排尿が1時間当たり20mL以下），副腎機能障害（アジソン病），高カリウム血症，高カリウム血性周期性四肢麻痺，本剤の成分に対し過敏症の既往歴，エプレレノンを投与中

商品名	アスパラカリウム	
一般名	L-アスパラギン酸カリウム	錠剤　300mg　TA102 散　50%

看護のポイント!!

➡ 高カリウム血症（心電図変化，錯感覚，痙攣，反射消失があらわれ，また，横紋筋の弛緩性麻痺は呼吸麻痺）に注意．腎機能低下患者では特に注意

粉砕注意!!

 吸湿性のため，分包した場合は保管に注意する．PTPシートからは服用直前までは取り出さないこと

効能効果

カリウムの補給

用法用量

1回0.3〜3g（錠剤1〜10錠，散0.6〜6g）
1日3回

重大な副作用

心臓伝導障害

禁忌

重篤な腎機能障害（前日の尿量が500mL以下あるいは投与直前の排尿が1時間当たり20mL以下），副腎機能障害（アジソン病），高カリウム血症，高カリウム血性周期性四肢麻痺，本剤の成分に対し過敏症の既往歴，エプレレノンを投与中
食道狭窄のある患者（心肥大，食道癌，胸部大動脈瘤，逆流性食道炎，心臓手術等による食道圧迫），消化管狭窄または消化管運動機能不全

商品名	**塩化カリウム「St」**	
一般名	塩化カリウム	徐放錠　600mg

看護のポイント!!

➡ 高カリウム血症（心電図変化，錯感覚，痙攣，反射消失があらわれ，また，横紋筋の弛緩性麻痺は呼吸麻痺）に注意．腎機能低下患者では特に注意

粉砕注意!!

 かみ砕いて服用しないこと

効能効果

低カリウム血症の改善

用法用量

1回2錠，1日2回，食後　経口

重大な副作用

消化管の閉塞，潰瘍または穿孔，心臓伝導障害

禁忌

乏尿・無尿（前日の尿量が500mL以下あるいは投与直前の排尿が1時間当たり20mL以下）または高窒素血症がみられる高度の腎機能障害，未治療のアジソン病，高カリウム血症，消化管通過障害，食道狭窄（心肥大，食道癌，胸部大動脈瘤，逆流性食道炎，心臓手術等による食道圧迫），消化管狭窄または消化管運動機能不全，高カリウム血性周期性四肢麻痺，本剤の成分に対し過敏症の既往歴，エプレレノン（高血圧症）の投与中

商品名	**グルコンサンK**

一般名	グルコン酸カリウム

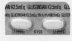

錠剤	2.5mEq	KY03
錠剤	5mEq	KY02
細粒	4mEq/g	

看護のポイント!!

➡ 高カリウム血症（心電図変化，錯感覚，痙攣，反射消失があらわれ，また，横紋筋の弛緩性麻痺は呼吸麻痺）に注意．腎機能低下患者では特に注意

効能効果

カリウムの補給

用法用量

1回10mEq（錠2.5mEq＝4錠，錠5mEq＝2錠，細粒＝2.5g）
1日3〜4回

重大な副作用

心臓伝導障害

禁忌

重篤な腎機能障害（前日の尿量が500mL以下あるいは投与直前の排尿が1時間当たり20mL以下），副腎機能障害（アジソン病），高カリウム血症，高カリウム血性周期性四肢麻痺，本剤の成分に対し過敏症の既往歴，エプレレノンを投与中
食道狭窄のある患者（心肥大，食道癌，胸部大動脈瘤，逆流性食道炎，心臓手術等による食道圧迫），消化管狭窄または消化管運動機能不全

Memo

高カリウム血症治療薬

カリウム吸着剤

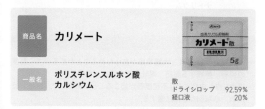

商品名	**カリメート**

一般名	ポリスチレンスルホン酸 カルシウム

散
ドライシロップ　92.59%
経口液　　　　20%

看護のポイント!!

➡ 腸管穿孔，腸閉塞，大腸潰瘍があらわれることがあるので，高度
の便秘，持続する腹痛，嘔吐，下痢等に注意する
低カリウム血症により不整脈等が起こることがあるので，血圧，脈
拍数，心電図などに注意する.
散およびドライシロップは水30から50mLに懸濁して服用する.

効能効果

急性および慢性腎不全に伴う高カリウム血症

用法用量

散：1日量15〜30g　1日2〜3回
ドライシロップ：1日量16.2〜32.4g　1日2〜3回
液：1日量75〜150g　1日2〜3回

重大な副作用

腸管穿孔，腸閉塞，大腸潰瘍

禁忌

腸閉塞

商品名	**ケイキサレート**	
一般名	ポリスチレンスルホン酸ナトリウム	散 ドライシロップ　76%

看護のポイント!!

➡ 腸管穿孔，腸閉塞，大腸潰瘍があらわれることがあるので，高度の便秘，持続する腹痛，嘔吐，下血等に注意する
低カリウム血症により不整脈等が起こることがあるので，血圧，脈拍数，心電図などに注意する.
水50から150mLに懸濁して服用する.

効能効果

高カリウム血症

用法用量

散：1回10g
ドライシロップ：1回13.8g
1日2〜3回

重大な副作用

心不全誘発，腸穿孔，腸潰瘍，腸壊死

禁忌

添付文書（電子添文）記載なし

商品名	**ロケルマ**
一般名	**ジルコニウムシクロケイ酸ナトリウム水和物**

懸濁用散分包　　5g
懸濁用散分包　　10g

看護のポイント!!

⇒ 服用時は水約45mLに懸濁する
　低カリウム血症により不整脈等が起こることがあるので，血圧，脈拍数，心電図などに注意する．

効能効果

高カリウム血症

用法用量

開始用量：1回10g　1日3回　2〜3日間
維持用量：1回5〜15g　1日1回
透析患者　1回5〜15g　1日1回非透析日

重大な副作用

低カリウム血症，うっ血性心不全

禁忌

添付文書（電子添文）記載なし

高リン血症治療薬

カルシウム剤

商品名	カルタン	

一般名	沈降炭酸 カルシウム	錠剤 250mg M506 錠剤 500mg M505	OD錠 250mg M508 OD錠 500mg M507 細粒 83%

(写真提供:ヴィアトリス)

看護のポイント!!

➡ 食直後に服用する
高カルシウム血症(倦怠感, 疲労感, 食欲不振, 筋力低下, 口渇, 多飲, 多尿, 悪心, 嘔吐, 精神症状など)が起こることがあるので, 患者状態を観察する.

効能効果

保存期及び透析中の慢性腎不全患者における高リン血症の改善

用法用量

1回1g
1日3回　食直後

重大な副作用

添付文書(電子添文)記載なし

禁忌

甲状腺機能低下症, 炭酸カルシウムに対し過敏症の既往歴

リン吸着剤

| 商品名 | **フォスブロック,
レナジェル** | |
| --- | --- | --- |
| 一般名 | セベラマー
塩酸塩 | （フォスブロック）　　　　（レナジェル）
錠剤　250mg　KROI250 ｜ 錠剤　250mg |

（フォスブロック写真提供：協和キリン）

看護のポイント!!

➡ 食直前に服用すること．腸管穿孔，腸閉塞の病態を疑わせる高度
の便秘，持続する腹痛，嘔吐等に注意する

効能効果

透析中の慢性腎不全患者における高リン血症の改善

用法用量

1回1～3g
1日3回　食直前

重大な副作用

腸管穿孔，腸閉塞，憩室炎，虚血性腸炎，消化管出血，消化管潰
瘍，肝機能障害，便秘・便秘増悪，腹痛，腹部膨満

禁忌

本剤の成分に対し過敏症の既往歴，腸閉塞

	ホスレノール	

一般名	炭酸ランタン水和物

OD錠	250mg	FOD250	チュアブル錠	500mg	BF500
OD錠	500mg	FOD500	顆粒分包	250mg	
チュアブル錠	250mg	BF250	顆粒分包	500mg	

看護のポイント!!

➡ 食直後に服用する
　チュアブル錠は噛み砕いて服用すること
　腸管穿孔，腸閉塞があらわれることがあるので，便秘の悪化，腹部膨満感等に注意する

効能効果

慢性腎臓病患者における高リン血症

用法用量

1回250〜750mg
1日3回　食直後　経口

重大な副作用

腸管穿孔，イレウス，消化管出血，消化管潰瘍

禁忌

本剤の成分に対し過敏症の既往歴

商品名	**キックリン**	

	カプセル	250mg
	顆粒	86.2%

一般名	ビキサロマー

看護のポイント!!

➡ 食直前に服用する。腸管穿孔, 腸閉塞があらわれることがあるので, 便秘の悪化, 腹部膨満感等に注意する

効能効果

慢性腎臓病患者における高リン血症の改善

用法用量

1回500mg, 1日3回（最高用量1日7,500mg） 食直前 経口

重大な副作用

腸管穿孔, 腸閉塞, 虚血性腸炎, 消化管出血, 消化管潰瘍, 便秘・便秘増悪, 憩室炎, 肝機能障害

禁忌

本剤の成分に対し過敏症の既往歴, 腸閉塞

商品名	リオナ	

錠剤 250mg

一般名	クエン酸第二鉄水和物

看護のポイント!!

⇒ 食直後に服用する．鉄剤であるため，服用時悪心・嘔吐，下痢，便秘などが起こることがある．また便が黒色となる

効能効果

①慢性腎臓病患者における高リン血症，②鉄欠乏性貧血

用法用量

①1回500〜2000mg，1日3回
②1回500mg，1日1〜2回
食直後

重大な副作用

添付文書（電子添文）記載なし

禁忌

〈効能共通〉本剤の成分に対し過敏症の既往歴，〈鉄欠乏性貧血〉鉄欠乏状態にない

商品名	**ピートル**	

一般名	スクロオキシ水酸化鉄	チュアブル錠	250mg	KISSEI PA250
		チュアブル錠	500mg	KISSEI PA500
		顆粒分包	250mg	
		顆粒分包	500mg	

看護のポイント!!

➡ 食直前に服用するチュアブル錠は噛み砕いて服用すること
鉄含有製剤であるため, 服用時悪心嘔吐, 下痢, 便秘などが起こることがある. また便が黒色となる

効能効果

透析中の慢性腎臓病患者における高リン血症

用法用量

1回250〜1000mg
1日3回　食直前

重大な副作用

添付文書 (電子添文) 記載なし

禁忌

本剤の成分に対し過敏症の既往歴

解毒薬・中毒治療薬

尿毒症治療薬

商品名	**クレメジン**

連崩錠	500mg	KRH103
カプセル	200mg	KRH102
細粒分包	2g	

一般名	**球形吸着炭**

看護のポイント!!

→ 吸着剤であることを考慮し，他剤との同時服用は避けること

効能効果

慢性腎不全における尿毒症症状の改善および透析導入の遅延

用法用量

1回2g
1日3回　経口

重大な副作用

添付文書（電子添文）記載なし

禁忌

消化管通過障害

ヘパリン中和薬

商品名	プロタミン硫酸塩「モチダ」

一般名	プロタミン硫酸塩

注　100mg

看護のポイント!!

➡ 医薬品としてはヘパリンの中和薬．患者は出血している，または出血をきたしやすい状態であることを念頭においておく．患者状態が変化した場合はすぐに医師へ報告すること
ショック，アナフィラキシーのため投与後の患者の状態を観察し，血圧，脈拍の測定，冷や汗，呼吸困難，発赤，意識レベルの低下などの状態変化を観察すること

効能効果

ヘパリン過量投与時の中和，血液透析・人工心肺・選択的脳灌流冷却法等の血液体外循環後のヘパリン作用の中和

用法用量

ヘパリン1,000単位に対して10〜15mg（プロタミンによる中和試験により決める）
10分間以上かけて徐々に静注，最大50mgまで
急速投与により呼吸困難，血圧低下，徐脈のおそれあり，ゆっくり投与すること

重大な副作用

ショック，アナフィラキシー，肺高血圧症，呼吸困難

禁忌

本剤の成分に対し過敏症の既往歴

ワルファリン拮抗薬

商品名	**ケイツー**	

カプセル　5mg　KZ05E

一般名	メナテトレノン

看護のポイント!!

➡ 医薬品としてはワルファリンの中和薬．患者は出血している，または出血をきたしやすい状態であることを念頭においておく．患者状態が変化した場合はすぐに医師へ報告すること

効能効果

ビタミンKの欠乏による下記疾患及び症状
①新生児低プロトロンビン血症
②分娩時出血
③抗生物質投与中にる低プロトロンビン血症
④クマリン系殺鼠剤中毒時に起こる低プロトロンビン血症

用法用量

①，②：分娩1週間前より妊婦に1日20mg　連日経口
③：1回10mg，1日2回，食後　経口
④：1回20mg，1日2回，食後　経口

重大な副作用

添付文書（電子添文）記載なし

禁忌

添付文書（電子添文）記載なし

商品名	ケイツー N

一般名	メナテトレノン

静注 10mg/2mL

看護のポイント!!

➡ 医薬品としてはワルファリンの中和薬，患者は出血している，または出血をきたしやすい状態であることを念頭においておく．患者状態が変化した場合はすぐに医師へ報告すること，即効性はないため注意する

急速静注でショックの可能性があるため，点滴静注またはできるだけ緩徐に静注すること，また投与後の患者状態の観察を怠らない

配合変化注意!!

➡ 単独ラインで投与，生理食塩液または5%ブドウ糖液で希釈，血漿増量剤(デキストラン製剤等)，ヘパリン製剤と配合不可，フィルターは目詰まりの原因となる

効能効果

ビタミンKの欠乏による下記疾患及び症状
①胆道閉塞・胆汁分泌不全による低プロトロンビン血症
②新生児低プロトロンビン血症
③分娩時出血
④クマリン系抗凝血薬投与中に起こる低プロトロンビン血症
⑤クマリン系殺鼠剤中毒時に起こる低プロトロンビン血症

用法用量

点滴静注または緩徐に静注
①，③，④：1回10〜20mg
②：1回1〜2mg
⑤：1回20mg(40mgまで)

重大な副作用

添付文書(電子添文)記載なし

禁忌

本剤の成分に対し過敏症の既往歴

ダビガトラン特異的中和薬

商品名	**プリズバインド**
一般名	**イダルシズマブ（遺伝子組換え）** 静注液 2.5g

看護のポイント!!

➡ 医薬品としてはプラザキサ®（ダビガトラン）の中和薬．患者は出血している，または出血をきたしやすい状態であることを念頭においておく．患者状態が変化した場合はすぐに医師へ報告すること．止血後は血栓症のリスクが上昇するため可能な限り速やかに抗凝固療法の再開を検討する．プラザキサ®（ダビガトラン）の投与は24時間後より，他の抗凝固薬はいつでも再開可能である

効能効果

以下の状況におけるプラザキサ®（ダビガトラン）の抗凝固作用の中和
・生命を脅かす出血または止血困難な出血の発現時
・重大な出血が予想される緊急を要する手術または処置の施行時

用法用量

1回5g
急速静注または1バイアルにつき5〜10分かけて点滴静注

重大な副作用

ショック，アナフィラキシー

禁忌

本剤の成分に対し過敏症の既往歴

商品名	**オンデキサ**
一般名	**アンデキサネット アルファ （遺伝子組換え）** 注 200mg

看護のポイント!!

➡ DOAC（アピキサバン，リバーロキサバン，エドキサバン）の中和薬である．患者は出血している状態であり，患者状態が変化した場合はすぐに医師へ報告すること
止血後は血栓症のリスクが上昇するため，可能な限り速やかに抗凝固療法の再開を検討する

効能効果

直接作用型第Xa因子阻害剤（アピキサバン，リバーロキサバンまたはエドキサバントシル酸塩水和物）投与中の患者における，生命を脅かす出血または止血困難な出血の発現時の抗凝固作用の中和
※アピキサバンはエリキュース®，リバーロキサバンはイグザレルト®，エドキサバンはリクシアナ®

用法用量

A法：400mgを30mg/分の速度で静脈内投与し，続いて480mgを4mg/分の速度で2時間静脈内投与
B法：800mgを30mg/分の速度で静脈内投与し，続いて960mgを8mg/分の速度で2時間静脈内投与
（アピキサバン・リバーロキサバン，エドキサバン投与後8時間以上経過）A法
（アピキサバン（2.5mg，5mg），リバーロキサバン（2.5mg）投与後8時間未満，または最終服薬時間不明の場合）A法
（アピキサバン（10mg，不明），リバーロキサバン（10mg，15mg，不明），エドキサバン（15mg，30mg，60mg，不明）投与後8時間未満，または最終服薬時間不明の場合）B法

重大な副作用

血栓塞栓症，Infusion reaction（潮紅，熱感，咳嗽，呼吸困難など）

禁忌

本剤の成分に対し過敏症の既往歴

ベンゾジアゼピン受容体拮抗薬

商品名	**アネキセート注射液 0.5mg**	
一般名	**フルマゼニル**	

注 0.5mg

看護のポイント!!

➡ ベンゾジアゼピン系薬の覚醒，呼吸抑制の解除に用いる中和薬
　ベンゾジアゼピン系薬が原因で，過鎮静，呼吸抑制がみられている場合，ベンゾジアゼピン系薬の中には，本剤の半減期（約50分間）より長い薬があるため，投与中から患者覚醒後も患者の状態をよく観察すること

投与速度注意!!

➡ ベンゾジアゼピン系薬剤を長期間にわたり高用量投与している患者に急速に静脈内投与すると，ベンゾジアゼピン系薬剤の離脱症状が出現することがあるので，急激な投与を避ける

効能効果

ベンゾジアゼピン系薬剤による鎮静の解除及び呼吸抑制の改善

用法用量

初回0.2mg，その後必要に応じて0.1mgずつ追加投与（最大1mg，ICU領域では2mgまで）
静注

重大な副作用

ショック，アナフィラキシー

禁忌

本剤およびベンゾジアゼピン系薬剤に対し過敏症の既往歴，長期間ベンゾジアゼピン系薬剤を投与されているてんかん患者

麻薬中毒治療薬

商品名	ナロキソン塩酸塩

一般名	ナロキソン塩酸塩

注 0.2mg

看護のポイント!!

→ モルヒネ, オキシコドン, フェンタニルなどの麻薬 (オピオイド薬) の呼吸抑制, 覚醒遅延に用いる中和剤. 呼吸抑制が起こっている 患者の場合, 投与中から覚醒後も患者状態をよく観察する

効能効果

麻薬による呼吸抑制ならびに覚醒遅延の改善

用法用量

1回0.2mg
1日1回　静注
効果不十分の場合, 2〜3分間隔で1〜2回追加投与

重大な副作用

肺水腫

禁忌

本剤の成分に対し過敏症の既往歴, バルビツール系薬剤等の非麻
薬性中枢神経抑制剤または病的原因による呼吸抑制

アントラサイクリン系血管外漏出治療薬

商品名	**サビーン**
一般名	**デクスラゾキサン**

注 500mg

看護のポイント!!

➡ アントラサイクリン系抗がん薬の血管外漏出は，漏出部位の壊死をきたす可能性があり，その際に用いる．血管外漏出後6時間以内に投与開始し，また薬剤調製後は150分以内に投与を完了すること漏出部位の壊死は時間が経ってから起こることがあるため，本剤投与後もしばらく漏出部位をよく観察する．患者にも自宅でよく観察するよう指導する

配合変化注意!!

➡ 注射用水で溶解し，乳酸リンゲル液，生理食塩液または5%ブドウ糖注射液で希釈

効能効果

アントラサイクリン系抗悪性腫瘍剤の血管外漏出

用法用量

投与1日目および2日目は1000mg/m^2，3日目は500mg/m^2
1日1回，1〜2時間かけて点滴静注．用量は，投与1日目および2日目は各2000mg，3日目は1000mgを上限とする
中等度および高度の腎障害のある患者（クレアチニンクリアランス：40mL/min未満）では投与量を通常の半量とする

重大な副作用

骨髄抑制（白血球減少，好中球減少，血小板減少，ヘモグロビン減少）

禁忌

本剤の成分に対し過敏症の既往歴，妊婦または妊娠の可能性

筋弛緩回復剤

商品名	**ブリディオン**	
一般名	**スガマデクスナトリウム**	注　200mg 注　500mg

看護のポイント!!

➡ 心室細動，心室頻拍，心停止，高度徐脈，回復後の再筋弛緩に
注意して，バイタルサインを観察する

効能効果

ロクロニウム臭化物またはベクロニウム臭化物による筋弛緩状態か
らの回復

用法用量

浅い筋弛緩状態：2mg/kg，深い筋弛緩状態：4mg/kg　静注
緊急時：16mg/kg

重大な副作用

ショック，アナフィラキシー，心室細動，心室頻拍，心停止，高度徐脈，
冠動脈攣縮，気管支痙攣

禁忌

本剤の成分に対し過敏症の既往歴

抗菌薬

βラクタム系薬－ペニシリン系

商品名	**注射用ペニシリンGカリウム**
一般名	ベンジルペニシリンカリウム　　注　20万単位 注　100万単位

看護のポイント!!

⇒ ショック・アナフィラキシーが起こることがあるので，投与中，投与後は患者の状態をよく観察すること．100万単位中に59.8mg（1.53mEq）のカリウムを含有するため，点滴静注する場合には，患者の腎機能や血清電解質および心電図の変化に注意

効能効果

適応菌種による感染症

用法用量

筋注：生理食塩水または注射用水で希釈　1回30～60万単位，1日2～4回
静注：生理食塩水またはブドウ糖注射液等で希釈　1回300～500万単位まで　1日6回

重大な副作用

ショック，溶血性貧血，無顆粒球症，急性腎障害等の重篤な腎障害，痙攣，偽膜性大腸炎等の血便を伴う重篤な大腸炎，TEN，Stevens-Johnson症候群，出血性膀胱炎

禁忌

本剤の成分に対し過敏症の既往歴

商品名	**バイシリンG**

一般名	ベンジルペニシリン ベンザチン水和物

顆粒　40万単位

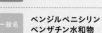

看護のポイント!!

⇒ 咽頭・喉頭炎，扁桃炎，急性気管支炎，中耳炎，副鼻腔炎では抗菌薬投与の必要性を判断した上で，本剤の投与が適切と判断される場合に投与すること

耐性菌の発現等を防ぐため，原則として感受性を確認し，疾病の治療上必要な最小限の期間の投与にとどめること

ショック・アナフィラキシーのため患者のアレルギー歴をよく確認すること

効能効果

適応菌種による感染症　詳細は添付文書（電子添文）参照のこと

用法用量

1回40万単位
1日2〜4回　経口

重大な副作用

ショック，溶血性貧血，間質性腎炎，急性腎障害，偽膜性大腸炎

禁忌

本剤の成分に対し過敏症の既往歴

商品名	**ビクシリン**

一般名	アンピシリンナトリウム (注), アンピシリン水和物 (カプセル, ドライシロップ)

注	0.25g	注	1g	カプセル	250mg	MS P-02
注	0.5g	注	2g	ドライシロップ	10%	

看護のポイント!!

➡ ショック・アナフィラキシーが起こることがあるので，投与中，投与後は患者の状態をよく観察すること

咽頭・喉頭炎，扁桃炎，急性気管支炎，中耳炎，副鼻腔炎では抗菌薬投与の必要性を判断した上で，本剤の投与が適切と判断される場合に投与すること

耐性菌の発現等を防ぐため，原則として感受性を確認し，疾病の治療上必要な最小限の期間の投与にとどめること

効能効果

適応菌種による感染症　詳細は添付文書 (電子添文) 参照のこと

用法用量

筋注：1回250〜1000mg，1日2〜4回
静注：成人 1日1〜4g，1日1〜2回，小児 1日100〜400mg/kg，1日3〜4回，新生児 1日50〜200mg/kg，1日2〜4回
経口：成人 1回250〜500mg，1日4〜6回，小児 1日25〜50mg/kg1日量とし，1日4回に分けて

重大な副作用

ショック，アナフィラキシー，Stevens-Johnson症候群，TEN，急性汎発性発疹性膿疱症，無顆粒球症，溶血性貧血，急性腎障害等の重篤な腎障害，偽膜性大腸炎等の血便を伴う重篤な大腸炎

禁忌

本剤の成分に対し過敏症の既往歴，伝染性単核症

商品名	ビクシリンS

一般名	アンピシリン水和物・クロキサシリンナトリウム水和物	配合錠　250mg　MSP07 注　　100mg 注　　500mg 注　　1000mg

看護のポイント!!

→ ショック・アナフィラキシーが起こることがあるので，投与中，投与後は患者の状態をよく観察すること

咽頭・喉頭炎，扁桃炎，急性気管支炎，中耳炎，副鼻腔炎では抗菌薬投与の必要性を判断した上で，本剤の投与が適切と判断される場合に投与すること

耐性菌の発現等を防ぐため，原則として感受性を確認し，疾病の治療上必要な最小限の期間の投与にとどめること

効能効果

適応菌種による感染症

用法用量

筋注：成人 1日量1.5〜3.0g（力価）を3〜4回，小児 1日量50〜100mg（力価）/kgを3〜4回

静注：成人 1回量1.0〜2.0g，1日2回，1〜2時間かけて

経口：成人 1回250〜500mg，1日4回

重大な副作用

ショック，アナフィラキシー，Stevens-Johnson症候群，TEN，急性汎発性発疹性膿疱症，無顆粒球症，溶血性貧血，急性腎障害等の重篤な腎障害，偽膜性大腸炎等の血便を伴う重篤な大腸炎

禁忌

本剤の成分に対し過敏症の既往歴，伝染性単核症

商品名	**ユナシン-S**	

一般名	アンピシリンナトリウム・スルバクタムナトリウム	キット注 1.5g キット注 3g

看護のポイント!!

➡ スルバクタム配合によりβラクタマーゼ阻害を有しアンピシリンの抗菌作用を高めている
　ショック・アナフィラキシーが起こることがあるので，投与中，投与後は患者の状態をよく観察すること
　耐性菌の発現等を防ぐため，原則として感受性を確認し，疾病の治療上必要な最小限の期間の投与にとどめること
　1歳以下の小児では下痢・軟便の発現頻度が高いので注意すること

効能効果

①肺炎，肺膿瘍，腹膜炎
②膀胱炎
〈適応菌種〉本剤に感性のブドウ球菌属，肺炎球菌，モラクセラ（ブランハメラ）・カタラーリス，大腸菌，プロテウス属，インフルエンザ菌

用法用量

①成人 1日6g，1日2回　重症：1回3g，1日4回まで　点滴静注
②成人 1日3g，1日2回　点滴静注
①，②小児 1日60〜150mg/kg，1日3〜4回　点滴静注

重大な副作用

ショック，アナフィラキシー，TEN，Stevens-Johnson症候群，急性汎発性発疹性膿疱症，血液障害，急性腎障害，間質性腎炎，出血性大腸炎，偽膜性大腸炎，肝機能障害，間質性肺炎，好酸球性肺炎

禁忌

本剤の成分に対し過敏症の既往歴，伝染性単核症

商品名	**ユナシン**	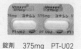

| 一般名 | スルタミシリントシル酸塩水和物 |

錠剤　375mg　PT-U02
細粒　10%

看護のポイント!!

➡ ショック・アナフィラキシーのため患者のアレルギー歴をよく確認すること

咽頭・喉頭炎，扁桃炎，急性気管支炎，中耳炎，副鼻腔炎では抗菌薬投与の必要性を判断した上で，本剤の投与が適切と判断される場合に投与すること

耐性菌の発現等を防ぐため，原則として感受性を確認し，疾病の治療上必要な最小限の期間の投与にとどめること

細粒：主薬の苦味を防ぐためコーティングをほどこしてあるので，細粒をつぶしたり溶かしたりすることなく，酸性飲料を避け，水または牛乳で速やかに服用すること

効能効果

適応菌種による感染症

用法用量

成人：1回375mg，1日2～3回
小児（細粒）：1日15～30mg/kg，3回に分割

重大な副作用

ショック，アナフィラキシー，TEN，Stevens-Johnson症候群，急性汎発性発疹性膿疱症，剥脱性皮膚炎，血液障害，急性腎障害，間質性腎炎，出血性大腸炎，偽膜性大腸炎，肝機能障害，黄疸

禁忌

本剤の成分に対し過敏症の既往歴，伝染性単核症

商品名	サワシリン		
		カプセル	125mg	125LT
		カプセル	250mg	250LT
一般名	アモキシシリン水和物	細粒	10%	
		錠剤	250mg	250SAW

看護のポイント!!

➡ 咽頭・喉頭炎，扁桃炎，急性気管支炎，中耳炎では抗菌薬投与の
必要性を判断した上で，本剤の投与が適切と判断される場合に投
与すること
耐性菌の発現等を防ぐため，原則として感受性を確認し，疾病の
治療上必要な最小限の期間の投与にとどめること
ショック・アナフィラキシーのため患者のアレルギー歴をよく確認す
ること

効能効果

①適応菌種による感染症
②ヘリコバクター・ピロリ感染症，ヘリコバクター・ピロリ感染胃炎

用法用量

①：1回250mg，1日3〜4回，小児は1日20〜40mg/kg，1日3
〜4回分割　経口，1日量として最大90mg/kgを超えないこと
②：1回750mg，1日2回　7日間　経口

重大な副作用

ショック，アナフィラキシー，TEN，Stevens-Johnson症候群，
多形紅斑，急性汎発性発疹性膿疱症，紅皮症（剥脱性皮膚炎），顆
粒球減少，血小板減少，黄疸またはAST（GOT），ALT（GPT）の上
昇等，急性腎障害等の重篤な腎障害，偽膜性大腸炎，出血性大腸
炎等の血便を伴う重篤な大腸炎，間質性肺炎，好酸球性肺炎，項
部硬直，発熱，頭痛，悪心・嘔吐あるいは意識混濁等を伴う無菌性
髄膜炎

禁忌

本剤の成分に対し過敏症の既往歴，伝染性単核症

商品名	**オーグメンチン**

一般名	アモキシシリン水和物・クラブラン酸カリウム

配合錠 125SS	125mg	GS610
配合錠 250RS	250mg	GS609

（写真提供：グラクソ・スミスクライン）

看護のポイント!!

➡ クラブラン酸配合によりβラクタマーゼ阻害を有しアモキシシリンの抗菌作用を高めている

ショック・アナフィラキシーのため患者のアレルギー歴をよく確認すること

咽頭・喉頭炎，扁桃炎，急性気管支炎，中耳炎，副鼻腔炎では抗菌薬投与の必要性を判断した上で，本剤の投与が適切と判断される場合に投与すること

耐性菌の発現等を防ぐため，原則として感受性を確認し，疾病の治療上必要な最小限の期間の投与にとどめること

効能効果

適応菌種による感染症

用法用量

錠：125SSは2錠，250RSは1錠，1日3〜4回　経口

重大な副作用

ショック，アナフィラキシー，TEN，Stevens-Johnson症候群，多形紅斑，急性汎発性発疹性膿疱症，多形紅斑，紅皮症（剥脱性皮膚炎），無顆粒球症，顆粒球減少，血小板減少，黄疸またはAST（GOT），ALT（GPT）の上昇等，急性腎障害等の重篤な腎障害，偽膜性大腸炎，出血性大腸炎等の血便を伴う重篤な大腸炎，間質性肺炎，好酸球性肺炎，項部硬直，発熱，頭痛，悪心・嘔吐あるいは意識混濁等を伴う無菌性髄膜炎

禁忌

本剤の成分に対し過敏症の既往歴，伝染性単核症，本剤の成分による黄疸または肝機能障害の既往歴

| 商品名 | **ペントシリン** | |

| 一般名 | ピペラシリンナトリウム | 注　1g　バッグ 1g
注　2g　バッグ 2g |

看護のポイント!!

→ 抗緑膿菌活性あり
ショック・アナフィラキシーが起こることがあるので，投与中，投与後は患者の状態をよく観察すること
急性気管支炎では抗菌薬投与の必要性を判断した上で，本剤の投与が適切と判断される場合に投与すること
耐性菌の発現等を防ぐため，原則として感受性を確認し，疾病の治療上必要な最小限の期間の投与にとどめること

効能効果

適応菌種による感染

用法用量

成人：1日2〜16g（力価），1日2〜4回　静注または筋注　バッグ製剤は静注のみ
小児：1日50〜300mg（力価）/kg（1回最大4g（力価）まで），1日2〜4回　静注

重大な副作用

ショック，アナフィラキシー（呼吸困難，そう痒等），TEN，Stevens-Johnson症候群，急性汎発性発疹性膿疱症，急性腎障害，間質性腎炎等の重篤な腎障害，汎血球減少症，無顆粒球症，血小板減少，溶血性貧血，偽膜性大腸炎等の血便を伴う重篤な大腸炎，間質性肺炎，PIE症候群，横紋筋融解症，肝機能障害，黄疸

禁忌

本剤の成分に対し過敏症の既往歴，伝染性単核球症

商品名	**ゾシン**	
一般名	**タゾバクタムナトリウム・ピペラシリンナトリウム**	注　2.25g 注　4.5g バッグ　4.5g

看護のポイント!!

➡ 抗緑膿菌活性あり

タゾバクタム配合によりβラクタマーゼ阻害活性を有しピペラシリンの抗菌作用を高めている

ショック・アナフィラキシーが起こることがあるので，投与中，投与後は患者の状態をよく観察すること

耐性菌の発現等を防ぐため，原則として感受性を確認し，疾病の治療上必要な最小限の期間の投与にとどめること

効能効果

①一般感染症:適応菌種による敗血症，深在性皮膚感染症，びらん・潰瘍の二次感染，肺炎，腎盂腎炎，複雑性膀胱炎，腹膜炎，腹腔内膿瘍，胆嚢炎，胆管炎，②発熱性好中球減少症

用法用量

①:成人 1回4.5g，1日2～4回，小児 1回112.5mg/kg（1回最大4.5gまで），1日2～3回　点滴静注または静注　深在性皮膚感染症，びらん・潰瘍の二次感染は成人のみ
②:成人 1回4.5g，1日4回，小児 1回90mg/kg（1回最大4.5gまで），1日4回　点滴静注または静注

重大な副作用

ショック，アナフィラキシー，TEN，Stevens-Johnson症候群，多形紅斑，急性汎発性発疹性膿疱症，劇症肝炎，肝機能障害，黄疸，急性腎障害，間質性腎炎，汎血球減少症，無顆粒球症，血小板減少症，溶血性貧血，偽膜性大腸炎，間質性肺炎，PIE症候群，横紋筋融解症，薬剤性過敏症症候群，低カリウム血症，血球貪食性リンパ組織球症（血球貪食症候群）

禁忌

本剤成分またはペニシリン系抗生物質に対し過敏症の既往歴，伝染性単核球症

βラクタム系薬 – セフェム系（第Ⅰ世代）

商品名	**セファメジン α**	

一般名	セファゾリンナトリウム 水和物	注 0.25g 注 0.5g 注 1g 注 2g

看護のポイント!!

➡ ショック・アナフィラキシーが起こることがあるので，事前に既往歴等について十分な問診を行い，投与中，投与後は患者の状態をよく観察すること

咽頭・喉頭炎，扁桃炎，急性気管支炎，中耳炎，副鼻腔炎では抗菌薬投与の必要性を判断した上で，本剤の投与が適切と判断される場合に投与すること

耐性菌の発現等を防ぐため，原則として感受性を確認し，疾病の治療上必要な最小限の期間の投与にとどめること

効能効果

適応菌種による感染症

用法用量

成人：1回0.5〜2g，1日2〜3回，1日最大5gまで　静注または筋注
小児：1回10〜30mg/kg，1日2〜3回，1日最大100mg/kg　静注または筋注

重大な副作用

ショック，アナフィラキシー，血液障害，肝障害，腎障害，大腸炎，皮膚障害（TEN，Stevens-Johnson症候群），間質性肺炎，PIE症候群，腎不全患者への大量投与により痙攣

禁忌

本剤の成分に対し過敏症の既往歴

商品名	ケフレックス，L-ケフレックス

一般名	セファレキシン

〔ケフレックス〕	カプセル	250mg
	シロップ用細粒	100(100mg/g)
	シロップ用細粒	200(200mg/g)
〔L-ケフレックス〕	顆粒	(500mg/g)
	小児用顆粒	(200mg/g)

看護のポイント!!

→ 顆粒・小児用顆粒：かまずに服用するよう注意
制酸剤を配合したり，同時に服用すると，腸溶性が損なわれるおそれがあるので避けることが望ましい．やむを得ず併用するときは十分に服用間隔をあけること
ショック・アナフィラキシーのため患者のアレルギー歴をよく確認すること
咽頭・喉頭炎，扁桃炎，急性気管支炎，中耳炎，副鼻腔炎では抗菌薬投与の必要性を判断した上で，本剤の投与が適切と判断される場合に投与すること
耐性菌の発現等を防ぐため，原則として感受性を確認し，疾病の治療上必要な最小限の期間の投与にとどめること

粉砕注意!!

 顆粒・小児用顆粒：不可（胃溶性・腸溶性顆粒混合のため）

効能効果

適応菌種による感染症

用法用量

カプセルおよびシロップ用細粒：成人および20kg以上の小児 1回250～500mg，1日4回，小児 1回6.25～25mg/kg，1日4回
顆粒，小児用顆粒：成人および20kg以上の小児 1回500～1000mg，1日2回，小児 1回12.5～50mg/kg，1日2回

重大な副作用

ショック，アナフィラキシー，急性腎障害，溶血性貧血，偽膜性大腸炎，TEN，Stevens-Johnson症候群，間質性肺炎，PIE症候群

禁忌

本剤の成分に対し過敏症の既往歴

商品名	**ケフラール, L-ケフラール**
一般名	セファクロル

（ケフラール）
カプセル　　　　250mg
小児用細粒　　（100mg/g）
（L-ケフラール）
顆粒　1包(0.75g)中 375mg

看護のポイント!!

➡ 顆粒：かまずに服用するよう注意
制酸剤を配合したり，同時に服用すると，腸溶性が損なわれるお
それがあるので避けることが望ましい．やむを得ず併用するときは
十分に服用間隔をあけること
ショック・アナフィラキシーのため患者のアレルギー歴をよく確認す
ること
咽頭・喉頭炎，扁桃炎，急性気管支炎，中耳炎では抗菌薬投与の
必要性を判断した上で，本剤の投与が適切と判断される場合に投
与すること
耐性菌の発現等を防ぐため，原則として感受性を確認し，疾病の
治療上必要な最小限の期間の投与にとどめること

粉砕注意!!

 顆粒：不可（胃溶性・腸溶性顆粒混合のため）

効能効果

適応菌種による感染症

用法用量

カプセル：成人および20kg以上の小児 1回250〜500mg，1日3回
細粒小児用：小児 1回6.66〜13.3mg/kg，1日3回
顆粒：成人および20kg以上の小児 1回375〜750mg，1日2回

重大な副作用

ショック，アナフィラキシー，急性腎障害，汎血球減少，無顆粒球減
症，血小板減少，偽膜性大腸炎，TEN，Stevens-Johnson症候群，
間質性肺炎，PIE症候群，肝機能障害，黄疸．（類薬）溶血性貧血

禁忌

本剤の成分に対し過敏症の既往歴

βラクタム系薬-セフェム系（第2世代）

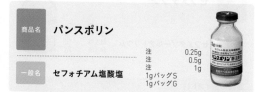

商品名	**パンスポリン**
一般名	**セフォチアム塩酸塩**

注　0.25g
注　0.5g
注　1g
注　1gバッグS
注　1gバッグG

看護のポイント!!

➡ ショック・アナフィラキシーが起こることがあるので，投与中，投与後は患者の状態をよく観察すること

咽頭・喉頭炎，扁桃炎，急性気管支炎，中耳炎，副鼻腔炎では抗菌薬投与の必要性を判断した上で，本剤の投与が適切と判断される場合に投与すること

耐性菌の発現等を防ぐため，原則として感受性を確認し，疾病の治療上必要な最小限の期間の投与にとどめること

効能効果

適応菌種による感染症

用法用量

成人：1回0.5～2g，1日2～4回，1日最大4g　静注または筋注
小児：1日40～160mg/kgを1日3～4回に分割して　静注または筋注

重大な副作用

ショック，アナフィラキシー，急性腎障害等の重篤な腎障害，汎血球減少，無顆粒球症，顆粒球減少，溶血性貧血，血小板減少，偽膜性大腸炎等の血便を伴う重篤な大腸炎，間質性肺炎，PIE症候群，Stevens-Johnson症候群，TEN，痙攣，肝炎，肝機能障害，黄疸

禁忌

本剤の成分に対し過敏症の既往歴，低張性脱水症の患者（5%ブドウ糖注射液添付のバッグGの場合）

商品名	セフメタゾン		
一般名	セフメタゾールナトリウム	静注用 0.25g 静注用 0.5g 静注用 1g 静注用 2g	

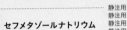

看護のポイント!!

→ ショック・アナフィラキシーが起こることがあるので，投与中，投与後は患者の状態をよく観察すること

投与後1週間は飲酒を避ける．アルコールの作用を増強させるため，咽頭・喉頭炎，扁桃炎，急性気管支炎，中耳炎，副鼻腔炎では抗菌薬投与の必要性を判断した上で，本剤の投与が適切と判断される場合に投与すること

耐性菌の発現等を防ぐため，原則として感受性を確認し，疾病の治療上必要な最小限の期間の投与にとどめること

効能効果

適応菌種による感染症

用法用量

成人：1日1〜2g，1日2回に分割，1日最大4gまで（1日2〜4回に分割）　静注または点滴静注

小児：1日25〜100mg/kg，1日最大150mg/kgまで，1日2〜4回静注または点滴静注

重大な副作用

ショック，アナフィラキシー，急性腎障害等の重篤な腎障害，無顆粒球症，溶血性貧血，血小板減少，偽膜性大腸炎等の血便を伴う重篤な大腸炎，間質性肺炎，PIE症候群，Stevens-Johnson症候群，TEN，痙攣，肝炎，肝機能障害，黄疸

禁忌

本剤の成分に対し過敏症の既往歴

商品名	**オラセフ**

錠剤 250mg GX ES7

一般名	**セフロキシムアキセチル**

(写真提供：グラクソ・スミスクライン)

看護のポイント!!

➡ ショック・アナフィラキシーのため患者のアレルギー歴をよく確認すること

咽頭・喉頭炎，扁桃炎，急性気管支炎，中耳炎，副鼻腔炎では抗菌薬投与の必要性を判断した上で，本剤の投与が適切と判断される場合に投与すること

耐性菌の発現等を防ぐため，原則として感受性を確認し，疾病の治療上必要な最小限の期間の投与にとどめること

効能効果

適応菌種による感染症

用法用量

1回250～500mg
1日3回　経口

重大な副作用

ショック，アナフィラキシー，急性腎障害，TEN，Stevens-Johnson症候群，偽膜性大腸炎．（類薬）他のセフェム系抗生物質で，汎血球減少，無顆粒球症，溶血性貧血，間質性肺炎，PIE症候群

禁忌

本剤の成分またはセフロキシムナトリウムに対し過敏症の既往歴

βラクタム系薬-セフェム系（第3世代）

商品名	**クラフォラン** **セフォタックス**	

| 一般名 | セフォタキシム
ナトリウム | 注　0.5g
注　1g |

看護のポイント!!

➡ ショック・アナフィラキシーが起こることがあるので，投与中，投与後は患者の状態をよく観察すること

咽頭・喉頭炎，扁桃炎，急性気管支炎，中耳炎，副鼻腔炎では抗菌薬投与の必要性を判断した上で，本剤の投与が適切と判断される場合に投与すること

耐性菌の発現等を防ぐため，原則として感受性を確認し，疾病の治療上必要な最小限の期間の投与にとどめること

効能効果

適応菌種による感染症

用法用量

成人：1回0.5〜2g，1日2〜4回，1日最大4g　静注または筋注
小児：1日50〜150mg/kgを3〜4回に分割　静注または筋注

重大な副作用

ショック，アナフィラキシー，急性腎障害，偽膜性大腸炎，汎血球減少症，溶血性貧血，無顆粒球症，血小板減少症，肝機能障害，黄疸，間質性肺炎，PIE症候群，TEN，Stevens-Johnson症候群，急性汎発性発疹性膿疱症

禁忌

本剤の成分に対し過敏症の既往歴，リドカイン等のアニリド系局所麻酔剤に対し過敏症（筋注用の溶解液としてリドカイン等のアニリド系局所麻酔剤を用いる場合）

商品名	**スルペラゾン**	
一般名	セフォペラゾンナトリウム・ スルバクタムナトリウム	注 0.5g 注 1g

看護のポイント!!

➡ ショック・アナフィラキシーが起こることがあるので，投与中，投与後は患者の状態をよく観察すること
　投与後1週間は飲酒を避ける．アルコールの作用を増強させるため．咽頭・喉頭炎，扁桃炎，急性気管支炎，中耳炎，副鼻腔炎では抗菌薬投与の必要性を判断した上で，本剤の投与が適切と判断される場合に投与すること
　耐性菌の発現等を防ぐため，原則として感受性を確認し，疾病の治療上必要な最小限の期間の投与にとどめること

投与速度注意!!

➡ 静脈内投与により，血管痛，血栓または静脈炎を起こすことがあるので，注射速度をできるだけ遅くすること

効能効果

適応菌種による感染症

用法用量

成人：1日1〜2g，2回に分割，1日最大4g　静注
小児：1日160mg/kgまで，2〜4回に分割　静注

重大な副作用

ショック，アナフィラキシー（呼吸困難等），アレルギー反応に伴う急性冠症候群，急性腎障害等の重篤な腎障害，偽膜性大腸炎等の血便を伴う重篤な大腸炎，間質性肺炎，PIE症候群，TEN，Stevens-Johnson症候群，血液障害，劇症肝炎，肝機能障害，黄疸

禁忌

本剤の成分に対し過敏症の既往歴

商品名	ロセフィン	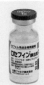

一般名	セフトリアキソン ナトリウム水和物	注　0.5g 注　1g

看護のポイント!!

→ ショック，アナフィラキシーが起こることがあるので，投与中，投与後は患者の状態をよく観察すること．カルシウムを含有する製剤と配合・同時投与はしないこと
咽頭・喉頭炎，扁桃炎，急性気管支炎，中耳炎，副鼻腔炎では抗菌薬投与の必要性を判断した上で，本剤の投与が適切と判断される場合に投与すること
耐性菌の発現等を防ぐため，原則として感受性を確認し，疾病の治療上必要な最小限の期間の投与にとどめること

効能効果

適応菌種による感染症

用法用量

成人：1日1〜2g，1日1〜2回に分割，難治性・重症感染症の場合1日最大4g　静注または点滴静注
小児：1日20〜60mgを1〜2回に分割，難治性・重症感染症の場合1日最大120mg/kgを2回に分割　静注または点滴静注
低出生体重児・新生児：生後0〜3日齢は1回20mg/kg，1日1回，4日齢以降は1回20mg/kg，1日2回，難治性・重症感染症の場合最大1回40mg/kg，1日2回，生後2週間以内は1日50mg/kgまで　静注または点滴静注

重大な副作用

ショック，アナフィラキシー，汎血球減少，無顆粒球症，白血球減少，血小板減少，溶血性貧血，劇症肝炎，肝機能障害，黄疸，急性腎障害，間質性腎炎，偽膜性大腸炎，TEN，Stevens-Johnson症候群，多形紅斑，急性汎発性発疹性膿疱症，間質性肺炎，肺好酸球増多症（PIE症候群），胆石，胆嚢内沈殿物，腎・尿路結石，精神神経症状

禁忌

本剤の成分に対し過敏症の既往歴，高ビリルビン血症の未熟児・新生児

商品名	**トミロン**

一般名	セフテラムピボキシル	錠剤 50mg 202 錠剤 100mg 細粒 20%

看護のポイント!!

➡ ショック・アナフィラキシーを起こすおそれがあるため，患者のアレルギー歴をよく確認すること

乳幼児・小児・妊婦は低カルニチン血症に伴う低血糖に注意する．

咽頭・喉頭炎，扁桃炎，急性気管支炎，中耳炎，副鼻腔炎では抗菌薬投与の必要性を判断した上で，本剤の投与が適切と判断される場合に投与すること

耐性菌の発現等を防ぐため，原則として感受性を確認し，疾病の治療上必要な最小限の期間の投与にとどめること

効能効果

適応菌種による感染症

用法用量

成人：1回50～200mg（力価），1日3回
小児：1回3～6mg（力価）/kg，1日3回

重大な副作用

ショック，アナフィラキシー（呼吸困難等），TEN，Stevens-Johnson症候群，急性腎障害等の重篤な腎障害，偽膜性大腸炎等の血便を伴う重篤な大腸炎，肝機能障害，黄疸，無顆粒球症，血小板減少，溶血性貧血，間質性肺炎，PIE症候群

禁忌

本剤の成分に対し過敏症の既往歴

商品名	セフゾン	

カプセル　　50mg　50mgLT
カプセル　100mg　LT022
細粒小児用　10%

一般名	セフジニル

看護のポイント!!

➡ ショック・アナフィラキシーのため患者のアレルギー歴をよく確認すること

鉄，アルミニウム，マグネシウムと併用すると吸収が落ちるため，同時に服用しない

尿が赤色になることがある

咽頭・喉頭炎，扁桃炎，急性気管支炎，中耳炎，副鼻腔炎では抗菌薬投与の必要性を判断した上で，本剤の投与が適切と判断される場合に投与すること

耐性菌の発現等を防ぐため，原則として感受性を確認し，疾病の治療上必要な最小限の期間の投与にとどめること

効能効果

適応菌種による感染症

用法用量

カプセル：1回100mg，1日3回
細粒：小児　1日9〜18mg/kg，1日3回に分割
経口

重大な副作用

ショック，アナフィラキシー，皮膚障害，血液障害，大腸炎，間質性肺炎，PIE症候群，腎障害，劇症肝炎，肝機能障害，黄疸

禁忌

本剤の成分に対し過敏症の既往歴

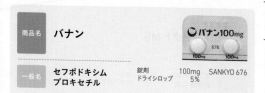

商品名	バナン
一般名	セフポドキシム プロキセチル

錠剤　100mg　SANKYO 676
ドライシロップ　5%

看護のポイント!!

➡ ショック・アナフィラキシーのため患者のアレルギー歴をよく確認すること

アルミニウム，マグネシウムとは吸収が落ちるため，同時に服用しない

咽頭・喉頭炎，扁桃炎，急性気管支炎，中耳炎，副鼻腔炎では抗菌薬投与の必要性を判断した上で，本剤の投与が適切と判断される場合に投与すること

耐性菌の発現等を防ぐため，原則として感受性を確認し，疾病の治療上必要な最小限の期間の投与にとどめること

効能効果

適応菌種による感染症

用法用量

成人：1回100～200mg，1日2回
幼小児：1回3～4.5mg/kg，1日2～3回（4.5mg/kgの場合は1日3回）

重大な副作用

ショック，アナフィラキシー，TEN，Stevens-Johnson症候群，偽膜性大腸炎，急性腎障害，間質性肺炎，PIE症候群，肝機能障害，黄疸，血小板減少，汎血球減少症，無顆粒球症，溶血性貧血，痙攣

禁忌

本剤の成分に対し過敏症の既往歴

商品名	**メイアクトMS**		
一般名	**セフジトレン ピボキシル**	錠剤 小児用細粒	100mg MS M27 10%(100mg/g)

看護のポイント!!

➡ ショック・アナフィラキシーのため患者のアレルギー歴をよく確認すること

乳幼児・小児・妊婦は低カルニチン血症に伴う低血糖に注意する．3歳未満で1回6mg/kg，1日3回服用で下痢・軟便が発現頻度高い

咽頭・喉頭炎，扁桃炎，急性気管支炎，中耳炎，副鼻腔炎では抗菌薬投与の必要性を判断した上で，本剤の投与が適切と判断される場合に投与すること

耐性菌の発現等を防ぐため，原則として感受性を確認し，疾病の治療上必要な最小限の期間の投与にとどめること

効能効果

適応菌種による感染症

用法用量

成人：1回100〜200mgまで，1日3回
小児：1回3〜6mg/kg（最大1回200mgまで）　1日3回
経口

重大な副作用

ショック，アナフィラキシー，偽膜性大腸炎等の血便を伴う重篤な大腸炎，Stevens-Johnson症候群，多形紅斑，TEN，間質性肺炎，PIE症候群，肝機能障害，急性腎障害等の重篤な腎障害，無顆粒球症，溶血性貧血

禁忌

本剤の成分に対し過敏症の既往歴

商品名	**フロモックス**	

| 一般名 | セフカペンピボキシル
塩酸塩水和物 | 錠剤
錠剤
小児用細粒 | 75mg
100mg
10%(100mg/g) | 654-75
654-100 |

看護のポイント!!

➡ ショック・アナフィラキシーのため患者のアレルギー歴をよく確認すること
乳幼児・小児・妊婦は低カルニチン血症に伴う低血糖に注意する
咽頭・喉頭炎,扁桃炎,急性気管支炎,中耳炎,副鼻腔炎では抗菌薬投与の必要性を判断した上で,本剤の投与が適切と判断される場合に投与すること
耐性菌の発現等を防ぐため,原則として感受性を確認し,疾病の治療上必要な最小限の期間の投与にとどめること

効能効果

適応菌種による感染症

用法用量

成人:1回100～150mgまで,1日3回
小児:1回3mg/kg 1日3回
経口

重大な副作用

ショック,アナフィラキシー,急性腎障害,無顆粒球症,血小板減少,溶血性貧血,偽膜性大腸炎,出血性大腸炎,TEN,Stevens-Johnson症候群,紅皮症(剥脱性皮膚炎),間質性肺炎,好酸球性肺炎,劇症肝炎,肝機能障害,黄疸,横紋筋融解症

禁忌

本剤の成分に対し過敏症の既往歴

βラクタム系薬−セフェム系（第4世代）

商品名	**セフェピム塩酸塩**	
一般名	**セフェピム塩酸塩水和物**	注 0.5g 注 1g

看護のポイント!!

➡ ショック・アナフィラキシーが起こることがあるので，投与中，投与後は患者の状態をよく観察すること
耐性菌発生のリスクがあるため，感受性の確認を行ったうえで投与開始後3日を目安としてさらに継続投与が必要か判定し，投与中止またはより適切な他剤に切り替えるべきか検討を行うこと。さらに，本剤の投与期間は，原則として14日以内とすること。咽頭・喉頭炎，扁桃炎，急性気管支炎，中耳炎，副鼻腔炎では抗菌薬投与の必要性を判断した上で，本剤の投与が適切と判断される場合に投与すること

効能効果

①適応菌種による感染症，②発熱性好中球減少症

用法用量

①1日1〜2g，1日2回，1日最大4g　静注または点滴静注
②1日4g，1日2回　静注または点滴静注

重大な副作用

ショック，アナフィラキシー，偽膜性大腸炎，急性腎不全，汎血球減少，無顆粒球症，血小板減少，間質性肺炎，PIE症候群，TEN，Stevens-Johnson症候群，肝機能障害，黄疸，精神神経症状．（類薬）溶血性貧血

禁忌

本剤の成分に対し過敏症の既往歴

商品名	**ファーストシン**	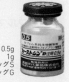

		注	0.5g
一般名	セフォゾプラン塩酸塩	注	1g
			1gバッグS
			1gバッグG

看護のポイント!!

➡ ショック・アナフィラキシーが起こることがあるので，投与中，投与後は患者の状態をよく観察すること
耐性菌発生のリスクがあるため，感受性の確認を行ったうえで投与開始後3日を目安としてさらに継続投与が必要と判定し，投与中止またはより適切な他剤に切り替えるべきか検討を行うこと．さらに，本剤の投与期間は，原則として14日以内とすること．咽頭・喉頭炎，扁桃炎，急性気管支炎，中耳炎，副鼻腔炎では抗菌薬投与の必要性を判断した上で，本剤の投与が適切と判断される場合に投与すること

効能効果

適応菌種による感染症

用法用量

成人：1日1～2g，1日2回，1日最大4g（2～4回に分割）　静注
小児：1日40～80mgを3～4回に分割，1日最大160mg/kg（4gを超えないこと）　静注
低出生体重児・新生児：1回20mg/kgを生後0日は1日1～2回，1～7日は1日2～3回，8日以降は1日3～4回，最大1回40mg/kg　静注

重大な副作用

ショック，アナフィラキシー，急性腎障害等の重篤な腎障害，汎血球減少，無顆粒球症，顆粒球減少，血小板減少，溶血性貧血，偽膜性大腸炎等の血便を伴う重篤な大腸炎，間質性肺炎，PIE症候群，Stevens-Johnson症候群，TEN，痙攣，DIC，肝炎，肝機能障害，黄疸

禁忌

本剤の成分に対し過敏症の既往歴，低張性脱水症の患者（5%ブドウ糖注射液添付のバッグGの場合）

商品名	フルマリン	

一般名	フロモキセフナトリウム	注 0.5g 注 1g

看護のポイント!!

→ ショック・アナフィラキシーが起こることがあるので，投与中，投与後は患者の状態をよく観察すること

咽頭・喉頭炎，扁桃炎，急性気管支炎，中耳炎，副鼻腔炎では抗菌薬投与の必要性を判断した上で，本剤の投与が適切と判断される場合に投与すること

耐性菌の発現等を防ぐため，原則として感受性を確認し，疾病の治療上必要な最小限の期間の投与にとどめること

効能効果

適応菌種による感染症

用法用量

成人：1回0.5〜2g，1日2〜4回，1日最大4g　静注
小児：1回60〜150mgを3〜4回に分割，1日最大4g　静注
低出生体重児・新生児：1回20mg/kgを生後0〜3日は1日2〜3回，4日以降は1日3〜4回，1日最大150mg/kg　静注

重大な副作用

ショック，アナフィラキシー，急性腎障害，汎血球減少，無顆粒球症，血小板減少，溶血性貧血，偽膜性大腸炎，TEN，Stevens-Johnson症候群，間質性肺炎，PIE症候群，肝機能障害，黄疸

禁忌

本剤の成分に対し過敏症の既往歴

商品名	**ザバクサ**
一般名	**セフトロザン硫酸塩・タゾバクタムナトリウム**

配合点滴静注用　1.5g

看護のポイント!!

➡ ショック・アナフィラキシーが起こることがあるので，投与中，投与後は患者の状態をよく観察すること．腹膜炎，腹腔内膿瘍，胆嚢炎，肝膿瘍に対しては，メトロニダゾール注射液と併用すること．敗血症，肺炎に対しては，必要に応じてグラム陽性菌に抗菌活性を有する適切な薬剤の併用を考慮すること
耐性菌の発現等を防ぐため，原則として感受性を確認し，疾病の治療上必要な最小限の期間の投与にとどめること

効能効果

適応菌種による感染症

用法用量

1回1.5g（膀胱炎，腎盂腎炎，腹膜炎，腹腔内膿瘍，胆嚢炎，肝膿瘍），1回3g（敗血症，肺炎），1日3回60分かけて点滴静注
※腎機能障害のある患者に対しては用量を調節

重大な副作用

ショック，アナフィラキシー，クロストリジウム・ディフィシレ大腸炎，急性腎障害，脳出血

禁忌

本剤の成分またはセフェム系抗生物質に対し過敏症の既往歴，他のβ-ラクタム系抗生物質（ペニシリン系，カルバペネム系等）に対し重篤な過敏症（アナフィラキシー，重度の皮膚反応等）

βラクタム系薬-カルバペネム系

商品名	メロペン	

一般名	メロペネム水和物	注 0.25g
		注 0.5g

看護のポイント!!

➡ ショック・アナフィラキシーが起こることがあるので，投与中，投与後は患者の状態をよく観察すること
耐性菌発生のリスクがあるため，感受性の確認を行ったうえで投与開始後3日を目安としてさらに継続投与が必要か判定し，投与中止またはより適切な他剤に切り替えるべきか検討を行うこと．咽頭・喉頭炎，扁桃炎，急性気管支炎，中耳炎，副鼻腔炎では抗菌薬投与の必要性を判断した上で，本剤の投与が適切と判断される場合に投与すること

効能効果

①化膿性髄膜炎以外の一般感染症
②化膿性髄膜炎
③発熱性好中球減少症

用法用量

①成人：1日0.5～1g，1日2～3回，1日最大3g（1回1gまで）　点滴静注
小児：1日30～60mg/kg，1日3回，1日最大120mg/kg（3gを超えないこと）　点滴静注
②成人：1日6g，1日3回
小児：1日120mg/kg，1日3回，1日最大6g　点滴静注
③成人：1日3g，1日3回
小児：1日120mg/kg，1日3回，1日最大3g　点滴静注

重大な副作用

ショック，アナフィラキシー，急性腎障害等の重篤な腎障害，劇症

肝炎，肝機能障害，黄疸，偽膜性大腸炎等の血便を伴う重篤な大腸炎，間質性肺炎，PIE症候群，痙攣，意識障害等の中枢神経症状，TEN，Stevens-Johnson症候群，汎血球減少，無顆粒球症，溶血性貧血，白血球減少，血小板減少，血栓性静脈炎

禁忌

本剤の成分に対し過敏症の既往歴，バルプロ酸ナトリウム投与中

商品名	**フィニバックス**		
一般名	ドリペネム水和物	注	0.25g
		注	0.5g

看護のポイント!!

➡ ショック・アナフィラキシーが起こることがあるので，投与中，投与後は患者の状態をよく観察すること
耐性菌発生のリスクがあるため，感受性の確認を行ったうえで投与開始後3日を目安としてさらに継続投与が必要と判定し，投与中止またはより適切な他剤に切り替えるべきかを検討を行うこと，咽頭・喉頭炎，扁桃炎，急性気管支炎，中耳炎，副鼻腔炎では抗菌薬投与の必要性を判断した上で，本剤の投与が適切と判断される場合に投与すること

効能効果

適応菌種による感染症

用法用量

成人：1回0.25〜1g，1日2〜3回，1日最大3g（1回1gまで）
小児：1回20〜40mg/kg，1日3回，1日最大3g（1回1gまで）

重大な副作用

ショック，アナフィラキシー，偽膜性大腸炎，肝機能障害，黄疸，急性腎障害，汎血球減少症，無顆粒球症，白血球減少，血小板減少，TEN，Stevens-Johnson症候群，間質性肺炎，痙攣，意識障害，溶血性貧血

禁忌

本剤の成分に対し過敏症の既往歴，バルプロ酸ナトリウム投与中

商品名	**チエナム**
一般名	イミペネム水和物・シラスタチンナトリウム

注　0.5g

看護のポイント!!

➡ ショック・アナフィラキシーが起こることがあるので，投与中，投与後は患者の状態をよく観察すること
耐性菌発生のリスクがあるため，感受性の確認を行ったうえで投与開始後3日を目安としてさらに継続投与が必要か判定し，投与中止またはより適切な他剤に切り替えるべきか検討を行うこと．咽頭・喉頭炎，扁桃炎，急性気管支炎，中耳炎，副鼻腔炎では抗菌薬投与の必要性を判断した上で，本剤の投与が適切と判断される場合に投与すること

効能効果

適応菌種による感染症

用法用量

成人：1日0.5～1.0g（力価），1日2～3回に分割，1日最大2g
小児：1日30～80mg/kg（力価）を1日3～4回に分割，1日最大100mg（力価）/kg

重大な副作用

中枢神経症状，ショック，アナフィラキシー，TEN，Stevens-Johnson症候群，重篤な肝障害，気管支痙攣，間質性肺炎，PIE症候群，汎血球減少症，骨髄抑制，無顆粒球症，溶血性貧血などの重篤な血液障害，重篤な腎障害，偽膜性大腸炎，血栓性静脈炎

禁忌

本剤の成分に対し過敏症の既往歴，バルプロ酸ナトリウム投与中

βラクタム系薬-ペネム系

商品名	**ファロム**		
一般名	ファロペネムナトリウム水和物	錠剤 150mg F15 錠剤 200mg F20 ドライシロップ 10%	

看護のポイント!!

➡ 下痢が発現しやすいため注意する. ショック・アナフィラキシーのため患者のアレルギー歴をよく確認すること

咽頭・喉頭炎, 扁桃炎, 急性気管支炎, 中耳炎, 副鼻腔炎では抗菌薬投与の必要性を判断した上で, 本剤の投与が適切と判断される場合に投与すること

耐性菌の発現等を防ぐため, 原則として感受性を確認し, 疾病の治療上必要な最小限の期間の投与にとどめること

効能効果

適応菌種による感染症

用法用量

成人：1回150mg〜300mg, 1日3回
小児：1回5mg〜10mg/kg, 1日3回
経口

重大な副作用

ショック, アナフィラキシー, 急性腎障害, 偽膜性大腸炎等の血便を伴う重篤な大腸炎, Stevens-Johnson症候群, TEN, 間質性肺炎, 肝機能障害, 黄疸, 無顆粒球症, 横紋筋融解症. (類薬) PIE症候群

禁忌

本剤の成分に対し過敏症の既往歴

アミノグリコシド系

商品名	**ゲンタシン**

一般名	**ゲンタマイシン硫酸塩**	注 10mg 注 40mg 注 60mg

看護のポイント!!

➡ ショック・アナフィラキシーが起こることがあるので，投与中，投与後は患者の状態をよく観察すること．腎障害，聴覚障害が起こるので尿量，聴覚を観察すること．近年では，適応によっては分割投与より，1日1回投与を勧めるガイドラインなどがあるため，投与回数については主治医によく確認すること

本人またはその血族がアミノグリコシド系抗生物質による難聴またはその他の難聴のある場合は投与しない

中耳炎への使用にあたっては抗菌薬投与の必要性を判断した上で，本剤の投与が適切と判断される場合に投与すること．耐性菌の発現等を防ぐため，原則として感受性を確認し，疾病の治療上必要な最小限の期間の投与にとどめること

効能効果

適応菌種による感染症

用法用量

成人：1日3〜5mg/kg，1日3〜4回
小児：1回2〜2.5mg/kg，1日2〜3回

重大な副作用

ショック，急性腎障害，第8脳神経障害（眩暈，耳鳴，難聴など）

禁忌

本剤の成分並びに他のアミノグリコシド系抗生物質およびバシトラシンに対し過敏症の既往歴

商品名	**アミカシン硫酸塩**		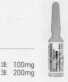

一般名	**アミカシン硫酸塩**	注 100mg 注 200mg

看護のポイント!!

➡ ショック・アナフィラキシーが起こることがあるので，投与中，投与後は患者の状態をよく観察すること，腎障害，聴覚障害が起こるので尿量，聴覚を観察すること，近年では，適応によっては分割投与より，1日1回投与を勧めるガイドラインなどがあるため，投与回数については主治医によく確認すること
本人またはその血族がアミノグリコシド系抗生物質による難聴またはその他の難聴のある場合は投与しない
耐性菌の発現等を防ぐため，原則として感受性を確認し，疾病の治療上必要な最小限の期間の投与にとどめること

効能効果

適応菌種による感染症

用法用量

筋注：成人 1回100～200mg，1日1～2回，適宜増減
小児 1日4～8mg/kgを1日1～2回，適宜増減
点滴静注：成人 1回100～200mg，1日2回，適宜増減
小児 1日4～8mg/kg，1日2回
新生児（未熟児を含む）1回6mg/kg，1日2回，適宜増減
30分～1時間かけて投与

重大な副作用

ショック，第8脳神経障害（眩暈，耳鳴，難聴など），急性腎不全

禁忌

本剤の成分並びにアミノグリコシド系抗生物質またはバシトラシンに対し過敏症の既往歴

商品名	**トブラシン**	
一般名	トブラマイシン	注 10mg 注 60mg 注 90mg

看護のポイント!!

➡ ショック・アナフィラキシーが起こることがあるので，投与中，投与後は患者の状態をよく観察すること，腎障害，聴覚障害が起こるので尿量，聴覚を観察すること，近年では，適応によっては分割投与より，1日1回投与を勧めるガイドラインなどがあるため，投与回数については主治医によく確認すること
本人またはその血族がアミノグリコシド系抗生物質による難聴またはその他の難聴のある場合は投与しない
耐性菌の発現等を防ぐため，原則として感受性を確認し，疾病の治療上必要な最小限の期間の投与にとどめること

効能効果

適応菌種による感染症

用法用量

成人 1日120mg～180mgを1日2～3回に分割
小児 1日3mg/kgを1日2～3回に分割
筋注/静注
点滴静注：30分～2時間かけて点滴静注（1回90mg投与の場合には，1時間以上かけて注入することが望ましい）

重大な副作用

ショック，急性腎障害，第8脳神経障害（眩暈，耳鳴，難聴など）

禁忌

本剤の成分並びに他のアミノグリコシド系抗生物質またはバシトラシンに対し過敏症の既往歴

商品名	**カナマイシン**	
一般名	カナマイシン硫酸塩	カプセル　250mg　MSK01 シロップ　5%

看護のポイント!!

⇒ 適応外で，高アンモニア血症に伴う肝性脳症に用いられることがある

　感染性腸炎への使用にあたっては，抗菌薬投与の必要性を判断した上で，本剤の投与が適切と判断される場合に投与すること

効能効果

適応菌種による感染症

用法用量

成人：1日2〜4g，1日4回に分割
小児：1日50〜100mg/kg，1日4回に分割
経口

重大な副作用

添付文書（電子添文）記載なし

禁忌

本剤の成分並びにアミノグリコシド系抗生物質またはバシトラシンに対し過敏症の既往歴

ホスホマイシン系

(ホスミシン)				(ホスミシンS)	
ドライシロップ	200mg	錠	250mg MS F07	注	0.5g
ドライシロップ	400mg	錠	500mg MS F08	注	1g
ドライシロップ	40% 61K			注	2g

看護のポイント!!

⇒ 特に注射薬ではショック・アナフィラキシーが起こることがあるので,
投与中, 投与後は患者の状態をよく観察すること. 注射薬はナトリウム含量が高いため（14.5mEq/g＝おおよそ生食100mLと同等）
心不全, 腎不全, 高血圧の患者では患者状態の観察を行うこと
急性気管支炎, 感染性腸炎, 中耳炎, 副鼻腔炎への使用にあたっては, 抗菌薬投与の必要性を判断した上で, 本剤の投与が適切と判断される場合に投与すること

効能効果

適応菌種による感染症

用法用量

静注：成人 1日2〜4g, 小児 1日100〜200mg/kg, 1日2〜4回に分割
点滴静注：成人 1日2〜4g, 小児 1日100〜200mg/kg, 1日2回に分割
経口：1日2〜3g, 小児 1日40〜120mg/kg, 1日3〜4回に分割

重大な副作用

注：ショック, アナフィラキシー, 汎血球減少, 無顆粒球症, 血小板減少, 肝機能障害, 黄疸, 痙攣
錠, ドライシロップ：偽膜性大腸炎等の血便を伴う重篤な大腸炎

禁忌

ホスホマイシンに対して過敏症の既往歴

MRSA用薬

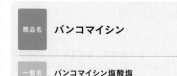

商品名	バンコマイシン	

一般名	バンコマイシン塩酸塩	注 0.5g 注 1g

看護のポイント!!

⇒ メチシリン耐性黄色ブドウ球菌(MRSA)感染症,メチシリン耐性コアグラーゼ陰性ブドウ球菌(MRCNS)感染症,ペニシリン耐性肺炎球菌(PRSP)感染症のみが適応であり,いずれも多剤耐性菌であるため,対応する患者には標準予防策を講じてケアを実施する
ショック・アナフィラキシーが起こることがあるので,投与中,投与後は患者の状態をよく観察すること.またレッドネック症候群(顔,頸部,躯幹の紅斑性充血,瘙痒感,血圧低下など)のため投与速度は60分以上かけること.腎障害,聴覚障害が起こるので尿量,聴覚を観察すること
血中濃度を測定する際は,投与直前に採血を行う

血管外漏出注意!!

薬液が血管外に漏れると壊死が起こるおそれがあるので,薬液が血管外に漏れないように慎重に投与すること

効能効果

メチシリン耐性黄色ブドウ球菌(MRSA),メチシリン耐性コアグラーゼ陰性ブドウ球菌(MRCNS),ペニシリン耐性肺炎球菌(PRSP)による感染症
MRSAまたはMRCNS感染が疑われる発熱性好中球減少症

用法用量

成人:1日2g 1回0.5gを6時間ごと,または1回1gを12時間ごとに分割
小児・乳児:1日40mg/kgを2〜4回に分割,新生児 1回投与量10

〜15mg/kgとし生後1週までの新生児に対しては12時間ごと，生後
1か月までの新生児に対しては8時間ごと
それぞれ60分以上かけて点滴静注
経口：1回0.125〜0.5g，1日4〜6回

重大な副作用

ショック，アナフィラキシー，急性腎障害，間質性腎炎，汎血球減
少，無顆粒球症，血小板減少，TEN，Stevens-Johnson症候群，
剥脱性皮膚炎，薬剤性過敏症症候群，第8脳神経障害（眩暈，耳鳴，
聴力低下等），偽膜性大腸炎，肝機能障害，黄疸

禁忌

本剤の成分に対し過敏症の既往歴

Memo

商品名	タゴシッド	

一般名	テイコプラニン	注　200mg

看護のポイント!!

⇒ メチシリン耐性黄色ブドウ球菌 (MRSA) 感染症のみが適応であり，多剤耐性菌であるため対応する患者には標準予防策を講じてケアを実施する

ショック・アナフィラキシーが起こることがあるので，投与中，投与後は患者の状態をよく観察すること．腎障害，聴覚障害が起こることがあるので尿量，聴覚を観察すること

血中濃度を測定する際は，投与直前に採血を行う

効能効果

MRSAによる感染症

用法用量

成人：初日 1回200または400mg，1日2回
2日目以降 1回200または400mg，1日1回
小児：初回 12時間ごとに3回，10mg/kg
以降6～10mg/kg，1日1回
いずれも30分かけて点滴静注．血中濃度を測定し，投与量を調節する

重大な副作用

ショック，アナフィラキシー，第8脳神経障害 (眩暈，耳鳴，聴力低下等)，TEN，Stevens-Johnson症候群，急性汎発性発疹性膿疱症，紅皮症 (剥脱性皮膚炎)，無顆粒球症，白血球減少，血小板減少，急性腎障害，肝機能障害，黄疸

禁忌

本剤の成分に対し過敏症の既往歴

商品名	**キュビシン**	
一般名	**ダプトマイシン**	注 350mg

看護のポイント!!

➡ メチシリン耐性黄色ブドウ球菌（MRSA）感染症のみが適応であり，多剤耐性菌であるため対応する患者には標準予防策を講じてケアを実施する
　ショック・アナフィラキシーが起こることがあるので，投与中，投与後は患者の状態をよく観察すること．横紋筋融解症が発生することがあるため筋肉痛，脱力感，CK値上昇，血中及び尿中ミオグロビン上昇に注意．1日2回以上投与しないこと
　肺で不活化されるためMRSA肺炎には使用しないこと．5%ブドウ糖液では希釈しないこと

効能効果

MRSAによる感染症

用法用量

成人：1回4〜6mg/kg，1日1回
小児：年齢に応じて5〜12mg/kg，1日1回
成人は30分かけて点滴静注または緩徐に静脈内注射，小児は年齢により30〜60分かけて点滴静注

重大な副作用

ショック・アナフィラキシー，急性汎発性発疹性膿疱症，横紋筋融解症，好酸球性肺炎，末梢性ニューロパシー，腎不全，偽膜性大腸炎

禁忌

本剤の成分に対し過敏症の既往歴

商品名	ハベカシン		
一般名	アルベカシン硫酸塩	注	25mg
		注	75mg
		注	100mg
		注	200mg

看護のポイント!!

➡ メチシリン耐性黄色ブドウ球菌（MRSA）感染症のみが適応であり、多剤耐性菌であるため対応する患者には標準予防策を講じてケアを実施する

ショック・アナフィラキシーが起こることがあるので、投与中、投与後は患者の状態をよく観察すること。腎障害、聴覚障害が起こるので尿量、聴覚を観察すること

効能効果

MRSAによる感染症

用法用量

1日150mg〜200mg、1日1〜2回で、小児 1日4〜6mg/kg、1日1〜2回で　点滴静注/筋注

点滴静注：成人は30分〜2時間かけて点滴静注、小児は30分かけて点滴静注

重大な副作用

ショック、痙攣、第8脳神経障害（眩暈、耳鳴、聴力低下等）、急性腎不全等の重篤な腎障害、汎血球減少

禁忌

本剤の成分並びにアミノグリコシド系抗生物質またはバシトラシンに対し過敏症の既往歴

MRSA・VRE用薬

商品名	**ザイボックス**	
一般名	リネゾリド	注　600mg 錠剤　600mg

看護のポイント!!

➡ メチシリン耐性黄色ブドウ球菌（MRSA）感染症，バンコマイシン耐性エンテロコッカス・フェシウム（VRE）感染症のみが適応であり，多剤耐性菌であるため対応する患者には標準予防策を講じてケアを実施する
ショック・アナフィラキシーが起こることがあるので，投与中，投与後は患者の状態をよく観察すること，骨髄抑制（各血球の減少），代謝性アシドーシス（嘔気，嘔吐を繰り返すなど），偽膜性大腸炎（発熱，腹痛，白血球増多，粘液・血液便を伴う激酷下痢）などの副作用が起こるので患者状態をよく観察すること
注射から錠剤に切り替えた場合を含め，合計28日以上の投与は避けることが望ましい

効能効果

MRSA，バンコマイシン耐性エンテロコッカス・フェシウムによる感染症

用法用量

注射：成人・12歳以上 1日1200mg，1回600mg，1日2回12時間ごと，30分〜2時間かけて点滴静注
12歳未満 1回10mg/kg（最大600mg），8時間ごと，30分〜2時間かけて点滴静注
錠剤：成人・12歳以上 1日1200mg，1回600mg，1日2回12時間ごと
12歳未満 1回10mg/kg（最大600mg），8時間ごと

重大な副作用

骨髄抑制，代謝性アシドーシス，視神経症，ショック，アナフィラ

キシー，間質性肺炎，腎不全，低ナトリウム血症，偽膜性大腸炎，肝機能障害

本剤の成分に対し過敏症の既往症

テトラサイクリン系

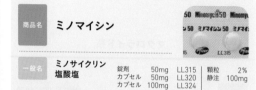

商品名	ミノマイシン		
一般名	ミノサイクリン塩酸塩	錠剤 50mg LL315 カプセル 50mg LL320 カプセル 100mg LL324	顆粒 2% 静注 100mg

看護のポイント!!

➡ ショック・アナフィラキシーが起こることがあるので，投与中，投与後は患者の状態をよく観察すること，また患者のアレルギー歴をよく確認すること

乳幼児・小児（8歳未満）・妊婦は歯牙の着色，エナメル質形成不全，一過性の骨発育不全が起こるため投与を避けるのが望ましい．めまいが起こることがあるので，転倒転落に注意する

咽頭・喉頭炎，扁桃炎，急性気管支炎，中耳炎，副鼻腔炎では抗菌薬投与の必要性を判断した上で，本剤の投与が適切と判断される場合に投与すること

耐性菌の発現等を防ぐため，原則として感受性を確認し，疾病の治療上必要な最小限の期間の投与にとどめること

適応菌種による感染症

初回100～200mg，以後12時間ごとあるいは24時間ごとに，100mgを投与　経口または30分～2時間かけて点滴静注

重大な副作用

ショック，アナフィラキシー，全身性紅斑性狼瘡（SLE）様症状の増悪，結節性多発動脈炎，顕微鏡的多発血管炎，自己免疫性肝炎，TEN，Stevens-Johnson症候群，多形紅斑，剥脱性皮膚炎，薬剤性過敏症症候群，血液障害，重篤な肝機能障害，急性腎障害，間質性腎炎，呼吸困難，間質性肺炎，PIE症候群，膵炎，痙攣・意識障害等の精神神経障害，出血性腸炎，偽膜性大腸炎

禁忌

テトラサイクリン系薬剤に対し過敏症の既往歴

マクロライド系

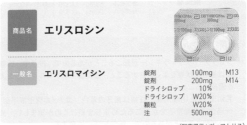

商品名	エリスロシン			
一般名	エリスロマイシン	錠剤	100mg	M13
		錠剤	200mg	M14
		ドライシロップ	10%	
		ドライシロップ	W20%	
		顆粒	W20%	
		注	500mg	

（写真提供：ヴィアトリス）

看護のポイント!!

⇒ 多くの薬剤と相互作用があるため，新たな薬剤を開始する際は患者状態の変化に注意する．その中でもQT延長や心室性不整脈が起こるため心拍数，心電図変化を観察する．低カリウム血症，心疾患，注射の急速静注には特に注意する．溶解はまず注射用水で行い，5％ブドウ糖液，生食液にて希釈すること．耐性菌の発現等を防ぐため，原則として感受性を確認し，疾病の治療上必要な最小限の期間の投与にとどめること

効能効果

適応菌種による感染症

用法用量

経口：成人 1回200mg，1日4〜6回
小児 1日25〜50mg/kgを1日4〜6回に分割して
注射：成人 1日600〜1500mgを1日2〜3回に分割して　2時間かけて点滴静注

重大な副作用

偽膜性大腸炎等の血便を伴う重篤な大腸炎，心室頻拍（Torsades de pointesを含む），QT延長，ショック，アナフィラキシー，TEN，Stevens-Johnson症候群，急性腎障害（急性間質性腎炎），肝機能障害，黄疸

禁忌

本剤の成分に対し過敏症の既往歴，エルゴタミン酒石酸塩・無水カフェイン・イソプロピルアンチピリン，ジヒドロエルゴタミンメシル酸塩，ピモジド，アスナプレビル投与中

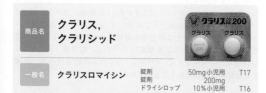

商品名	クラリス，クラリシッド		
一般名	クラリスロマイシン	錠剤	50mg小児用	T17
		錠剤	200mg	
		ドライシロップ	10%小児用	T16

看護のポイント!!

➡ 多くの薬剤と相互作用があるため，新たな薬剤を開始する際は患者状態の変化に注意する．その中でもQT延長や心室性不整脈が起こるため心拍数，心電図変化を観察する．低カリウム血症，心疾患には特に注意する．咽頭・喉頭炎，扁桃炎，急性気管支炎，中耳炎，副鼻腔炎では抗菌薬投与の必要性を判断した上で，本剤の投与が適切と判断される場合に投与すること
耐性菌の発現等を防ぐため，原則として感受性を確認し，疾病の治療上必要な最小限の期間の投与にとどめること

適応菌種による感染症

成人：1日400〜800mg，1日2回に分けて投与
小児：1日10〜15mg/kg，1日2〜3回に分けて投与

ショック，アナフィラキシー，QT延長，心室頻拍（Torsade de pointesを含む），心室細動，劇症肝炎，肝機能障害，黄疸，肝不全，血小板減少，汎血球減少，溶血性貧血，白血球減少，無顆粒球症，TEN，Stevens-Johnson症候群，多形紅斑，PIE症候群・間質性肺炎，偽膜性大腸炎，出血性大腸炎，横紋筋融解症，痙攣，急性腎障害，尿細管間質性腎炎，IgA血管炎，薬剤性過敏症症候群

本剤に対して過敏症の既往歴，ピモジド，エルゴタミン酒石酸塩・無水カフェイン・イソプロピルアンチピリン，ジヒドロエルゴタミンメシル酸塩，スボレキサント，ロミタピドメシル酸塩，タダラフィル（アドシルカ），チカグレロル，イブルチニブ，イバブラジン塩酸塩，ベネトクラクス（再発または難治性の慢性リンパ性白血病（小リンパ球性リンパ腫を含む）の用量漸増期），ルラシドン塩酸塩，アナモレリン塩酸塩，フィネレノン，イサブコナゾニウム硫酸塩投与中，肝臓または腎臓に障害のある患者でコルヒチンを投与中

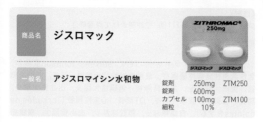

商品名	ジスロマック

一般名	アジスロマイシン水和物

錠剤	250mg	ZTM250
錠剤	600mg	
カプセル	100mg	ZTM100
細粒	10%	

看護のポイント!!

➡ ショック・アナフィラキシーが起こることがあるので，投与中，投与後は患者の状態をよく観察すること．QT延長や心室性不整脈が起こるため心拍数，心電図変化を観察する．低カリウム血症，心疾患には特に注意する．錠剤・カプセル・細粒は3日間の服用で1週間程度効果が持続するため，その間の患者状態の変化に注意する．注射の調整は1Vを注射用水4.8mLに溶解し，500mLの5%ブドウ糖液にて希釈，点滴静注する

咽頭・喉頭炎，扁桃炎，急性気管支炎，中耳炎，副鼻腔炎では抗菌薬投与の必要性を判断した上で，本剤の投与が適切と判断される場合に投与すること

耐性菌の発現等を防ぐため，原則として感受性を確認し，疾病の治療上必要な最小限の期間の投与にとどめること

効能効果

適応菌種による感染症

用法用量

〈錠剤〉
①深在性皮膚感染症，リンパ管・リンパ節炎，咽頭・喉頭炎，扁桃炎（扁桃周囲炎，扁桃周囲膿瘍を含む），急性気管支炎，肺炎，肺膿瘍，慢性呼吸器病変の二次感染，副鼻腔炎，歯周組織炎，歯冠周囲炎，顎炎：成人 500mg，1日1回，3日間1.5gまで　経口
②尿道炎，子宮頸管炎：成人 1回1000mg　経口
③骨盤内炎症性疾患：成人 アジスロマイシン注射剤による治療後，250mg，1日1回　経口，計7日間
〈カプセル・細粒〉
小児 1日10mg/kg（500mgまで），1日1回，3日間　経口

〈注射〉
成人 1日500mg，1日1回　2時間かけて点滴静注

重大な副作用

ショック，アナフィラキシー，TEN，Stevens-Johnson症候群，急性汎発性発疹性膿疱症，薬剤性過敏症症候群，肝炎，肝機能障害，黄疸，肝不全，急性腎障害，偽膜性大腸炎，出血性大腸炎，間質性肺炎，好酸球性肺炎，QT延長，心室性頻脈（Torsades de pointesを含む），白血球減少，顆粒球減少，血小板減少，横紋筋融解症

禁忌

本剤の成分に対し過敏症の既往歴

リンコマイシン系

商品名	ダラシンS， ダラシン
一般名	クリンダマイシンリン酸エステル（注） クリンダマイシン塩酸塩（カプセル）

注	300mg	カプセル	75mg	UPJOHN 331
注	600mg	カプセル	150mg	UPJOHN 225

看護のポイント!!

➡ グラム陽性菌・陰性球菌に強い抗菌性を示す．特に嫌気性菌に有効　ショック・アナフィラキシーが起こることがあるので，投与中，投与後は患者の状態をよく観察すること．偽膜性大腸炎（発熱，腹痛，白血球増多，粘液・血液便を伴う激症下痢）があらわれることがあるので症状に注意する．耐性菌の発現等を防ぐため，原則として感受性を確認し，疾病の治療上必要な最小限の期間の投与にとどめること

投与速度注意!!

➡ 急速な静注により心停止した例があるため，投与速度に注意

効能効果

適応菌種による感染症

用法用量

注射：成人　1日600～2400mg，2～4回に分割　点滴静注（30分
～1時間かけて）または筋注，難治性・重症感染症：1日2400mgま
で，2～4回に分割　点滴静注
小児　1日15～40mg/kgを1日3～4回に分割　点滴静注，難治性・
重症感染症：1日40mg/kgまで，3～4回に分割　点滴静注
カプセル：成人　1回150mg，6時間ごと，重症感染症：1回300mg，
8時間ごと　経口
小児　1日15mg/kg，1日3～4回に分割，重症感染症：1日20mg/
kg，1日3～4回に分割　経口

重大な副作用

ショック，アナフィラキシー，偽膜性大腸炎等の血便を伴う重篤な
大腸炎，TEN，Stevens-Johnson症候群，急性汎発性発疹性膿
疱症，剥脱性皮膚炎，薬剤性過敏症症候群，間質性肺炎，PIE症
候群，急速な静注により心停止，汎血球減少，無顆粒球症，血小
板減少，肝機能障害，黄疸，急性腎障害

禁忌

本剤の成分またはリンコマイシン系抗生物質に対し過敏症の既往
歴，次の薬剤を投与中：エリスロマイシン

ニューキノロン系

商品名	クラビット

一般名	レボフロキサシン水和物

錠	250mg
錠	500mg
細粒	10%
注	500mg
注バッグ	500mg

看護のポイント!!

→ Al，Mg含有の制酸薬・鉄剤と併用するとキレート形成により吸収が低下する
ショック・アナフィラキシーが起こることがあるので，投与中，投与後は患者の状態をよく観察すること，意識障害等，大動脈瘤，大動脈解離（腹部，胸部または背部に痛み等）に注意する，配合変化が多いため，他剤との配合，同一ラインからの投与は避ける，耐性菌が問題となりやすいため不要な長期投与，濫用，不規則な服用は避ける

投与速度注意!!

→ 急速な静注により血圧低下・瘙痒感が生じる可能性があるため必ず1時間かけて点滴静注する

効能効果

適応菌種による感染症

用法用量

1回500mg，1日1回　点滴静注（1時間かけて）または経口

重大な副作用

ショック，アナフィラキシー，TEN，Stevens-Johnson症候群，痙攣，QT延長，心室頻拍（Torsades de pointesを含む），急性腎障害，間質性腎炎，劇症肝炎，肝機能障害，黄疸，汎血球減少症，無顆粒球症，溶血性貧血，血小板減少，間質性肺炎，好酸球性肺炎，偽膜性大腸炎等の血便を伴う重篤な大腸炎，横紋筋融解

症，低血糖，アキレス腱炎・腱断裂等の腱障害，錯乱，せん妄，抑うつ等の精神症状，過敏性血管炎，重症筋無力症の悪化，大動脈瘤，大動脈解離，末梢神経障害

禁忌

本剤の成分またはオフロキサシンに対し過敏症の既往歴，妊婦または妊娠している可能性，小児等，妊婦または妊娠している可能性のある婦人および小児等に対しては，炭疽等の重篤な疾患に限り，治療上の有益性を考慮して投与

商品名	**オゼックス**			
一般名	トスフロキサシントシル酸塩水和物	錠	75mg	OZX
		錠	150mg	
		小児用錠	60mg	275
		細粒	15%	

看護のポイント!!

➡ Al，Mg含有の制酸薬・鉄剤・Ca含有製剤と併用するとキレート形成により吸収が低下する

ショック・アナフィラキシーが起こることがあるので，患者のアレルギー歴をよく確認すること，大動脈瘤，大動脈解離（腹部，胸部または背部に痛み等），急性腎障害，肝障害に注意する．耐性菌の発現等を防ぐため，原則として感受性を確認し，疾病の治療上必要な最小限の期間の投与にとどめること

効能効果

適応菌種による感染症

用法用量

成人
〈骨髄炎，関節炎，腸チフス，パラチフス以外〉
1回150mg，1日2〜3回
〈骨髄炎，関節炎〉
1回150mg，1日3回

〈腸チフス，パラチフス〉
1回150mg，1日4回
腸チフス，パラチフス以外で，重症または効果不十分と思われる症例には1日600mgまで増量可
小児
1回6mg/kg(1回最大180mgまで)，1日2回(1日最大360mgまで)

重大な副作用

ショック，アナフィラキシー（呼吸困難，浮腫，発赤等），TEN，Stevens-Johnson症候群，痙攣，意識障害（意識喪失等），急性腎障害，間質性腎炎，腎性尿崩症，肝機能障害，黄疸，無顆粒球症，血小板減少，偽膜性大腸炎等の血便を伴う重篤な大腸炎，間質性肺炎，好酸球性肺炎，横紋筋融解症，低血糖，大動脈瘤，大動脈解離，末梢神経障害，アキレス腱炎，腱断裂等の腱障害，精神症状，重症筋無力症の悪化

禁忌

〈効能共通〉本剤の成分に対し過敏症の既往歴，〈コレラ，炭疽以外〉妊婦または妊娠している可能性

商品名 	**シプロキサン**		
一般名	シプロフロキサシン塩酸塩(錠) シプロフロキサシン(注)	錠 100mg 錠 200mg 注 200mg 注 400mg	CIP 100 CIP 200

看護のポイント!!

→ Al，Mg含有の制酸薬・鉄剤と併用するとキレート形成により吸収が低下する
ショック・アナフィラキシーが起こることがあるので，投与中，投与後は患者の状態をよく観察すること．大動脈瘤，大動脈解離(腹部，胸部または背部に痛み等)に注意する．配合変化が多いため，他剤との配合，同一ラインからの投与は避ける．耐性菌が問題となりやすいため不要な長期投与，濫用，不規則な服用は避ける

投与速度注意!!

➡ 静脈内急速投与により，血管痛・静脈炎を起こすことがあるため，
　30分以内の点滴静注は避けること
　血管痛予防のため十分に希釈した上で投与を行う

効能効果

適応菌種による感染症
〈注射 小児のみ〉嚢胞性線維症（緑膿菌による呼吸器感染に伴う症状）

用法用量

〈注射〉成人 1回400mg，1日2〜3回　1時間かけて点滴静注
小児 複雑性膀胱炎，腎盂腎炎の場合：1回6〜10mg/kg（1回量最
大400mg），1日3回　1時間かけて点滴静注
小児 炭疽の場合：1日2回，1回10mg/kgを1時間かけて点滴静注（1
回量最大400mg）
小児 嚢胞性線維症（緑膿菌による呼吸器感染に伴う症状）：1日3回，
1回10mg/kgを1時間かけて点滴静注（1回量最大400mg）
〈錠剤〉成人 1回100〜200mg，1日2〜3回
炭疽の場合：成人 1回400mg，1日2回
小児（炭疽のみ有益性投与）1回15mg/kg，1日2回

重大な副作用

ショック，アナフィラキシー，大腸炎，横紋筋融解症，間質性肺炎，
低血糖，痙攣，骨髄抑制，汎血球減少，無顆粒球症，血小板減少，
劇症肝炎，肝機能障害，黄疸，TEN，Stevens-Johnson症候群，
多形紅斑，急性汎発性発疹性膿疱症，急性腎障害，間質性腎炎，
アキレス腱炎・腱断裂等の腱障害，錯乱・抑うつ等の精神症状，重
症筋無力症の悪化，血管炎，QT延長，心室頻拍（Torsades de
pointesを含む），大動脈瘤，大動脈解離

禁忌

本剤の成分に対し過敏症の既往歴，ケトプロフェン（皮膚外用剤を
除く）・チザニジン塩酸塩を投与中，ロミタピドメシル酸塩を投与中，
妊婦または妊娠している可能性のある婦人（錠剤：炭疽に限り，治療
上の有益性を考慮して投与すること），小児等（注射：複雑性膀胱炎，
腎盂腎炎，嚢胞性線維症，炭疽の患児を除く，錠剤：炭疽に限り有
益性投与）

商品名	**ジェニアック**	
一般名	**メシル酸ガレノキサシン水和物**	錠　200mg

看護のポイント!!

➡ Al，Mg，Ca，鉄，亜鉛を含有する製剤と併用するとキレート形成により吸収が低下する
ショック・アナフィラキシーが起こることがあるので，患者のアレルギー歴をよく確認すること．大動脈瘤，大動脈解離（腹部，胸部または背部に痛み等）に注意する．耐性菌の発現等を防ぐため，原則として感受性を確認し，疾病の治療上必要な最小限の期間の投与にとどめること

効能効果

適応菌種による感染症

用法用量

1回400mg，1日1回　経口

重大な副作用

ショック，アナフィラキシー，Stevens-Johnson症候群，TEN，多形紅斑，徐脈，洞停止，房室ブロック，QT延長，心室頻拍（Torsades de pointesを含む），心室細動，劇症肝炎，肝機能障害，低血糖，高血糖，偽膜性大腸炎（クロストリジウム性大腸炎），汎血球減少症，無顆粒球症，血小板減少，横紋筋融解症，幻覚，せん妄等の精神病状，痙攣，間質性肺炎，好酸球性肺炎，重症筋無力症の悪化，急性腎障害，間質性腎炎，大動脈瘤，大動脈解離，末梢神経障害，アキレス腱炎，腱断裂等の腱障害，血管炎

禁忌

本剤の成分または他のキノロン系抗菌剤に対し過敏症の既往歴，妊婦または妊娠している可能性，小児等

商品名	グレースビット

一般名	シタフロキサシン水和物	錠 50mg 細粒 10%

看護のポイント!!

➡ Al, Mg含有の制酸薬・鉄剤と併用するとキレート形成により吸収が低下する

効能効果

適応菌種による感染症

用法用量

1日100〜200mg
1日1〜2回 経口

重大な副作用

ショック, アナフィラキシー, Stevens-Johnson症候群, 急性腎障害, 肝機能障害, 血小板減少, 偽膜性大腸炎, 低血糖, 錯乱, せん妄, 幻覚等の精神症状, 大動脈瘤, 大動脈解離, アキレス腱炎, 腱断裂等の腱障害, TEN, 痙攣, QT延長, 心室頻拍 (Torsades de pointesを含む), 黄疸, 間質性肺炎, 横紋筋融解症, 無顆粒球症, 汎血球減少症, 溶血性貧血

禁忌

本剤の成分または他のキノロン系抗菌薬に対し過敏症の既往歴, 妊婦または妊娠している可能性, 小児等

商品名	**ラスビック**	

一般名	ラスクフロキサシン塩酸塩	注　150mg 錠　75mg

看護のポイント!!

➡ Al，Mg含有の制酸薬・鉄剤と併用するとキレート形成により吸収が低下する
ショック・アナフィラキシーが起こることがあるので，投与中，投与後は患者の状態をよく観察すること．QT延長のため投与中は心電図，心拍数を観察．大動脈瘤，大動脈解離（腹部，胸部または背部に痛み等）に注意する．配合変化が多いため，他剤との配合，同一ラインからの投与は避ける．耐性菌が問題となりやすいため不要な長期投与，濫用，不規則な服用は避ける

効能効果

適応菌種による感染症

用法用量

注射：初日 1回300mg，1日1回，2日目以降 1回150mg，1日1回
錠剤：1回75mg，1日1回

重大な副作用

ショック，アナフィラキシー，白血球減少症，間質性肺炎，QT延長，心室頻拍（Torsades de pointesを含む），低血糖，偽膜性大腸炎等の血便を伴う重篤な大腸炎，アキレス腱炎，腱断裂等の腱障害，肝機能障害，横紋筋融解症，痙攣，錯乱，せん妄等の精神症状，重症筋無力症の悪化，大動脈瘤，大動脈解離

禁忌

本剤の成分または他のキノロン系抗菌剤に対し過敏症の既往歴，妊婦または妊娠している可能性，小児等，注射剤のみ：QT延長，低カリウム血症，クラスIA（キニジン，プロカインアミド等）またはクラスIII（アミオダロン，ソタロール等）の抗不整脈薬を投与中，重度の肝機能障害

抗結核薬

| 商品名 | **イスコチン** |

| 一般名 | イソニアジド |

錠　100mg　NF702
原末
注　100mg

看護のポイント!!

→ 結核の場合，不規則な服薬は耐性菌の原因となるため，服薬は確実に行わせる．多剤耐性結核は治療が大変難しい．また治療は複数の薬剤を長期にわたり服用しなくてはならないことも患者へ説明する

四肢の異常感覚，しびれ感，知覚障害，腱反射低下，筋力低下，筋萎縮など末梢神経炎のため，ビタミンB_6を補充する

マグロやチーズ，赤ワインの摂取で頭痛，紅斑，嘔吐，瘙痒等，血圧上昇，動悸が起こることがある．これはマグロやチーズ，赤ワインに含まれる，ヒスタミンおよびチラミンが原因である

効能効果

本剤に感受性のある結核菌

用法用量

注射：1日200〜500mg　筋注または静注
経口：1日200〜500mg（成人4〜10mg/kg，13歳未満最大20mg/kg），1日最大1000mg

重大な副作用

劇症肝炎等の重篤な肝障害，TEN，Stevens-Johnson症候群，紅皮症（剥脱性皮膚炎），薬剤性過敏症症候群，SLE様症状，間質性肺炎，腎不全，間質性腎炎，ネフローゼ症候群，無顆粒球症，血小板減少，痙攣，視神経炎，視神経萎縮，末梢神経炎

禁忌

重篤な肝障害

商品名	**エブトール**	
一般名	エタンブトール塩酸塩	錠 125mg KC12 錠 250mg KC11

看護のポイント!!

⇒ 結核の場合，不規則な服薬は耐性菌の原因となるため，服薬は確実に行わせる．多剤耐性結核は治療が大変難しい．また治療は複数の薬剤を長期にわたり服用しなくてはならないことも患者へ説明する

視力障害の副作用が報告されているため，視力検査などを行う

効能効果

①肺結核及びその他の結核症，②MAC症含む非結核性抗酸菌症

用法用量

①：1日量0.75〜1gを1〜2回に分けて経口投与
②：0.5〜0.75gを1日1回経口投与

重大な副作用

視力障害，重篤な肝障害，ショック，アナフィラキシー，間質性肺炎，好酸球性肺炎，TEN，Stevens-Johnson症候群，紅皮症（剝脱性皮膚炎），血小板減少

禁忌

本剤の成分に対し過敏症の既往歴

商品名	リファジン	

カプセル　150mg

一般名　リファンピシン

看護のポイント!!

→ 結核の場合，不規則な服薬は耐性菌の原因となるため，服薬は確実に行わに行う。多剤耐性結核は治療が大変難しい。また治療は複数の薬剤を長期にわたり服用しなくてはならないことも患者へ説明する

　多くの薬剤と相互作用があり，多くは併用薬の効果を減弱させるため注意が必要である

　尿，便，唾液，痰，汗，涙液が橙赤色に着色する。ソフトコンタクトレンズも着色することがある

効能効果

結核症，MAC症含む非結核性抗酸菌症，ハンセン病

用法用量

1回450〜600mg
1日1回　経口
朝食前空腹時投与

重大な副作用

劇症肝炎等の重篤な肝障害，ショック，アナフィラキシー，腎不全，間質性腎炎，ネフローゼ症候群，溶血性貧血，無顆粒球症，血小板減少，偽膜性大腸炎等の血便を伴う重篤な大腸炎，TEN，Stevens-Johnson症候群，扁平苔癬型皮疹，天疱瘡様・類天疱瘡様皮疹，紅皮症（剥脱性皮膚炎），間質性肺炎

禁忌

胆道閉塞症または重篤な肝障害，ルラシドン塩酸塩，タダラフィル（アドシルカ），マシテンタン，ペマフィブラート，チカグレロル，ロルラチニブ，ボリコナゾール，イサブコナゾニウム硫酸塩，ホスアン

プレナビルカルシウム水和物, アタザナビル硫酸塩, リルピビリン塩酸塩, リルピビリン塩酸塩・テノホビル アラフェナミドフマル酸塩・エムトリシタビン, ドルテグラビルナトリウム・リルピビリン塩酸塩, エルビテグラビル・コビシスタット・エムトリシタビン・テノホビル ジソプロキシルフマル酸塩, エルビテグラビル・コビシスタット・エムトリシタビン・テノホビル アラフェナミドフマル酸塩, ドラビリン, カボテグラビル, カボテグラビルナトリウム, ソホスブビル, レジパスビル アセトン付加物・ソホスブビル, ソホスブビル・ベルパタスビル, グレカプレビル水和物・ピブレンタスビル, テノホビル アラフェナミドフマル酸塩, ビクテグラビルナトリウム・エムトリシタビン・テノホビル アラフェナミドフマル酸塩, アメナメビル, ニルマトレルビル・リトナビル, エンシトレルビル フマル酸, アルテメテル・ルメファントリン又はプラジカンテルを投与中, 本剤の成分に対し過敏症の既往歴

Memo

ニトロイミダゾール

商品名	フラジール

錠　250mg　763

一般名	メトロニダゾール

看護のポイント!!

➡ ショック・アナフィラキシーが起こることがあるので，投与中，投与後は患者の状態をよく観察すること．末梢神経障害（四肢のしびれ，異常感等），中枢神経障害（脳症，痙攣，錯乱，幻覚，小脳失調等）のためふらつき，歩行障害，意識障害，構語障害，四肢のしびれ等についてよく観察する．特に投与期間10日以上，投与量1500mg/日以上は注意する．白血球減少，好中球減少，肝機能障害に注意．嫌気性菌に効果があるため，好気性菌感染症を合併している場合は，他の抗菌薬を併用する

効能効果

トリコモナス症，嫌気性菌感染症，感染性腸炎，細菌性腟症，ヘリコバクター・ピロリ菌症，アメーバ赤痢，ランブル鞭毛虫感染症

用法用量

1回250mg〜500mg，1日2〜4回
※効能効果により用法用量は異なる

重大な副作用

中枢神経障害，末梢神経障害，無菌性髄膜炎，TEN，Stevens-Johnson症候群，急性膵炎，白血球減少，好中球減少，肝機能障害，QT延長，心室頻拍（Torsade de pointesを含む），出血性大腸炎

禁忌

本剤の成分に対し過敏症の既往歴，脳，脊髄に器質的疾患のある患者（化膿性髄膜炎および脳膿瘍の患者を除く），妊娠3ヵ月以内（有益性が危険性を上回ると判断される疾患の場合は除く）

ST合剤

商品名	**バクタ**	

一般名	スルファメトキサゾール・トリメトプリム

配合錠　　　　　　780
配合顆粒
ミニ配合錠　779：100 20

看護のポイント!!

➡ ショック・アナフィラキシーが起こることがあるので，投与中，投与後は患者の状態をよく観察すること．重篤な皮膚障害，肝障害，血液障害等にも注意．これらが現れた場合は，投与を中止する

効能効果

①一般感染症，②ニューモシスチス肺炎の治療，③ニューモシスチス肺炎の発症抑制，④カリニ肺炎

用法用量

経口（トリメトプリム含量1配合錠または配合顆粒1gあたり80mg，ミニ配合錠1錠あたり20mg）：
①1回2錠（配合顆粒2g，ミニ配合錠8錠），1日2回
②成人 1回3錠（配合顆粒3g，ミニ配合錠12錠），1日3〜4回
小児 トリメトプリムとして1日15〜20mg/kg，1日3〜4回
③成人 1回1〜2錠（配合顆粒1〜2g，ミニ配合錠4〜8錠）1日1回毎日または週に3回
小児 トリメトプリムとして1回4〜8mg/kg，1日2回，毎日または週に3回

重大な副作用

再生不良性貧血，溶血性貧血，巨赤芽球性貧血，メトヘモグロビン血症，汎血球減少，無顆粒球症，血小板減少症，血栓性血小板減少性紫斑病（TTP），溶血性尿毒症症候群（HUS），アナフィラキシー，ショック，TEN，Stevens-Johnson症候群，多形紅斑，薬剤性過敏症症候群，急性膵炎，偽膜性大腸炎等の血便を伴う重篤

な大腸炎，重度の肝障害，急性腎障害，間質性腎炎，無菌性髄膜炎，末梢神経炎，間質性肺炎，PIE症候群，低血糖発作，高カリウム血症，低ナトリウム血症，横紋筋融解症

禁忌 🚹

本剤の成分またはサルファ剤に対し過敏症の既往歴，妊婦または妊娠している可能性，低出生体重児，新生児，グルコース-6-リン酸脱水素酵素（G-6-PD）欠乏患者

Memo

抗真菌薬

ニューモシスチス肺炎治療薬

商品名	**サムチレール**

一般名	アトバコン

内用懸濁液 15%

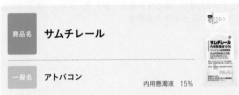

(写真提供：グラクソ・スミスクライン)

看護のポイント!!

➡ 空腹で吸収低下のため食後に投与すること，また重度の下痢でも吸収低下がみられるため，これらの患者の場合は代替治療を選択する．ニューモシスチス肺炎のリスクのある患者はしばしば免疫不全状態のため患者状態の変化には十分注意する

効能効果

①ニューモシスチス肺炎の治療，②ニューモシスチス肺炎の発症抑制

用法用量

①：1回5mL，1日2回，21日間，食後　経口
②：1回10mL，1日1回，食後　経口

重大な副作用

Stevens-Johnson症候群，多形紅斑，重度の肝機能障害，無顆粒球症，白血球減少炎

禁忌

本剤の成分に対し過敏症の既往歴

カリニ肺炎治療薬

商品名	**ベナンバックス**
一般名	ペンタミジンイセチオン酸塩　注 300mg

看護のポイント!!

→ ショック・アナフィラキシーが起こることがあるので，投与中，投与後は患者の状態をよく観察すること．ニューモシスチス肺炎のリスクのある患者はしばしば免疫不全状態のため患者状態の変化には十分注意する．突然重度の低血圧，重度の低血糖，また，高血糖，糖尿病，QT延長及びTorsades de pointesを含む重篤な心室性不整脈が起こることがあるため注意深く観察する．吸入時は気管支攣縮が起こることがあるため注意．また換気のよい部屋で吸入する．取り扱いは手袋・マスクなど着用して行う．溶解はまず注射用水で行ったあと，生食または5%ブドウ糖液に希釈する

効能効果

カリニ肺炎

用法用量

静注または筋注：1回4mg/kg，1日1回　1〜2時間かけて点滴静注または筋注
吸入：1回300〜600mg，1日1回　30分かけて吸入

重大な副作用

ショック・アナフィラキシー，Stevens-Johnson症候群，錯乱・幻覚，急性腎障害，低血圧，QT延長，心室性不整脈，高度徐脈，低血糖，高血糖，糖尿病，膵炎

禁忌

本剤に対する過敏症の既往歴，ザルシタビン投与中，ホスカルネットナトリウム投与中，〈吸入投与〉換気障害が重症の患者（PaO₂：60mmHg以下，換気障害のため，薬剤の十分な拡散が得られないことがある），アミオダロン（注射剤）を投与中

ポリエン系抗生物質

<table>
<tr><td>商品名</td><td>アムビゾーム</td><td rowspan="2"></td></tr>
<tr><td>一般名</td><td>アムホテリシンB
注 50mg</td></tr>
</table>

看護のポイント!!

➡ ショック・アナフィラキシーが起こることがあるので，投与中，投与後は患者の状態をよく観察すること，腎機能，肝機能，血清電解質（特にカリウム，マグネシウム），血球数などの異常がみられるため，患者の状態変化，尿量，バイタルサインを投与期間中は観察する

調製には1バイアルあたり注射用水を12mL加えて溶解，添付のフィルターでろ過しながら5%ブドウ糖液250mLに溶解

効能効果

①適応菌種による真菌感染症
②真菌感染が疑われる発熱性好中球減少症
③リーシュマニア症

用法用量

①：2.5〜5mg/kg，1日1回　1〜2時間以上かけて点滴静注
クリプトコッカス髄膜炎のみ6mg/kgまで
②：2.5mg/kg，1日1回　1〜2時間以上かけて点滴静注
③：1〜5日目の連日，14日目，21日目に
2.5mg/kg，1日1回　1〜2時間以上かけて点滴静注
免疫不全状態の患者は1〜5日目の連日，10日目，17日目，24日目，31日目及び38日目
4mg/kg，1日1回　1〜2時間以上かけて点滴静注

重大な副作用

ショック，アナフィラキシー，投与時関連反応，腎不全，中毒性ネフロパシー等の重篤な腎障害，肝不全，黄疸，高ビリルビン血

症等の重篤な肝機能障害，低カリウム血症，横紋筋融解症，無顆粒球症，白血球減少，血小板減少，心停止，心不全，不整脈（心室頻拍，心室細動，心房細動等），敗血症，肺炎等の重篤な感染症，痙攣，意識障害等の中枢神経症状．（類薬）TEN，Stevens-Johnson症候群，肺水腫

禁忌

本剤の成分に対し過敏症の既往歴，白血球輸注中

トリアゾール系

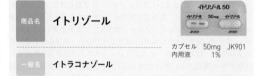

商品名	イトリゾール	
一般名	イトラコナゾール	カプセル 50mg JK901 内用液 1%

看護のポイント!!

➡ ショック・アナフィラキシーのため患者のアレルギー歴をよく確認すること．肝障害，胆汁うっ滞，黄疸があらわれることがあるので，患者の状態変化をよく観察する．相互作用が多いため注意する．カプセルは食直後に，内用液は空腹時に服用のため間違えないように

効能効果

①適応菌種による真菌感染症（カプセル・内用液）
②好中球減少が予測される血液悪性腫瘍または造血幹細胞移植患者における深在性真菌症の予防（内用液のみ）

用法用量

①カプセル：（表在性皮膚真菌症以外）1回100～200mg，1日1回，食直後
（表在性皮膚真菌症（爪白癬以外））1回50～200mg，1日1回，食

直後
（爪白癬）1回200mg，1日2回，食直後　1週間服用，その後3週間休薬を3サイクル
①内用液：1回20〜40mL，1日1回，空腹時
②内用液：1回20mL，1日1〜2回，空腹時

重大な副作用

ショック，アナフィラキシー，うっ血性心不全，肺水腫，肝障害，胆汁うっ滞，黄疸，TEN，Stevens-Johnson症候群，急性汎発性発疹性膿疱症，剥脱性皮膚炎，多形紅斑，間質性肺炎

禁忌

ピモジド，キニジン，ベプリジル，トリアゾラム，シンバスタチン，アゼルニジピン，アゼルニジピン・オルメサルタン メドキソミル，ニソルジピン，エルゴタミン・カフェイン・イソプロピルアンチピリン，ジヒドロエルゴタミン，エルゴメトリン，メチルエルゴメトリン，バルデナフィル，エプレレノン，ブロナンセリン，シルデナフィル（レバチオ），タダラフィル（アドシルカ），スボレキサント，イブルチニブ，チカグレロル，ロミタピド，イバブラジン，ベネトクラクス（再発または難治性の慢性リンパ性白血病（小リンパ球性リンパ腫を含む）の用量漸増期），ルラシドン塩酸塩，アナモレリン塩酸塩，アリスキレン，ダビガトラン，リバーロキサバン，リオシグアトを投与中，肝臓または腎臓に障害のある患者で，コルヒチンを投与中，本剤の成分に対して過敏症，重篤な肝疾患及び既往歴，妊婦または妊娠している可能性

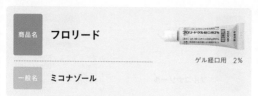

商品名	**フロリード**
一般名	ミコナゾール

ゲル経口用　2%

看護のポイント!!

⇒ 相互作用が多いため注意する，口腔カンジダの場合は口腔内によく塗広げ，なるべく長く含んでから飲み込む，食道カンジダの場合は少しずつ飲み込む

効能効果

適応菌種による真菌感染症
①口腔カンジダ症
②食道カンジダ症

用法用量

①：1回50〜100mg，1日4回毎食後，就寝前　口腔内へ塗布後服用

②：1回50〜100mg，1日4回毎食後，就寝前　少量ずつ嚥下

重大な副作用

添付文書記載なし

禁忌

本剤の成分に対し過敏症の既往歴，ワルファリンカリウム，ピモジド，キニジン硫酸塩水和物，トリアゾラム，シンバスタチン，アゼルニジピン，オルメサルタン メドキソミル・アゼルニジピン，ニソルジピン，ブロナンセリン，エルゴタミン酒石酸塩・無水カフェイン・イソプロピルアンチピリン，ジヒドロエルゴタミンメシル酸塩，リバーロキサバン，アスナプレビル，ロミタピドメシル酸塩，ルラシドン塩酸塩を投与中，妊婦または妊娠している可能性

商品名	ジフルカン

一般名	フルコナゾール	

カプセル	50mg	D05
カプセル	100mg	D06
ドライシロップ	350mg	
ドライシロップ	1400mg	
注	50mg	
注	100mg	
注	200mg	

看護のポイント!!

➡ ショック・アナフィラキシーが起こることがあるので，投与中，投与後は患者の状態をよく観察すること．相互作用が多いため注意する．血液障害，急性腎障害，肝障害，高カリウム血症，心室頻拍，QT延長，不整脈のため血圧，心拍数，尿量，患者状態の変化を観察する．ドライシロップは使用時24mLの水を加え，服用時は十分に振り混ぜてから正確に1回量を測り取ること．保管は5～30℃で2週間以内に使用すること

効能効果

適応菌種による真菌感染症
①カンジダまたは②クリプトコッカスによる真菌感染症
③造血幹細胞移植患者における深在性真菌症の予防
④カンジダ属に起因する腟炎及び外陰腟炎（カプセルのみ）

用法用量

①：成人 1回50～100mg（最大400mg），1日1回
小児 1回3mg/kg（最大12mg/kg），1日1回
②：成人 1回50～200mg（最大400mg），1日1回
小児 1回3～6mg/kg（最大12mg/kg），1日1回
③：成人 1回400mg，1日1回
小児 1回12mg/kg，1日1回（1日最大400mg）
④：150mgを1回

重大な副作用

ショック，アナフィラキシー，TEN，Stevens-Johnson症候群，薬剤性過敏症症候群，血液障害，急性腎障害，肝障害，意識障害，痙攣，高カリウム血症，心室頻拍（Torsades de pointesを含む），

QT延長，不整脈，間質性肺炎，偽膜性大腸炎

禁忌

トリアゾラム，エルゴタミン酒石酸塩・無水カフェイン・イソプロピル
アンチピリン，ジヒドロエルゴタミン，キニジン，ピモジド，アスナ
プレビル，ダクラタスビル・アスナプレビル・ベクラブビル，アゼルニ
ジピン，オルメサルタン　メドキソミル・アゼルニジピン，ロミタピド，
ブロナンセリン，ルラシドンを投与中．本剤に対して過敏症の既往歴，
妊婦または妊娠している可能性

商品名	**プロジフ**	
一般名	**ホスフルコナゾール**	注　100mg 1.25mL 注　200mg 2.5mL 注　400mg 5mL

看護のポイント!!

➡ ショック・アナフィラキシーが起こることがあるので，投与中，投与
後は患者の状態をよく観察すること．相互作用が多いため注意す
る．血液障害，急性腎障害，肝障害，高カリウム血症，心室頻拍，
QT延長，不整脈のため血圧，心拍数，尿量，患者状態の変化を
観察する．1，2日目は3日目以降の2倍量投与のため注意する

効能効果

①カンジダ属及び②クリプトコッカス属による真菌感染症

用法用量

（フルコナゾールとして）
①1日，2日目，1回100～800mg，1日1回　静注
維持：50～400mg，1日1回
②1日，2日目，1回100～400mg，1日1回　静注
維持：50～200mg，1日1回

重大な副作用

ショック，アナフィラキシー，TEN，Stevens-Johnson症候群，薬剤性過敏症症候群，血液障害，急性腎障害，肝障害，意識障害，痙攣，高カリウム血症，心室頻拍（Torsades de pointesを含む），QT延長，不整脈，間質性肺炎，偽膜性大腸炎

禁忌 👤

トリアゾラム，エルゴタミン酒石酸塩・無水カフェイン・イソプロピルアンチピリン，ジヒドロエルゴタミン，キニジン，ピモジド，アスナプレビル，ダクラタスビル・アスナプレビル・ベクラブビル，アゼルニジピン，オルメサルタン メドキソミル・アゼルニジピン，ロミタピド，ブロナンセリン，ルラシドンを投与中，本剤の成分またはフルコナゾールに対して過敏症の既往歴，妊婦または妊娠している可能性

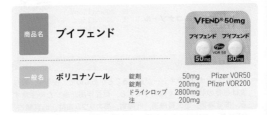

商品名	**ブイフェンド**			
一般名	**ボリコナゾール**	錠剤	50mg	Pfizer VOR50
		錠剤	200mg	Pfizer VOR200
		ドライシロップ	2800mg	
		注	200mg	

看護のポイント!!

➡ ショック・アナフィラキシーが起こることがあるので，投与中，投与後は患者の状態をよく観察すること．相互作用が多いため注意する．血液障害，重篤な腎障害，重篤な肝障害，心電図QT延長，心室頻拍（torsades de pointesを含む），心室細動，不整脈，完全房室ブロック，心室性二段脈，心室性期外収縮，頻脈等，視神経炎，視神経乳頭浮腫等の眼障害，視覚障害による転倒転落などに注意し，日光や紫外線の照射を避け，サンスクリーンの使用などを考慮する．注射は1バイアルあたり19mLの注射用水で溶解後，生食で希釈．ドライシロップは使用時46mLの水を加え，十分に振り混ぜてから正確に1回量を測り取ること．保管は30℃以下でで2週間以内に使用すること．錠剤，ドライシロップは食間（食後2時間）に服用する

効能効果

適応菌種による重症または難治性真菌感染症，造血幹細胞移植患者における深在性真菌症の予防

用法用量

〈錠・ドライシロップ〉

成人40kg以上：初日1回300〜400mg，2日目以降1回150〜300mg，1日2回，食間

成人40kg未満：初日1回150mg，2日目以降1回100〜150mg，1日2回，食間

2歳以上12歳未満および12歳以上で50kg未満：（注射剤による治療から切替えて）1回9mg/kg（1mg/kgずつ増減，最大350mg），1日2回，食間

12歳以上で50kg以上：（注射剤による治療から切替えて）1回200〜300mg，1日2回，食間

〈注射〉

成人：初日1回6mg/kg，2日目以降1回3〜4mg/kg，1日2回

2歳以上12歳未満および12歳以上で50kg未満：初日1回9mg/kg，2日目以降8mg/kg（1mg/kgずつ増減），1日2回

12歳以上で50kg以上：初日1回6mg/kg，2日目以降4mg/kg，1日2回

重大な副作用

ショック，アナフィラキシー，TEN，Stevens-Johnson症候群，多形紅斑，肝障害，心電図QT延長，心室頻拍，心室細動，不整脈，完全房室ブロック，心不全，腎障害，呼吸窮迫症候群，ギラン・バレー症候群，血液障害，偽膜性大腸炎，痙攣，横紋筋融解症，間質性肺炎，低血糖，意識障害

禁忌

次を投与中：リファンピシン，リファブチン，エファビレンツ，リトナビル，カルバマゼピン，バルビタール，フェノバルビタール，ピモジド，キニジン，イバブラジン，麦角アルカロイド（エルゴタミン・無水カフェイン・イソプロピルアンチピリン，ジヒドロエルゴタミン，エルゴメトリン，メチルエルゴメトリン），トリアゾラム，チカグレロル，アスナプレビル，ロミタピド，ブロナンセリン，スボレキサント，リバーロキサバン，リオシグアト，アゼルニジピン，オルメサルタン　メドキソミル・アゼルニジピン，ベネトクラクス（再発又は難治性の慢性リ

ンパ性白血病（小リンパ球性リンパ腫を含む）の用量漸増期），アナモレリン，ルラシドン，本剤の成分に対して過敏症の既往歴，妊婦または妊娠している可能性

キャンディン系

商品名	**ファンガード**		
一般名	ミカファンギンナトリウム	点滴用 25mg 点滴用 50mg 点滴用 75mg	

看護のポイント!!

➡ ショック・アナフィラキシーが起こることがあるので，投与中，投与後は患者の状態をよく観察すること．白血球減少，好中球減少，溶血性貧血（血管内溶血を含む），血小板減少，肝機能障害，黄疸，急性腎障害等のため，体温，尿量，患者の状態変化に注意すること．泡立ちやすく，配合変化のある薬剤も多いため単独で投与する

効能効果

①アスペルギルス属及びカンジダ属による下記感染症
　真菌血症，呼吸器真菌症，消化管真菌症
②造血幹細胞移植患者におけるアスペルギルス症及びカンジダ症の予防

用法用量

〈アスペルギルス症〉
成人 1回50〜150mg　1日1回点滴静注，1日最大300mg
小児 1回1〜3mg/kg　1日1回点滴静注，1日最大6mg/kg
〈カンジダ症〉
成人 1回50mg　1日1回点滴静注，1日最大300mg
小児 1回1mg/kg　1日1回点滴静注，1日最大6mg/kg

〈造血幹細胞移植患者におけるアスペルギルス症及びカンジダ症の予防〉
成人 1回50mg　1日1回点滴静注
小児 1回1mg/kg　1日1回点滴静注

重大な副作用

血液障害，ショック，アナフィラキシー，肝機能障害，黄疸，急性腎障害，中毒性表皮壊死融解症（TEN），皮膚粘膜眼症候群（Stevens-Johnson症候群），多形紅斑

禁忌

本剤の成分に対し過敏症の既往歴

Memo

抗ウイルス薬

ヘルペスウイルス感染症治療薬

商品名	ゾビラックス			
一般名	アシクロビル	錠剤 200mg 錠剤 400mg	GX CL3 GX CM1	顆粒 40% 注 250mg

(写真提供：グラクソ・スミスクライン)

看護のポイント!!

➡ 患者の腎機能に応じて投与量を調節すること. 精神神経症状(錯乱, 幻覚, 興奮, てんかん発作, 昏睡等)や肝機能障害が発生しやすい. 意識障害等のため自動車等危険を伴う機械の操作は注意するよう指導する. 腎機能障害患者では, それらに従事しないよう指導すること. なるべく早く治療開始をするのが望ましい
注射は1バイアルあたり100mL以上に溶解すること. 血管外漏出にも注意

効能効果

〈錠剤・顆粒〉
(成人・小児共通)①単純疱疹, ②造血幹細胞移植における単純ヘルペスウイルス感染症(単純疱疹)の発症抑制, ③帯状疱疹
(小児)④性器ヘルペスの再発抑制, ⑤水痘(顆粒のみ)
〈注射〉
⑥単純ヘルペスウイルス及び水痘・帯状疱疹ウイルスによる免疫機能の低下した患者(悪性腫瘍・自己免疫疾患など)に発症した単純疱疹・水痘・帯状疱疹, 脳炎・髄膜炎
⑦新生児単純ヘルペスウイルス感染症

用法用量

①：成人 1回200mg, 1日5回
小児 1回20mg/kg(1回最大200mg), 1日4回

②：成人 1回200mg，1日5回
　　小児 1回20mg/kg（1回最大200mg），1日4回
　　いずれも造血幹細胞移植施行7日前より施行後35日まで
③：成人 1回800mg，1日5回
　　小児 1回20mg/kg（1回最大800mg），1日4回
④：小児 1回20mg/kg（1回最大200mg），1日4回
⑤（顆粒のみ）：小児 1回20mg/kg（1回最大800mg），1日4回
注射
⑥：成人 1回5mg/kg，1日3回　1時間かけて点滴静注，7日間
　　脳炎・髄膜炎では1回最大10mg，投与期間も延長できる
　　小児 1回5mg/kg，1日3回　1時間かけて点滴静注，7日間
　　脳炎・髄膜炎では1回最大20mg，投与期間も延長できる
⑦：1回10mg/kg，1日3回　1時間かけて点滴静注，10日間
　　必要に応じて1回最大20mg，投与期間も延長できる

重大な副作用

アナフィラキシーショック，アナフィラキシー（呼吸困難，血管浮腫等），汎血球減少，無顆粒球症，血小板減少，DIC，血小板減少性紫斑病，急性腎障害，尿細管間質性腎炎，精神神経症状，TEN，Stevens-Johnson症候群，呼吸抑制，無呼吸，間質性肺炎，肝炎，肝機能障害，黄疸，急性膵炎

禁忌

本剤の成分あるいはバラシクロビル塩酸塩に対し過敏症の既往歴

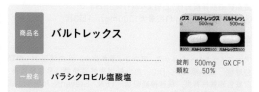

商品名	バルトレックス
一般名	バラシクロビル塩酸塩

錠剤　500mg　GX CF1
顆粒　50%

（写真提供：グラクソ・スミスクライン）

看護のポイント!!

➡ 本剤は吸収されるとアシクロビルとなるため注意点はアシクロビルと同様である．患者の腎機能に応じて投与量を調節すること，精神神経症状（錯乱，幻覚，興奮，てんかん発作，昏睡等）や腎機能障害が発生しやすい．意識障害等のため自動車など危険を伴う

機械の操作は注意するよう指導する．腎機能障害患者では，それらに従事しないよう指導すること．なるべく早く治療開始をするのが望ましい

効能効果

①単純疱疹
②造血幹細胞移植における単純ヘルペスウイルス感染症（単純疱疹）の発症抑制
③帯状疱疹
④水痘
⑤性器ヘルペスの再発抑制

用法用量

〈成人および40kg以上の小児〉
①：1回500mgを1日2回
②：1回500mgを1日2回．造血幹細胞移植施行7日前より施行後35日まで
③，④：1回1000mgを1日3回
⑤：1回500mgを1日1回．HIV感染症の成人（CD4リンパ球数100/mm³以上）には1回500mgを1日2回
〈小児〉
①10kg未満：1回25mg/kg（1回最大500mg），1日3回
10kg以上：1回25mg/kg（1回最大500mg），1日2回
②10kg未満：1回25mg/kg（1回最大500mg）1日3回
10kg以上：1回25mg/kg（1回最大500mg），1日2回
造血幹細胞移植施行7日前より施行後35日まで
③，④1回25mg/kg（1回最大1000mg），1日3回

重大な副作用

アナフィラキシーショック，アナフィラキシー，汎血球減少，無顆粒球症，血小板減少，DIC，血小板減少性紫斑病，急性腎障害，尿細管間質性腎炎，精神神経症状，TEN，Stevens-Johnson症候群，呼吸抑制，無呼吸，間質性肺炎，肝炎，肝機能障害，黄疸，急性膵炎

禁忌

本剤の成分あるいはアシクロビルに対し過敏症の既往歴

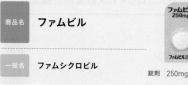

商品名	ファムビル
一般名	ファムシクロビル

錠剤 250mg FAMVIR 250

看護のポイント!!

→ 患者の腎機能に応じて投与量および投与間隔を調節すること．精神神経症状（錯乱，幻覚，興奮，てんかん発作，昏睡等）や腎機能障害が発生することがある．意識障害等のため自動車など危険を伴う機械の操作は注意するよう指導する．なるべく早く治療開始をするのが望ましい

効能効果

①単純疱疹
②帯状疱疹

用法用量

①：1回250mgを1日3回．再発性の場合は，1回1000mgを2回経口投与することもできる
②：1回500mgを1日3回

重大な副作用

精神神経症状，重篤な皮膚障害，急性腎障害，横紋筋融解症，ショック，アナフィラキシー，汎血球減少，無顆粒球症，血小板減少，血小板減少性紫斑病，呼吸抑制，間質性肺炎，肝炎，肝機能障害，黄疸，急性膵炎

禁忌

本剤の成分に対し過敏症の既往歴

サイトメガロウイルス感染症治療薬

商品名	**デノシン**

一般名	**ガンシクロビル**

注 500mg

看護のポイント!!

➡ 重篤な副作用があり、特に血球数、血小板数等、腎不全、痙攣、鎮静、めまい、運動失調、錯乱には注意し、バイタルサイン、尿量などを観察する。また転倒転落にも十分注意する
本剤の結晶が尿細管に沈着することがあるため、尿量を十分確保する。配合変化が起こりやすいため1バイアルあたり注射用水10mLで溶解し、投与量に相当する量を1バイアルあたり通常100mLの補液で希釈する。なお、希釈後のガンシクロビル濃度は10mg/mLを超えないこと。その他の薬剤とは配合しないこと。血管痛、血管炎が起こることがあるので、太い血管を選んで投与する

効能効果

次記におけるサイトメガロウイルス感染症：①後天性免疫不全症候群、②臓器移植（造血幹細胞移植も含む）、③悪性腫瘍

用法用量

初期治療・再発時：1回5mg/kg、1日2回、12時間ごと　1時間かけて点滴静注
維持療法（後天性免疫不全症候群または免疫抑制剤投与中の患者）：1日6mg/kg、週に5日、または1日5mg/kg、週に7日　1時間かけて点滴静注

重大な副作用

骨髄抑制、汎血球減少、再生不良性貧血、白血球減少、好中球減少、貧血、血小板減少、血小板減少に伴う重篤な出血（消化管出血を含む）、腎不全、膵炎、深在性血栓性静脈炎、痙攣、精神病性障害、幻覚、錯乱、激越、昏睡、敗血症等の骨髄障害及び免疫系障害に関連する感染症

禁忌

好中球数500/mm³未満または血小板数25000/mm³未満等，著しい骨髄抑制が認められる，ガンシクロビル，バルガンシクロビルまたは本剤の成分，ガンシクロビル，バルガンシクロビルと化学構造が類似する化合物（アシクロビル，バラシクロビル等）に対する過敏症の既往歴，妊婦または妊娠している可能性

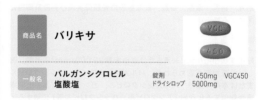

商品名	バリキサ		
一般名	バルガンシクロビル塩酸塩	錠剤　　　　　　　450mg　VGC450 ドライシロップ　　5000mg		

看護のポイント!!

➡ 重篤な副作用があり，特に血球数，血小板数等，腎不全，痙攣，鎮静，めまい，運動失調，錯乱には注意し，バイタルサイン，尿量などを観察する．また転倒転落にも十分注意する
　ドライシロップは使用時91mLの精製水を加え，必要量をその都度量り投与する．保管は2〜8℃以下で7週間以内に使用すること

効能効果

①次記におけるサイトメガロウイルス感染症：後天性免疫不全症候群，臓器移植（造血幹細胞移植も含む），悪性腫瘍
②臓器移植（造血幹細胞移植を除く）におけるサイトメガロウイルス感染症の発症抑制
〈以下，ドライシロップのみ〉
③症候性先天性サイトメガロウイルス感染症

用法用量

①：〈初期治療〉1回900mg，1日2回　食後，〈維持療法〉1回900mg，1日1回　食後
②：成人 1回900mg，1日1回　食後．小児 次式により算出した投与量を1日1回　食後，1日用量として900mgを超えない．推定糸球体ろ過量が150より高値の場合は150を用いること

投与量（mg）＝7×体表面積（m²）×推定糸球体ろ過量（mL/min/1.73m²）

③：新生児及び乳児 1回16mg/kg，1日2回

重大な副作用

白血球減少，骨髄抑制，汎血球減少，再生不良性貧血，好中球減少，貧血，血小板減少，血小板減少に伴う重篤な出血（消化管出血を含む），腎不全，膵炎，深在性血栓性静脈炎，痙攣，精神病性障害，幻覚，錯乱，激越，昏睡，敗血症等の骨髄障害及び免疫系障害に関連する感染症

禁忌

好中球数500/mm³未満または血小板数25,000/mm³未満等，著しい骨髄抑制が認められる場合，バルガンシクロビル，ガンシクロビルまたは本剤の成分，バルガンシクロビル，ガンシクロビルと化学構造が類似する化合物（アシクロビル，バラシクロビル等）に対する過敏症の既往歴，妊婦または妊娠している可能性

COVID-19感染症治療薬

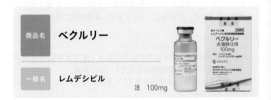

商品名	ベクルリー
一般名	レムデシビル　注 100mg

看護のポイント!!

➡ Infusion Reaction（急性輸液反応），アナフィラキシーを含む過敏症があらわれることがあるため，投与中，投与後は患者の状態をよく観察すること，本剤の緩徐な投与を考慮すること．肝機能障害が起こることがあるのでバイタルサイン，患者状態の変化に注意する．1バイアルあたり19mLの注射用水で溶解し，生食に混合し投与する．他剤とは配合しないこと．再溶解時は注射用水のみ用いること

効能効果

SARS-CoV-2による感染症

用法用量

通常，成人及び体重40kg以上の小児には，投与初日に200mgを，投与2日目以降は100mgを1日1回30〜120分かけて点滴静注．体重3.5kg以上40kg未満の小児には，投与初日に5mg/kgを，投与2日目以降は2.5mg/kgを1日1回30〜120分かけて点滴静注．総投与期間は10日まで

重大な副作用

肝機能障害, 過敏症 (Infusion Reaction, アナフィラキシーを含む)

禁忌

本剤の成分に対し過敏症の既往歴

インフルエンザ治療薬

商品名	**タミフル**	カプセル　75mg ドライシロップ　3%
一般名	**オセルタミビルリン酸塩**	

看護のポイント!!

➡ インフルエンザ発症2日以内に服用開始とする．抗インフルエンザウイルス薬の服用の有無または種類にかかわらず，インフルエンザ罹患時には，異常行動がみられることがある．特に未成年，就学以降の男性に多いとされている．発熱2日以内に発現することが多いため，患者の行動を監視するよう患者および家族，介助者へ指導する．予防投与において，ワクチンに代わるものではない

効能効果

A型またはB型インフルエンザウイルス感染症及びその予防

用法用量

治療：成人または37.5kg以上の小児 1回75mg，1日2回，5日間
幼小児 1回2mg/kg（最大75mg），1日2回，5日間
新生児・乳児 1回3mg/kg（最大75mg），1日2回，5日間
予防：成人または37.5kg以上の小児 1回75mg，1日1回，7～10日間
幼小児 1回2mg/kg，1日1回，10日間

重大な副作用

ショック，アナフィラキシー，肺炎，劇症肝炎，肝機能障害，黄疸，Stevens-Johnson症候群，TEN，急性腎障害，白血球減少，血小板減少，精神・神経症状，異常行動，出血性大腸炎，虚血性大腸炎

禁忌

本剤の成分に対し過敏症の既往歴

商品名	ラピアクタ	
一般名	ペラミビル水和物	注バッグ 300mg 注 150mg

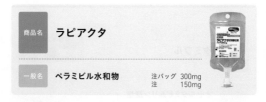

看護のポイント!!

➡ ショック・アナフィラキシーが起こることがあるので，投与中，投与後は患者の状態をよく観察すること．インフルエンザ発症2日以内に服用開始とする．抗インフルエンザウイルス薬の服用の有無または種類にかかわらず，インフルエンザ罹患時には，異常行動がみられることがある．特に未成年，就学以降の男性に多いとされている．発熱2日以内に発現することが多いため，患者の行動を監視する．帰宅した場合は，患者や家族，介助者にも指導する．通常本剤は1回のみ投与だが状態に応じて複数日投与することがある

効能効果

A型またはB型インフルエンザウイルス感染症

用法用量

300mgを15分以上かけて単回点滴静注. 合併症等により重症化するおそれのある患者には，1日1回600mgを15分以上かけて単回点滴静注，症状に応じて連日反復投与可. 適宜減量
小児：1日1回10mg/kgを15分以上かけて単回点滴静注. 症状に応じて連日反復投与可. 1回量として600mgまで

重大な副作用

ショック，アナフィラキシー，白血球減少，好中球減少，劇症肝炎，肝機能障害，黄疸，急性腎障害，精神・神経症状（意識障害，せん妄，幻覚，妄想，痙攣等），異常行動，肺炎，TEN，Stevens-Johnson症候群，血小板減少，出血性大腸炎

禁忌

本剤の成分に対し過敏症の既往歴

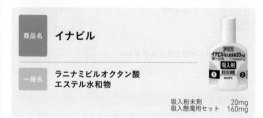

商品名	イナビル
一般名	ラニナミビルオクタン酸エステル水和物

吸入粉末剤　20mg
吸入懸濁用セット　160mg

看護のポイント!!

➡ インフルエンザ発症2日以内に使用開始とする. 抗インフルエンザウイルス薬の服用の有無または種類にかかわらず，インフルエンザ罹患時には，異常行動がみられることがある. 特に未成年，就学以降の男性に多いとされている. 発熱2日以内に発現することが多いため，患者の行動を監視するよう患者および家族，介助者へ指導する. 予防投与において，ワクチンに代わるものではない

効能効果

A型またはB型インフルエンザウイルス感染症の治療及びその予防

用法用量

〈治療に用いる場合〉成人および10歳以上 40mgを単回吸入．小児 10歳未満の場合20mgを単回吸入
〈予防に用いる場合〉成人および10歳以上 40mgを単回吸入．また，20mgを1日1回，2日間吸入．小児 10歳未満の場合20mgを単回吸入

重大な副作用

ショック，アナフィラキシー，気管支攣縮，呼吸困難，異常行動，Stevens-Johnson症候群，TEN，多形紅斑

禁忌

本剤の成分に対し過敏症の既往歴

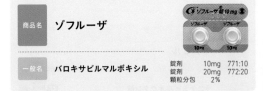

商品名	ゾフルーザ		
一般名	バロキサビルマルボキシル	錠剤	10mg	771:10
		錠剤	20mg	772:20
		顆粒分包	2%	

看護のポイント!!

➡ インフルエンザ発症2日以内に服用開始とする．抗インフルエンザウイルス薬の服用の有無または種類にかかわらず，インフルエンザ罹患時には，異常行動がみられることがある．特に未成年，就学以降の男性に多いとされている．発熱2日以内に発現することが多いため，患者の行動を監視するよう患者および家族，介助者へ指導する．予防投与において，ワクチンに代わるものではない

効能効果

〈錠20mg・顆粒〉
A型またはB型インフルエンザウイルス感染症の治療およびその予防

〈錠10mg〉
A型またはB型インフルエンザウイルス感染症

用法用量

いずれも経口，単回投与
〈治療〉
成人および12歳以上：
80kg未満 20mg錠2錠，または顆粒4包
80kg以上 20mg錠4錠，または顆粒8包
12歳未満：
40kg以上 20mg錠2錠，または顆粒4包
20kg以上40kg未満 20mg錠1錠，または顆粒2包
10kg以上20kg未満 10mg錠1錠，または顆粒1包
〈予防〉
成人および12歳以上：
80kg以上 20mg錠4錠，または顆粒8包
80kg未満 20mg錠2錠，または顆粒4包
12歳未満：
40kg以上 20mg錠2錠，または顆粒4包
20kg以上40kg未満 20mg錠1錠，または顆粒2包

重大な副作用

ショック，アナフィラキシー，異常行動，虚血性大腸炎，出血

禁忌

本剤の成分に対し過敏症の既往歴

免疫抑制薬

カルシニューリン阻害薬

商品名	**ネオーラル**	
一般名	**シクロスポリン**	カプセル 10mg NVR10mg カプセル 25mg NVR25mg カプセル 50mg NVR50mg 内用液 10%

(写真提供：ノバルティス ファーマ)

看護のポイント!!

⇒ 生ワクチン禁忌
血中濃度を測定しながら投与すること，腎・肝・膵機能障害，感染症の増悪，悪性リンパ腫発生，血圧上昇による可逆性後白質脳症候群，高血圧性脳症，低マグネシウム血症による中枢神経障害などの副作用に注意する．多くの薬剤と相互作用があるため，新たに薬剤を追加する際は確認すること

効能効果

次記の臓器移植における拒絶反応の抑制：①腎移植，②肝移植，③心移植・肺移植・膵移植，④小腸移植，⑤骨髄移植における拒絶反応及び移植片対宿主病の抑制，⑥ベーチェット病（眼症状のある場合），及びその他の非感染性ぶどう膜炎（既存治療で効果不十分であり，視力低下のおそれのある活動性の中間部または後部の非感染性ぶどう膜炎に限る），⑦尋常性乾癬（皮疹が全身の30％以上に及ぶものあるいは難治性の場合），膿疱性乾癬，乾癬性紅皮症，関節症性乾癬，⑧再生不良性貧血，赤芽球癆，⑨ネフローゼ症候群（頻回再発型あるいはステロイドに抵抗性を示す場合），⑩全身型重症筋無力症（胸腺摘出後の治療において，ステロイド剤の投与が効果不十分，または副作用により困難な場合），⑪アトピー性皮膚炎（既存治療で十分な効果が得られない患者），⑫川崎病の急性期（重症であり，冠動脈障害の発生の危険がある患者），⑬細胞移植に伴う免疫反応の抑制
※⑫は内用液10％のみ承認

用法用量

①, ②, ③, ④:〈腎〉1日9～12mg/kg, 以後1日2mg/kgずつ減量, 維持量4～6mg/kg 〈肝〉1日14～16mg/kg, 以後徐々に減量, 維持量5～10mg/kg 〈心・肺・膵〉10～15mg/kg, 以後徐々に減量, 維持量2～6mg/kg 〈小腸〉14～16mg/kg, 以後徐々に減量, 維持量5～10mg/kg 2回 経口

⑤:1日6～12mg/kg, 2回 経口

⑥:1日5mg/kg, 以後1ヶ月ごとに1日1～2mg/kgずつ減量または増量, 維持量3～5mg/kg, 2回 経口

⑦:1日5mg/kg, 以後1ヶ月ごとに1日1mg/kgずつ減量, 維持量3mg/kg, 2回 経口

⑧:1日6mg/kg, 2回 経口

⑨:〈頻回再発型〉1日1.5mg/kg (小児は2.5mg/kg) 〈ステロイド抵抗性〉1日3mg/kg (小児は5mg/kg), 2回 経口

⑩:1日5mg/kg, 原則5日間, 2回 経口

⑪:1日3mg/kg (5mg/kgまで), 2回 経口

⑫:(内用液のみ):1日5mg/kg, 原則5日間, 2回 経口

重大な副作用

〈効能共通〉腎障害, 肝障害, 肝不全, 可逆性後白質脳症症候群, 高血圧性脳症等の中枢神経系障害, 感染症, 進行性多巣性白質脳症 (PML), BKウイルス腎症, 急性膵炎, 血栓性微小血管障害, 溶血性貧血, 血小板減少, 横紋筋融解症, 悪性腫瘍. 〈ベーチェット病〉神経ベーチェット病症状. 〈全身型重症筋無力症〉クリーゼ

禁忌

本剤の成分に対し過敏症の既往歴, タクロリムス (外用剤を除く), ピタバスタチン, ロスバスタチン, ボセンタン, アリスキレン, アスナプレビル, バニプレビル, グラゾプレビル, ペマフィブラートを投与中, 肝臓または腎臓に障害のある患者で, コルヒチンを服用中, 生ワクチンを接種しないこと

商品名	**プログラフ**	

一般名	**タクロリムス水和物**	注射液　2mg 注射液　5mg

看護のポイント!!

➡ 生ワクチン禁忌

ショック・アナフィラキシーが起こることがあるので，投与中，投与後は患者の状態をよく観察すること．血中濃度を測定しながら投与すること．腎障害（特に血中濃度が高値の場合），高カリウム血症，高血糖，心不全，不整脈，心筋梗塞，狭心症，心筋障害，高血圧，感染症の発症や増悪，悪性リンパ腫などの副作用に注意する．多くの薬剤と相互作用があるため，新たに薬剤を追加する際は確認すること．PVCフリーの輸液セットを用いること

効能効果

①次の臓器移植における拒絶反応の抑制:腎移植，肝移植，心移植，肺移植，膵移植，小腸移植，②骨髄移植における拒絶反応及び移植片対宿主病の抑制

用法用量

腎・肝・膵・小腸移植：0.1mg/kg　24時間かけて持続点滴静注
心・肺移植：0.05mg/kg　24時間かけて持続点滴静注
骨髄移植：0.03mg/kg　24時間かけて持続点滴静注
骨髄移植後移植片対宿主病：0.1mg/kg　24時間かけて持続点滴静注

重大な副作用

ショック，急性腎障害，ネフローゼ症候群，心不全，不整脈，心筋梗塞，狭心症，心膜液貯留，心筋障害，中枢神経系障害，脳血管障害，血栓性微小血管障害，汎血球減少症，血小板減少性紫斑病，無顆粒球症，溶血性貧血，赤芽球癆，イレウス，皮膚粘膜眼症候群（Stevens-Johnson症候群），呼吸困難，急性呼吸窮迫症候群，感染症，進行性多巣性白質脳症（PML），BKウイルス腎症，リンパ腫等の悪性腫瘍，膵炎，糖尿病及び糖尿病の悪化，高血糖，肝機能障害，黄疸

禁忌

本剤の成分に対し過敏症の既往歴，シクロスポリン・ボセンタン・カリウム保持性利尿剤投与中，生ワクチンを接種しないこと

| 商品名 | プログラフ |
| 一般名 | タクロリムス水和物 |

カプセル	0.5mg	f607	顆粒	0.2mg
カプセル	1mg	f617	顆粒	1mg
カプセル	5mg	f657

看護のポイント!!

➡ 生ワクチン禁忌
顆粒とカプセルの生物学的同等性は検証されていない
血中濃度を測定しながら投与すること．腎障害（特に血中濃度が高値の場合），高カリウム血症，高血糖，心不全，不整脈，心筋梗塞，狭心症，心筋障害，高血圧，感染症の発症や増悪，悪性リンパ腫などの副作用に注意する．多くの薬剤と相互作用があるため，新たに薬剤を追加する際は確認すること

効能効果

①次の臓器移植における拒絶反応の抑制：腎移植，肝移植，心移植，肺移植，膵移植，小腸移植，②骨髄移植における拒絶反応及び移植片対宿主病の抑制，③重症筋無力症，④関節リウマチ（既存治療で効果不十分な場合に限る），⑤ループス腎炎（ステロイド剤投与が効果不十分，または副作用により困難な場合），⑥難治性（ステロイド抵抗性，ステロイド依存性）の活動期潰瘍性大腸炎（中等症～重症に限る），⑦多発性筋炎・皮膚筋炎に合併する間質性肺炎

用法用量

①（腎移植）：1回0.15mg/kg，以後徐々に減量，維持量1回0.06mg/kg，1日2回　経口
①（肝移植）：1回0.15mg/kg，以後徐々に減量，維持量1日0.1mg/kg，1日2回　経口
①（心移植）：1回0.03〜0.15mg/kg，拒絶反応発現後の場合は1

回0.075〜0.15mg/kg，1日2回　経口
① (肺移植)：1回0.05〜0.15mg/kg，1日2回　経口
① (膵移植・小腸移植)：1回0.15mg/kg，以後徐々に減量，1日2回　経口
②：1回0.06mg/kg，以後徐々に減量，移植片対宿主病発現後の場合は1回0.15mg/kg，1日2回　経口
③ (カプセル0.5mg・1mg，顆粒のみ)：1日3mg，1日1回　経口
④ (カプセル0.5mg・1mgのみ)：1日3mg，高齢者は1日1.5mgより開始 (1日3mgまで増量可)，1日1回　経口
⑤ (カプセル0.5mg・1mgのみ)：1日3mg，1日1回　経口
⑥ (カプセルのみ)：1回0.025mg/kg，目標トラフ値10〜15ng/mL (2週間以降は5〜10ng/mL)とし投与量を調節，1日2回　経口
⑦ (カプセル0.5mg・1mgのみ)：1回0.0375mg/kg，目標トラフ値5〜10ng/mLとし投与量を調節，1日2回　経口

重大な副作用

〈効能共通〉急性腎障害，ネフローゼ症候群，心不全，不整脈，心筋梗塞，狭心症，心膜液貯留，心筋障害，中枢神経系障害，脳血管障害，血栓性微小血管障害，汎血球減少症，血小板減少性紫斑病，無顆粒球症，溶血性貧血，赤芽球癆，イレウス，皮膚粘膜眼症候群 (Stevens-Johnson症候群)，呼吸困難，急性呼吸窮迫症候群，感染症，進行性多巣性白質脳症 (PML)，BKウイルス腎症，リンパ腫等の悪性腫瘍，膵炎，糖尿病および糖尿病の悪化，高血糖，肝機能障害，黄疸，〈重症筋無力症〉クリーゼ，〈関節リウマチ〉間質性肺炎

禁忌

本剤の成分に対し過敏症の既往歴，シクロスポリン・ボセンタン・カリウム保持性利尿剤投与中，生ワクチンを接種しないこと

代謝拮抗薬

商品名	**イムラン, アザニン**
一般名	アザチオプリン

(イムラン) 錠剤　50mg　GX CH1
(アザニン) 錠剤　50mg　TA 101

看護のポイント!!

⇒ 生ワクチン禁忌

骨髄抑制，肝機能障害，感染症（特に水痘や帯状疱疹），出血傾向の発現には注意すること．特に投与初期は注意すること．水痘や帯状疱疹は致命的な経過をたどることがある

効能効果

次記の臓器移植における拒絶反応の抑制：①腎移植，②肝移植，心移植，肺移植，③ステロイド依存性のクローン病の寛解導入及び寛解維持並びにステロイド依存性の潰瘍性大腸炎の寛解維持，④治療抵抗性の次記リウマチ性疾患：全身性血管炎（顕微鏡的多発血管炎，多発血管炎性肉芽腫症，結節性多発動脈炎，好酸球性多発血管炎性肉芽腫症，高安動脈炎等），全身性エリテマトーデス（SLE），多発性筋炎，皮膚筋炎，強皮症，混合性結合組織病，及び難治性リウマチ性疾患，⑤自己免疫性肝炎

用法用量

①：〈腎〉1日2〜3mg/kg，維持量0.5〜2mg/kg　経口
②：〈肝・心・肺〉1日2〜3mg/kg，維持量1〜2mg/kg　経口
③：1日1〜2mg/kg（成人には通常50〜100mg）　経口
④：1日1〜2mg/kg，3mg/kgまで　経口
⑤：1日1〜2mg/kg（成人には通常50〜100mg）　経口

重大な副作用

血液障害（再生不良性貧血，汎血球減少，貧血，巨赤芽球性貧血，赤血球形成不全，無顆粒球症，血小板減少，出血），ショック様症状（悪寒，戦慄，血圧降下等），肝機能障害，黄疸，悪性新生物（悪

性リンパ腫，皮膚癌，肉腫，子宮頸癌，急性骨髄性白血病，骨髄異形成症候群等），感染症，間質性肺炎（発熱，咳嗽，呼吸困難，捻髪音，胸部X線異常，動脈血酸素分圧低下等を伴う），重度の下痢，進行性多巣性白質脳症（PML）

禁忌

本剤の成分またはメルカプトプリンに対し過敏症の既往歴，白血球数3,000/mm³以下，フェブキソスタットまたはトピロキソスタットを投与中，生ワクチンを接種しないこと

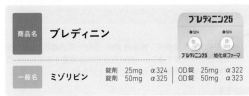

商品名	ブレディニン		
一般名	ミゾリビン	錠剤 25mg α324	OD錠 25mg α322
		錠剤 50mg α325	OD錠 50mg α323

（写真提供：旭化成ファーマ）

看護のポイント!!

➡ 生ワクチン禁忌
　骨髄抑制，感染症（特にB・C型肝炎の再活性化），出血傾向の発現には注意すること

効能効果

①腎移植における拒否反応の抑制，②原発性糸球体疾患を原因とするネフローゼ症候群（副腎皮質ホルモン剤のみでは治療困難な場合に限る．また，頻回再発型のネフローゼ症候群を除く），③ループス腎炎（持続性蛋白尿，ネフローゼ症候群または腎機能低下が認められ，副腎皮質ホルモン剤のみでは治療困難な場合に限る），④関節リウマチ（過去の治療において，非ステロイド性抗炎症剤更に他の抗リウマチ薬の少なくとも1剤により十分な効果の得られない場合に限る）

用法用量

①：1日2～3mg/kg，維持量1～3mg/kg，1～3回　経口
②，③，④：1回50mg，1日3回　経口

重大な副作用

骨髄機能抑制, 感染症, 間質性肺炎, 急性腎不全, 肝機能障害, 黄疸,
消化管潰瘍, 消化管出血, 消化管穿孔, 重篤な皮膚障害, 膵炎,
高血糖, 糖尿病

禁忌

本剤に対し重篤な過敏症の既往歴, 白血球数3,000/mm^{3}以下,
妊婦または妊娠している可能性

商品名	セルセプト
一般名	ミコフェノール酸モフェチル

カプセル　250mg
懸濁用散　31.8%

看護のポイント!!

➡ 催奇形性のため妊婦または妊娠の可能性がある場合は禁忌である. 感染(日和見感染症や進行性多巣性白質脳症(PML))に対する感受性の上昇, 悪性リンパ腫及び他の悪性腫瘍(特に皮膚), 感染症状, 予期せぬ挫傷, 出血または貧血等の骨髄抑制症状, または下痢等の消化器症状, 好中球減少, 腎障害, 心障害が現れることがあるので注意する
生ワクチン禁忌
皮膚癌の危険性を避けるため, 日光やUV光線の照射を避けること

効能効果

①腎移植後の難治性拒絶反応の治療
②腎, 肝, 心, 肺, 膵の移植における拒絶反応の抑制
③ループス腎炎
④造血幹細胞移植における移植片対宿主病の抑制

用法用量

①:1回1500mg, 1日2回
②:〈腎〉成人 1回1000〜1500mg, 1日2回

小児 1回300〜600mg/m², 1日最大2000mg, 1日2回
〈心・肝・肺・膵〉成人 1回500〜1500mg, 1日2回
③:成人 1回250〜1500mg, 1日2回
小児 1回150〜600mg/m², 1日最大2000mg, 1日2回
④:成人 1回250〜1500mg, 1日2回
小児 1回300〜600mg/m², 1日最大2000mg, 1日2回

重大な副作用

感染症, 進行性多巣性白質脳症 (PML), BKウイルス腎症, 血液障害, 悪性リンパ腫, リンパ増殖性疾患, 悪性腫瘍 (特に皮膚), 消化管障害, 重度の下痢, アシドーシス, 低酸素症, 糖尿病, 脱水症, 血栓症, 重度の腎障害, 心障害, 肝機能障害, 黄疸, 肺水腫, 無呼吸, 気胸, 痙攣, 錯乱, 幻覚, 精神病, アレルギー反応, 難聴

禁忌

本剤の成分に対し過敏症の既往歴, 妊婦または妊娠している可能性, 本剤投与中は生ワクチンを接種しないこと

Memo

泌尿・生殖器用薬

前立腺肥大・頻尿治療薬－5α還元酵素阻害薬

商品名	**アボルブ**
一般名	デュタステリド

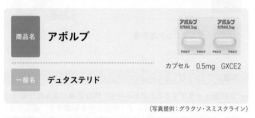

カプセル　0.5mg　GXCE2

（写真提供：グラクソ・スミスクライン）

看護のポイント!!

➡ 経皮吸収されることから，女性や小児はカプセルから漏れた薬剤に触れないこと．即効性はなく，効果判定まで通常6か月の治療が必要である

効能効果

前立腺肥大症

用法用量

1回0.5mgを1日1回

重大な副作用

肝機能障害，黄疸

禁忌

本剤の成分及び他の5α還元酵素阻害薬に対し過敏症の既往歴，女性，小児等，重度の肝機能障害

前立腺肥大・頻尿治療薬 – α_1受容体拮抗薬

商品名	ハルナール	
一般名	タムスロシン塩酸塩	D錠 0.1mg HA0.1 D錠 0.2mg HA0.2

看護のポイント!!

➡ 立位血圧が低下することがあるので，体位変換による血圧変化に
注意し転倒転落が起こらないよう患者状態を観察する．高所作業，
自動車の運転等危険を伴う作業に従事する場合注意するよう患者
に指導する

効能効果

前立腺肥大症に伴う排尿障害

用法用量

1回0.2mg，1日1回，食後　経口

重大な副作用

失神・意識喪失，肝機能障害，黄疸

禁忌

本剤の成分に対し過敏症の既往歴

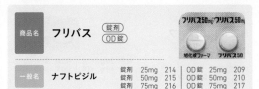

商品名	フリバス	錠剤 / OD錠		
一般名	ナフトピジル	錠剤 25mg 214	OD錠 25mg 209
		錠剤 50mg 215	OD錠 50mg 210
		錠剤 75mg 216	OD錠 75mg 217

(写真提供：ノバルティス ファーマ)

看護のポイント!!

➡ 立位血圧が低下することがあるので，体位変換による血圧変化に注意し転倒転落が起こらないよう患者状態を観察する．高所作業，自動車の運転等危険を伴う作業に従事する場合注意するよう患者に指導する

効能効果

前立腺肥大症に伴う排尿障害

用法用量

1日1回25mgより始め，効果が不十分な場合は1〜2週間の間隔をおいて50〜75mgに漸増し，1日1回食後．1日75mgまで
経口

重大な副作用

肝機能障害，黄疸，失神，意識喪失

禁忌

本剤の成分に対し過敏症の既往歴

商品名	ユリーフ	
一般名	シロドシン	錠剤 2mg KD2　OD錠 2mg UR2 錠剤 4mg KD4　OD錠 4mg UR4

看護のポイント!!

⇒ 立位血圧が低下することがあるので，体位変換による血圧変化に注意し転倒転落が起こらないよう患者状態を観察する．高所作業，自動車の運転等危険を伴う作業に従事する場合注意するよう患者に指導する．射精障害が起こることがあるため患者に指導を行う

効能効果

前立腺肥大症に伴う排尿障害

用法用量

1回4mgを1日2回朝夕食後．症状に応じて適宜減量

重大な副作用

失神・意識喪失，肝機能障害，黄疸

禁忌

本剤の成分に対し過敏症の既往歴

前立腺肥大・頻尿治療薬－ホスホジエステラーゼ5阻害剤

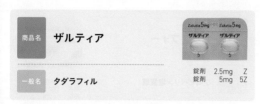

商品名	ザルティア
一般名	タダラフィル

錠剤 2.5mg Z
錠剤 5mg 5Z

看護のポイント!!

➡ 血管拡張作用を有するため，心血管系障害がある患者では血圧が下がりすぎることがあるため，血圧の下降や心血管の障害に注意する．めまいや視覚障害もあり，高所作業，自動車の運転等危険を伴う機械を操作する際に注意する．視覚障害，4時間以上の勃起の延長または持続勃起（6時間以上持続する痛みを伴う勃起）が現れた場合は直ちに医師の診断を受けるように指導する

効能効果

前立腺肥大症に伴う排尿障害

用法用量

1日1回5mg

重大な副作用

過敏症（発疹，蕁麻疹，顔面浮腫，剥脱性皮膚炎，Stevens-Johnson症候群）

禁忌

本剤の成分に対し過敏症の既往歴，硝酸剤または一酸化窒素（NO）供与剤（ニトログリセリン，亜硝酸アミル，硝酸イソソルビド等）を投与中，可溶性グアニル酸シクラーゼ（sGC）刺激剤（リオシグアト）を投与中，次の心血管系障害を有する患者（不安定狭心症，心不全（NYHA分類III度以上），コントロール不良の不整脈，低血圧（血圧＜90/50mmHg）またはコントロール不良の高血圧（安静時血圧＞170/100mmHg），心筋梗塞の既往歴が最近3ヵ月以内，脳梗塞・脳出血の既往歴が最近6ヵ月以内），重度の腎障害，重度の肝障害

神経因性膀胱治療薬

商品名	**バップフォー**
一般名	プロピベリン塩酸塩

錠剤　10mg　TC271
錠剤　20mg　TC272
細粒　2%

看護のポイント!!

➡ 尿閉が起こることがあり注意する．眼調節障害，眠気，めまいがあらわれることがあるので，転倒転落には注意し本剤投与中の患者には自動車の運転等，危険を伴う機械の操作に従事させない．便秘，口渇，幻覚やせん妄が起こることがあるため，注意する

効能効果

①次記疾患または状態における頻尿，尿失禁：神経因性膀胱，神経性頻尿，不安定膀胱，膀胱刺激状態（慢性膀胱炎，慢性前立腺炎）．②過活動膀胱における尿意切迫感，頻尿及び切迫性尿失禁

用法用量

1回20mgを1日1回食後．1回20mgを1日2回まで

重大な副作用

急性緑内障発作，尿閉，麻痺性イレウス，幻覚・せん妄，腎機能障害，横紋筋融解症，血小板減少，Stevens-Johnson症候群，QT延長，心室性頻拍，肝機能障害，黄疸

禁忌

幽門・十二指腸・腸管閉塞，胃アトニーまたは腸アトニー，尿閉，閉塞隅角緑内障，重症筋無力症，重篤な心疾患

過活動膀胱治療薬-抗コリン薬

| 商品名 | デトルシトール |

カプセル 2mg 2
カプセル 4mg 4

| 一般名 | トルテロジン酒石酸塩 |

(写真提供：ヴィアトリス)

看護のポイント!!

➡ 尿閉が起こることがあり注意する．眼調節障害，眠気，めまいがあらわれることがあるので，転倒転落には注意し本剤投与中の患者には自動車の運転や，危険を伴う機械の操作に従事させない．便秘，口渇，幻覚や健忘，失見当識が起こることがあるため注意する．過活動膀胱の症状を明確に認識できない認知症または認知機能障害患者は本剤の投与対象とはならない

効能効果

過活動膀胱における尿意切迫感，頻尿及び切迫性尿失禁

用法用量

1回4mgを1日1回．患者の忍容性に応じて減量

重大な副作用

アナフィラキシー（血管浮腫を含む），尿閉

禁忌

尿閉（慢性尿閉に伴う溢流性尿失禁を含む），眼圧が調節できない閉塞隅角緑内障，重篤な心疾患，麻痺性イレウス，胃アトニーまたは腸アトニー，重症筋無力症，本剤の成分あるいはフェソテロジンフマル酸塩に対して過敏症の既往歴

商品名	トビエース	
一般名	フェソテロジンフマル酸塩	錠剤　4mg　FS 錠剤　8mg　FT

看護のポイント!!

➡ 尿閉が起こることがあり注意する．眼調節障害，眠気，めまいがあらわれることがあるので，転倒転落には注意し本剤投与中の患者には自動車の運転等，危険を伴う機械の操作に従事させない．便秘，口渇が起こることがあるため注意する．過活動膀胱の症状を明確に認識できない認知症または認知機能障害患者は本剤の投与対象とはならない

効能効果

過活動膀胱における尿意切迫感，頻尿及び切迫性尿失禁

用法用量

4mgを1日1回．1日1回8mgまで増量可　経口

重大な副作用

尿閉，血管浮腫，QT延長，心室性頻拍，房室ブロック，徐脈等

禁忌

尿閉を有する患者，眼圧が調節できない閉塞隅角緑内障，幽門・十二指腸または腸管が閉塞している患者及び麻痺性イレウス，胃アトニーまたは腸アトニー，重症筋無力症，重度の肝障害，重篤な心疾患，本剤の成分あるいは酒石酸トルテロジンに対して過敏症の既往歴

商品名	**ベシケア**	
一般名	コハク酸ソリフェナシン	錠剤　2.5mg　OD錠　2.5mg 錠剤　5mg　OD錠　5mg

看護のポイント!!

➡ 尿閉が起こることがあり注意する．眼調節障害，眠気，めまいがあらわれることがあるので，転倒転落には注意し，本剤投与中の患者には自動車の運転等，危険を伴う機械の操作に従事させない．便秘，口渇，幻覚やせん妄が起こることがあるため注意する．過活動膀胱の症状を明確に認識できない認知症または認知機能障害患者は本剤の投与対象とはならない

効能効果

過活動膀胱における尿意切迫感，頻尿及び切迫性尿失禁

用法用量

5mgを1日1回．1日10mgまで　経口

重大な副作用

ショック，アナフィラキシー，肝機能障害，尿閉，QT延長，心室頻拍（Torsades de Pointesを含む），房室ブロック，洞不全症候群，高度徐脈，麻痺性イレウス，幻覚・せん妄，急性緑内障発作

禁忌

本剤の成分に対し過敏症の既往歴，尿閉，閉塞隅角緑内障，幽門部・十二指腸または腸管が閉塞及び麻痺性イレウス，胃アトニーまたは腸アトニー，重症筋無力症，重篤な心疾患，重度の肝機能障害（Child-Pugh分類C）

商品名	ステーブラ, ウリトス	
一般名	イミダフェナシン	

(ステーブラ)
錠剤　0.1mg
OD錠　0.1mg　ono517

(ウリトス)
錠剤　0.1mg
OD錠　0.1mg　KP121

看護のポイント!!

→ 尿閉が起こることがあり注意する．眼調節障害，眠気，めまいが
あらわれることがあるので，転倒転落には注意し，本剤投与中の
患者には自動車の運転等，危険を伴う機械の操作に従事させない．
便秘，口渇，幻覚やせん妄が起こることがあるため注意する．過
活動膀胱の症状を明確に認識できない認知症または認知機能障害
患者は本剤の投与対象とはならない

効能効果

過活動膀胱における尿意切迫感，頻尿及び切迫性尿失禁

用法用量

1回0.1mgを1日2回，朝食後及び夕食後．1回0.2mg，1日0.4mg
まで　経口

重大な副作用

急性緑内障，尿閉，肝機能障害，麻痺性イレウス，幻覚・せん妄，
QT延長，心室性頻拍

禁忌

尿閉を有する，幽門，十二指腸または腸管が閉塞している及び麻痺
性イレウス，消化管運動・緊張が低下している，閉塞隅角緑内障，
重症筋無力症，重篤な心疾患，本剤の成分に対し過敏症の既往歴

過活動膀胱治療薬 – β_3遮断薬

商品名	ベタニス

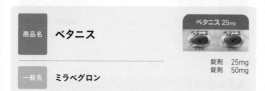

錠剤　25mg
錠剤　50mg

看護のポイント!!

⇒ 尿閉が起こることがあり注意する．血圧が上昇することがあるので，血圧を測定すること

効能効果

過活動膀胱における尿意切迫感，頻尿及び切迫性尿失禁

用法用量

50mgを1日1回食後　経口

重大な副作用

尿閉，高血圧

禁忌

本剤の成分に対し過敏症の既往歴，重篤な心疾患，妊婦及び妊娠している可能性，授乳婦，重度の肝機能障害（Child-Pughスコア10以上），フレカイニド酢酸塩あるいはプロパフェノン塩酸塩投与中

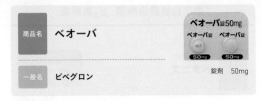

商品名	ベオーバ
一般名	ビベグロン

錠剤 50mg

看護のポイント!!

➡ 尿閉が起こることがあり注意する

効能効果

過活動膀胱における尿意切迫感，頻尿及び切迫性尿失禁

用法用量

50mgを1日1回食後

重大な副作用

尿閉

禁忌

本剤の成分に対し過敏症の既往歴

血液製剤

アルブミン

商品名	**アルブミン-ベーリング20%**
一般名	人血清アルブミン 　注　20%　10g　50mL

看護のポイント!!

➡ ショック，アナフィラキシーがあらわれることがあるので，投与中，投与後と観察を十分に行い，呼吸困難，喘鳴，胸内苦悶，血圧低下，脈拍微弱，チアノーゼ等に注意すること．細菌汚染しやすいため，投与直前に準備すること．ヒト血液が原料であり，患者名，使用製品名，ロットを20年保存すること．商品名ごとにアルブミン含量，濃度とも様々なものがあるため注意する

効能効果

①アルブミンの喪失（熱傷，ネフローゼ症候群等）及びアルブミン合成低下（肝硬変症等）による低アルブミン血症，②出血性ショック

用法用量

1回4〜10g
緩徐に静注または点滴静注

重大な副作用

ショック，アナフィラキシー

禁忌

本剤の成分に対し過敏症の既往歴

ヒト免疫グロブリン

| 一般名 | ポリエチレングリコール処理
人免疫グロブリン |

注 5% 5g
注 10% 0.5g、2.5g、5g、10g、20g

看護のポイント!!

➡ ショック，アナフィラキシーがあらわれることがあるので，投与中，投与後と観察を十分に行い，呼吸困難，喘鳴，胸内苦悶，血圧低下，脈拍微弱，チアノーゼ等に注意すること．特に投与速度を変更したタイミングで注意する．細菌汚染しやすいため，投与直前に準備すること．ヒト血液が原料であり，患者名，使用製品名，ロット番号を20年保存すること

投与速度注意!!

➡ 急速注射で血圧降下の可能性
0.01mL/kg/分で開始，1時間以降は加速可（0.06mL/kg/分を超えない）

効能効果

①低並びに無ガンマグロブリン血症，②重症感染症における抗生物質との併用，③特発性血小板減少性紫斑病（他剤が無効で，著明な出血傾向があり，外科的処置または出産等一時的止血管理を必要とする場合），④川崎病の急性期（重症であり，冠動脈障害の発生の危険がある場合），⑤多発性筋炎・皮膚筋炎における筋力低下の改善（ステロイド剤が効果不十分な場合に限る），⑥慢性炎症性脱髄性多発根神経炎（多巣性運動ニューロパチーを含む）の筋力低下の改善，⑦慢性炎症性脱髄性多発根神経炎（多巣性運動ニューロパチーを含む）の運動機能低下の進行抑制（筋力低下の改善が認められた場合），⑧全身型重症筋無力症（ステロイド剤またはステロイド剤以外の免疫抑制剤が十分に奏効しない場合に限る），⑨天

疱瘡（ステロイド剤の効果不十分な場合），⑩血清IgG2値の低下を伴う，肺炎球菌またはインフルエンザ菌を起炎菌とする急性中耳炎，急性気管支炎または肺炎の発症抑制（ワクチン接種による予防及び他の適切な治療を行っても十分な効果が得られず，発症を繰り返す場合に限る），⑪水疱性類天疱瘡（ステロイド剤の効果不十分な場合），⑫ギラン・バレー症候群（急性増悪期で歩行困難な重症例），⑬抗ドナー抗体陽性腎移植における術前脱感作

用法用量

①：1回200～600mg/kg　点滴静注または緩徐に静注，3～4週間隔

②：成人：1回2,500～5,000mg，小児：1回100～150mg/kg　点滴静注または緩徐に静注

③：1日200～400mg/kg　点滴静注または緩徐に静注，5日間使用しても症状に改善が認められない場合，以降の投与中止

④：1日400mg/kgを5日間，若しくは2,000mg/kgを1回　点滴静注または緩徐に静注

⑤：1日400mg/kgを5日間　点滴静注

⑥：1日400mg/kgを5日間　点滴静注または緩徐に静注

⑦：「1,000mg/kgを1日」または「500m/kgを2日間連日」を3週間隔，点滴静注

⑧：1日400mg/kgを5日間　点滴静注

⑨：1日400mg/kgを5日間　点滴静注

⑩：初回は300mg/kg，2回目以降は200mg/kg，4週間隔　点滴静注

⑪：1日400mg/kgを5日間　点滴静注

⑫：1日400mg/kgを5日間　点滴静注

⑬：1日1,000mg/kg（総投与量4,000mg/kgまで）　点滴静注

重大な副作用

ショック，アナフィラキシー，肝機能障害，黄疸，無菌性髄膜炎，急性腎障害，血小板減少，肺水腫，血栓塞栓症，心不全

禁忌

本剤の成分に対しショックの既往歴

| 商品名 | 献血グロベニン-I |

| 一般名 | 乾燥ポリエチレングリコール処理 人免疫グロブリン | 注 500mg
注 2500mg
注 5000mg |

看護のポイント!!

→ ショック，アナフィラキシーがあらわれることがあるので，投与中，投与後と観察を十分に行い，呼吸困難，喘鳴，胸内苦悶，血圧低下，脈拍微弱，チアノーゼ等に注意すること．特に投与速度を変更したタイミングで注意する．細菌汚染しやすいため，投与直前に準備すること．ヒト血液が原料であり，患者名，使用製品名，ロットを20年保存すること

投与速度注意!!

→ 急速注射で血圧降下の可能性
0.01mL/kg/分で開始，1時間以降は加速可（0.06mL/kg/分を超えない）

効能効果

①無または低ガンマグロブリン血症，②重症感染症における抗生物質との併用，③特発性血小板減少性紫斑病（他剤が無効で，著明な出血傾向があり，外科的処置または出産等一時的止血管理を必要とする場合），④川崎病の急性期（重症であり，冠動脈障害の発生の危険がある場合），⑤慢性炎症性脱髄性多発根神経炎（多巣性運動ニューロパチーを含む）の筋力低下の改善，⑥慢性炎症性脱髄性多発根神経炎（多巣性運動ニューロパチーを含む）の運動機能低下の進行抑制（筋力低下の改善が認められた場合），⑦天疱瘡（ステロイド剤の効果不十分な場合），⑧スティーブンス・ジョンソン症候群及び中毒性表皮壊死症（ステロイド剤の効果不十分な場合），⑨水疱性類天疱瘡（ステロイド剤の効果不十分な場合），⑩ギラン・バレー症候群（急性増悪期で歩行困難な重症例），⑪血清IgG2値の低下を伴う，肺炎球菌またはインフルエンザ菌を起炎菌とする急性中耳炎，急性気管支炎または肺炎の発症抑制（ワクチン接種による予防及び他の適切な治療を行っても十分な効果が得られず，発症を繰り返す場合に限る），⑫多発性筋炎・皮膚筋炎における筋力低下

の改善（ステロイド剤が効果不十分な場合に限る）

用法用量

①：1回200〜600mg/kg　3〜4週間隔，点滴静注または緩徐に静注

②：1回2,500〜5,000mg，小児：1回100〜150mg/kg，点滴静注または緩徐に静注

③：1日200〜400mg/kg，5日間使用しても症状に改善が認められない場合，以降の投与を中止，点滴静注または緩徐に静注

④：1日200mg/kgを5日間，若しくは2,000mg/kgを1回，点滴静注または緩徐に静注

⑤：1日400mg/kgを5日間，点滴静注または緩徐に静注

⑥：「1,000mg（20mL）/kgを1日」または「500mg（10mL）/kgを2日間連日」を3週間隔で，点滴静注

⑦，⑧，⑨，⑩，⑫：1日400mg/kgを5日間，点滴静注

⑪：初回は300mg/kg，2回目以降は200mg/kg，4週間隔，点滴静注

重大な副作用

ショック，アナフィラキシー，肝機能障害，黄疸，無菌性髄膜炎，急性腎障害，血小板減少，肺水腫，血栓塞栓症，心不全

禁忌

本剤の成分に対しショックの既往歴

	献血ベニロン-I 静注用	
	乾燥スルホ化 人免疫グロブリン	注　500mg 注　2500mg 注　5000mg

(写真提供：KMバイオロジクス)

看護のポイント!!

➡ ショック，アナフィラキシーがあらわれることがあるので，投与中，投与後と観察を十分に行い，呼吸困難，喘鳴，胸内苦悶，血圧低下，脈拍微弱，チアノーゼ等に注意すること．特に投与開始後や投与速度を変更したタイミングで注意する．細菌汚染しやすいため，投与直前に準備すること．ヒト血液が原料であり，患者名，使用製品名，ロットを20年保存すること

投与速度注意!!

➡ 急速注射で血圧降下の可能性
初日の投与開始から30分間は0.01〜0.02mL/kg/分で開始，異常なければ0.03〜0.06mL/kg/分まで徐々に加速可

効能効果

①低または無ガンマグロブリン血症，②重症感染症における抗生物質との併用，③特発性血小板減少性紫斑病（他剤が無効で著明な出血傾向があり，外科的処置または出産等一時的止血管理を必要とする場合），④川崎病の急性期（重症であり，冠動脈障害の発生の危険がある場合），⑤ギラン・バレー症候群（急性増悪期で歩行困難な重症例），⑥好酸球性多発血管炎性肉芽腫症における神経障害の改善（ステロイド剤が効果不十分な場合に限る），⑦慢性炎症性脱髄性多発根神経炎（多巣性運動ニューロパチーを含む）の筋力低下の改善，⑧視神経炎の急性期（ステロイド剤が効果不十分な場合）

用法用量

①：1回200〜600mg/kgを3〜4週間隔，点滴静注または極めて緩徐に直接静注
②：成人：1回2500〜5000mg　小児：1回50〜150mg/kg，点滴静注または極めて緩徐に直接静注

③：1日200〜400mg/kg，点滴静注または極めて緩徐に直接静注，5日間投与しても症状の改善が認められない場合，以降の投与を中止

④：1日200mg/kgを5日間，点滴静注または極めて緩徐に直接静注もしくは2000mg/kgを1回，点滴静注

⑤：1日400mg/kgを5日間，点滴静注または極めて緩徐に直接静注

⑥，⑧：1日400mg/kgを5日間，点滴静注

⑦：1日400mg/kgを5日間連日点滴静注

重大な副作用

〔0.1％未満〕ショック，アナフィラキシー
〔頻度不明〕肝機能障害，黄疸，無菌性髄膜炎，急性腎障害，血小板減少，肺水腫，血栓塞栓症，心不全

禁忌

本剤の成分に対しショックの既往歴

Memo

ヒトハプトグロビン

商品名	**ハプトグロビン**
一般名	**人ハプトグロビン**

注 2000単位

看護のポイント!!

➡ ショック，アナフィラキシーがあらわれることがあるので，投与中，投与後と観察を十分に行い，呼吸困難，喘鳴，胸内苦悶，血圧低下，脈拍微弱，チアノーゼ等に注意すること．細菌汚染しやすいため，投与直前に準備すること．ヒト血液が原料であり，患者名，使用製品名，ロットを20年保存すること

投与速度注意!!

➡ 急速注射で血圧降下の可能性

効能効果

熱傷・火傷，輸血，体外循環下開心術などの溶血反応に伴うヘモグロビン血症，ヘモグロビン尿症の治療

用法用量

成人：1回4000単位，小児：1回2000単位を目安
緩徐に点滴静注，体外循環時に使用する場合は灌流液中に投与

重大な副作用

ショック，アナフィラキシー

禁忌

本剤の成分に対しショックの既往歴

造血と血液凝固関係製剤

経口鉄剤

商品名	フェロ・グラデュメット	
一般名	乾燥硫酸鉄	錠剤　105mg　M

(写真提供：ヴィアトリス)

看護のポイント!!

⇒ 悪心・嘔吐，便秘，下痢が起こりやすい．また便が黒色を呈することがある．徐放剤のため粉砕したり噛んだりせず服用する
成分を放出し終わった錠剤の残骸が便中に排泄されることがある

効能効果

鉄欠乏性貧血

用法用量

鉄として1日105〜210mg（1〜2錠）を1〜2回に分割，空腹時に，又は副作用が強い場合には食事直後

重大な副作用

添付文書（電子添文）に記載なし

禁忌

鉄欠乏状態にない患者

商品名	フェロミア	

一般名	クエン酸第一鉄 ナトリウム	錠剤　50mg 顆粒　8.3%

看護のポイント!!

➡ 悪心・嘔吐，便秘が起こりやすい．また便が黒色を呈することが
ある

効能効果

鉄欠乏性貧血

用法用量

1日100～200mg（錠剤：2～4錠，顆粒：1.2～2.4g）を1～2回に
分割し食後

重大な副作用

添付文書（電子添文）に記載なし

禁忌

鉄欠乏状態にない患者

注射用鉄剤

商品名	**フェジン静注**	
一般名	**含糖酸化鉄**	注 40mg

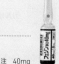

看護のポイント!!

→ ショック様症状（脈拍異常，血圧低下，呼吸困難等）が現れることがあるので，観察を十分に行う．悪心，頭痛，発熱などが起こる．配合変化のため10〜20%ブドウ糖液で5〜10倍に希釈し，他剤との配合に際しては注意する．血管外漏出により色素沈着を起こすため注意

効能効果

鉄欠乏性貧血

用法用量

経口鉄剤の投与が困難又は不適当な場合に限り使用．鉄として1日40〜120mg（本剤として2〜6mL）を2分以上かけて徐々に静注適宜増減

重大な副作用

ショック，長期投与により骨軟化症

禁忌

鉄欠乏状態にない患者，重篤な肝障害，本剤に対し過敏症の既往歴

商品名	**フェインジェクト**	
一般名	**カルボキシマルトース第二鉄**	注 500mg

看護のポイント!!

⇒ 悪心，頭痛が起こることがある．週1回投与する．投与回数はヘモグロビン濃度，体重により1から3回となる．1バイアルあたり生食100mLで希釈すること．他剤とは配合しない．血管外漏出により色素沈着を起こすため注意
本剤投与後4週間程度はヘモグロビン値が上昇し続けるため，再投与の必要性は投与4週間後に判断する

効能効果

鉄欠乏性貧血

用法用量

鉄として1回500mgを週1回，緩徐に静注または点滴静注．総投与量は患者の血中ヘモグロビン値及び体重に応じるが，上限は鉄として1,500mg
25kg以上35kg未満：500mgを1回　6分以上かけて点滴静注
35kg以上70kg未満：血中ヘモグロビン10g/dL未満　1回500mg，週1回，計3回（3週間合計1500mg）5分以上かけて静注または6分以上かけて点滴静注
35kg以上70kg未満：血中ヘモグロビン10g/dL以上　1回500mg，週1回，計2回（2週間1000mg）5分以上かけて静注または6分以上かけて点滴静注
70kg以上：1回500mg　週1回，計3回（3週間1500mg）5分以上かけて静注または6分以上かけて点滴静注

重大な副作用

過敏症

禁忌

鉄欠乏状態にない患者，本剤に対し過敏症の既往歴

抗血小板薬

商品名	**バイアスピリン**
一般名	**アスピリン** 錠剤　100mg　BA100

看護のポイント!!

➡ 脳出血等の頭蓋内出血（初期症状：頭痛，悪心・嘔吐，意識障害，片麻痺等），肺出血，消化管出血，鼻出血，眼底出血等の出血に注意すること．大手術など出血が予想される治療や処置を行う場合は患者のリスクとベネフィットを鑑みて休薬を検討する．休薬が血栓症リスクとなることもあるため，休薬中は血栓症の発現に注意する

効能効果

①次記疾患における血栓・塞栓形成の抑制：狭心症（慢性安定狭心症，不安定狭心症），心筋梗塞，虚血性脳血管障害（一過性脳虚血発作（TIA），脳梗塞）
②冠動脈バイパス術（CABG）あるいは経皮経管冠動脈形成術（PTCA）施行後における血栓・塞栓形成の抑制
③川崎病（川崎病による心血管後遺症を含む）

用法用量

①②100mgを1日1回．1回300mgまで
③急性期有熱期間は，1日30～50mg/kgを3回に分割．解熱後の回復期から慢性期は，1日3～5mg/kgを1回

重大な副作用

ショック，アナフィラキシー，出血（脳出血等の頭蓋内出血，肺出血，消化管出血，鼻出血，眼底出血等），TEN，Stevens-Johnson症候群，剥脱性皮膚炎，再生不良性貧血，血小板減少，白血球減少，喘息発作，肝機能障害，黄疸，消化性潰瘍，小腸・大腸潰瘍

禁忌

本剤の成分またはサリチル酸系製剤に対し過敏症の既往歴，消化性潰瘍，出血傾向，アスピリン喘息またはその既往歴，出産予定日12か月以内の妊婦，低出生体重児，新生児または乳児

商品名	**プラビックス**	
一般名	クロピドグレル硫酸塩	錠剤 25mg 錠剤 75mg

看護のポイント!!

→ 出血（脳出血等の頭蓋内出血，硬膜下血腫，吐血，下血，胃腸出血，眼底出血，関節血腫，腹部血腫，後腹膜出血等）に注意する．血栓性血小板減少性紫斑病（TTP），無顆粒球症，重篤な肝障害等が起こることがあり，投与開始2か月間は少なくとも2週間に1回の検査を行う．大手術など出血が予想される治療や処置を行う場合は患者のリスクとベネフィットを鑑みて休薬を検討する．休薬期間は14日を目安とするが，休薬が血栓症リスクとなることもあるため，休薬中は血栓症の発現に注意する

効能効果

①虚血性脳血管障害（心原性脳塞栓症を除く）後の再発抑制
②経皮的冠動脈形成術（PCI）が適用される次記の虚血性心疾患：急性冠症候群（不安定狭心症，非ST上昇心筋梗塞，ST上昇心筋梗塞），安定狭心症，陳旧性心筋梗塞
③末梢動脈疾患における血栓・塞栓形成の抑制

用法用量

①成人：75mgを1日1回．年齢，体重，症状により50mgを1日1回経口投与
②成人：投与開始日に300mgを1日1回，その後，維持量として1日1回75mg 経口投与
③成人：75mgを1日1回 経口投与

重大な副作用

出血（脳出血等の頭蓋内出血，硬膜下血腫等）（吐血，下血，胃腸出血，眼底出血，関節血腫，腹部血腫，後腹膜出血等），胃・十二指腸潰瘍，肝機能障害，黄疸，血栓性血小板減少性紫斑病（TTP），間質性肺炎，好酸球性肺炎，血小板減少，無顆粒球症，再生不良性貧血を含む汎血球減少症，TEN，Stevens-Johnson症候群，多形滲出性紅斑，急性汎発性発疹性膿疱症，薬剤性過敏症症候群，後天性血友病，横紋筋融解症，インスリン自己免疫症候群

禁忌

出血している患者（血友病，頭蓋内出血，消化管出血，尿路出血，喀血，硝子体出血等），本剤の成分に対し過敏症の既往歴

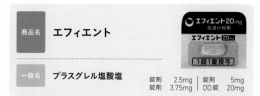

商品名	エフィエント
一般名	プラスグレル塩酸塩

錠剤　　2.5mg　　錠剤　　　5mg
錠剤　3.75mg　　OD錠　20mg

看護のポイント!!

➡ 頭蓋内出血（初期症状：頭痛，悪心・嘔吐，意識障害，片麻痺等），消化管出血，心嚢内出血等の出血に注意する．血栓性血小板減少性紫斑病（TTP）が起こることがあり，投与開始2か月間は少なくとも2週間に1回の検査を行う．大手術など出血が予想される治療や処置を行う場合は患者のリスクとベネフィットを鑑みて休薬を検討する．休薬期間は14日を目安とするが，休薬が血栓症リスクとなることもあるため，休薬中は血栓症の発現に注意する

効能効果

①経皮的冠動脈形成術（PCI）が適用される下記の虚血性心疾患：急性冠症候群（不安定狭心症，非ST上昇心筋梗塞，ST上昇心筋梗塞），安定狭心症，陳旧性心筋梗塞
②虚血性脳血管障害（大血管アテローム硬化または小血管の閉塞に伴う）後の再発抑制

用法用量

①投与開始日に20mgを1日1回，その後，維持用量として1日1回
3.75mg
②1回3.75mg，1日1回

重大な副作用

出血（頭蓋内出血，消化管出血，心嚢内出血等），血栓性血小板減
少性紫斑病（TTP），過敏症．肝機能障害，黄疸，無顆粒球症，再
生不良性貧血を含む汎血球減少症

禁忌

出血（血友病，頭蓋内出血，消化管出血，尿路出血，喀血，硝子
体出血等），本剤の成分に対し過敏症の既往歴

Memo
_____

_____

_____

_____

_____

_____

_____

_____

_____

_____

商品名	**プレタール**

プレタールOD錠50mg
Otsuka

50mg   50mg

プレタールOD錠

一般名	シロスタゾール

OD錠　50mg
OD錠　100mg　OG18

看護のポイント!!

➡ 脳出血等の頭蓋内出血，消化管出血，眼底出血，肺出血，鼻出血などの出血に注意する．うっ血性心不全，心筋梗塞，狭心症，心室頻拍が起こることがあり，血圧，心拍数，心電図，患者の状態の変化など観察する．大手術など出血が予想される治療や処置を行う場合は患者のリスクとベネフィットを鑑みて休薬を検討する．休薬が血栓症リスクとなることもあるため，休薬中は血栓症の発現に注意する

効能効果

①慢性動脈閉塞症に基づく潰瘍，疼痛及び冷感等の虚血性諸症状の改善
②脳梗塞（心原性脳塞栓症を除く）発症後の再発抑制

用法用量

1回100mgを1日2回

重大な副作用

うっ血性心不全，心筋梗塞，狭心症，心室頻拍，出血（脳出血等の頭蓋内出血，肺出血，消化管出血，鼻出血，眼底出血等），胃・十二指腸潰瘍，汎血球減少，無顆粒球症，血小板減少，間質性肺炎，肝機能障害，黄疸，急性腎障害

禁忌

出血（血友病，毛細血管脆弱症，頭蓋内出血，消化管出血，尿路出血，喀血，硝子体出血等），うっ血性心不全，本剤の成分に対し過敏症の既往歴，妊婦または妊娠している可能性

ヘパリン類

| 商品名 | **ヘパリンナトリウム** |

| 一般名 | ヘパリンナトリウム | 注 1万単位
注 5万単位 |

看護のポイント!!

➡ 脳出血，消化管出血，肺出血，硬膜外血腫，後腹膜血腫，腹腔内出血，術後出血，刺入部出血等，重篤な出血に注意する．aPTTを元に投与量を決定するため，aPTTが過延長している場合は休薬を考慮する．HIT等に伴う血小板減少・血栓症が起こることがある．HIT抗体が陽性だった場合，ヘパリンは再投与しないこと．単位や点滴速度に注意し，過量・過小投与にならないようにする

効能効果

①DICの治療
②血液透析・人工心肺その他の体外循環装置使用時の血液凝固の防止
③血管カテーテル挿入時の血液凝固の防止
④輸血及び血液検査の際の血液凝固の防止
⑤血栓塞栓症（静脈血栓症，心筋梗塞症，肺塞栓症，脳塞栓症，四肢動脈血栓塞栓症，手術中・術後の血栓塞栓症等）の治療及び予防

用法用量

いずれも全血凝固時間またはWBAPTT（全血活性化部分トロンボプラスチン時間）を2〜3倍になるように用量を調節する
①，③，⑤：
1万〜3万単位を持続静注
1回5000〜1万単位を4〜8時間ごとに静注
1回5000単位を4時間ごとに皮下注・筋注
②：〈人工腎〉透析開始時，1,000〜3,000単位，透析開始後，500〜1,500単位/時間を持続的，または1時間ごとに500〜1,500単位を間歇的に追加

〈人工心肺〉人工心肺灌流時には，150〜300単位/kgを投与．その後は適宜追加する

④：輸血時は血液100mLに対して400〜500単位，検査の際は血液血液20〜30mLに対して100単位を用いる

重大な副作用

ショック，アナフィラキシー，出血，血小板減少，HIT等に伴う血小板減少・血栓症

禁忌

添付文書（電子添文）記載なし

Memo

商品名	ノバスタンHI, スロンノンHI

一般名	アルガトロバン水和物

注 10mg

看護のポイント!!

→ 出血性脳梗塞, 脳出血, 消化管出血などの出血に注意する. HIT に使用する場合はaPTTを元に投与量を調節する

効能効果

①発症後48時間以内の脳血栓症急性期 (ラクネを除く) に伴う神経症候 (運動麻痺), 日常生活動作 (歩行, 起立, 坐位保持, 食事) の改善

②慢性動脈閉塞症 (バージャー病・閉塞性動脈硬化症) における四肢潰瘍, 安静時疼痛ならびに冷感の改善

③次記患者における血液体外循環時の灌流血液の凝固防止 (血液透析): 先天性アンチトロンビンIII欠乏患者, アンチトロンビンIII低下を伴う患者 (アンチトロンビンIIIが正常の70%以下に低下し, かつ, ヘパリンナトリウム, ヘパリンカルシウムの使用では体外循環路内の凝血 (残血) が改善しないと判断されたもの), ヘパリン起因性血小板減少症 (HIT) II型患者

④ヘパリン起因性血小板減少症 (HIT) II型 (発症リスクのある場合を含む) における経皮的冠インターベンション施行時の血液の凝固防止

⑤ヘパリン起因性血小板減少症 (HIT) II型における血栓症の発症抑制

用法用量

①: 初日, 2日目 60mgを24時間で持続点滴静注, 3～7日目は1回10mg, 1日朝夕2回, 1回3時間かけて点滴静注

②: 1回10mg, 1日2回, 1回2～3時間かけて点滴静注

③: 開始時に10mgを回路内へ25mg/時で投与, 5～40mg/時の範囲で調節

④: 0.1mg/kgを3～5分で静注, 術後4時間までは6μg/kg/分で持続静注, その後は0.7μg/kg/分に減量し持続点滴静注

⑤:0.7μg/kg/分で持続点滴静注，aPTTを指標に投与量を増減

重大な副作用

出血性脳梗塞，脳出血，消化管出血，ショック・アナフィラキシーショック，劇症肝炎，肝機能障害，黄疸

禁忌

出血（頭蓋内出血，出血性脳梗塞，血小板減少性紫斑病，血管障害による出血傾向，血友病その他の凝固障害，月経期間中，手術時，消化管出血，尿路出血，喀血，流早産・分娩直後等性器出血を伴う妊産婦等），脳塞栓または脳塞栓のおそれ（ただし，ヘパリン起因性血小板減少症（HIT）II型の患者を除く），重篤な意識障害を伴う大梗塞，本剤の成分に対し過敏症の既往歴

Memo

抗凝固薬−VK拮抗薬

商品名	ワーファリン
一般名	ワルファリンカリウム

錠剤 0.5mg 255
錠剤 1mg 256
錠剤 5mg 257
顆粒 0.2%

看護のポイント!!

➡ PT-INRを元に投与量を調節する．脳出血等の臓器内出血，粘膜出血，皮下出血等に注意する．ビタミンKはワーファリンの効果を減弱する．ビタミンKを多く含む納豆やクロレラ，ビタミンK製剤は併用しないこと．PT-INRが過延長した場合は，ケイツー静注，ケイセントラ静注によりPT-INRの短縮を図る．大手術など出血が予想される治療や処置をおこなう場合は患者のリスクとベネフィットを鑑みて休薬を検討する．休薬が血栓症リスクとなることもあるため，休薬中は血栓症の発現に注意する

効能効果

血栓塞栓症（静脈血栓症，心筋梗塞症，肺塞栓症，脳塞栓症，緩徐に進行する脳血栓症等）の治療及び予防

用法用量

血液凝固能検査（プロトロンビン時間及びトロンボテスト）の結果に基づいて投与量を決める．また変動があるため，定期的に検査と調節を行う
成人：1回1〜5mg，1日1回
12か月未満：0.16mg/kg/日
12か月以上15歳未満：0.04〜0.10mg/kg/日
〈抗凝固薬〉直接経口抗凝固薬（direct oral anticoagulant：DOAC）

重大な副作用

出血，皮膚壊死，カルシフィラキシス，肝機能障害，黄疸

禁忌

出血（血小板減少性紫斑病，血管障害による出血傾向，血友病その他の血液凝固障害，月経期間中，手術時，消化管潰瘍，尿路出血，喀血，流早産・分娩直後等性器出血を伴う妊産褥婦，頭蓋内出血の疑い等），出血する可能性（内臓腫瘍，消化管憩室炎，大腸炎，亜急性細菌性心内膜炎，重症高血圧症，重症糖尿病等），重篤な肝障害・腎障害，中枢神経系の手術または外傷後日の浅い患者，本剤の成分に対し過敏症の既往歴，妊婦または妊娠している可能性，骨粗鬆症治療用ビタミンK₂（メナテトレノン）製剤を投与中，イグラチモド投与中，ミコナゾール（ゲル剤・注射剤・錠剤）を投与中

抗凝固薬−直接経口抗凝固薬（direct oral anticoagulant：DOAC）

商品名	**プラザキサ**

カプセル　75mg　R75
カプセル　110mg　R110

一般名	ダビガトランエテキシラート メタンスルホン酸塩

看護のポイント!!

⇒ 消化管出血，頭蓋内出血等に注意する．腎機能低下症例，相互作用のある薬剤の併用，70歳以上，消化管出血の既往がある場合は1回110mg1日2回の投与を考慮する．大手術など出血が予想される治療や処置をおこなう場合は患者のリスクとベネフィットを鑑みて休薬を検討する．休薬期間は24時間前を目安とするが，出血リスクを考慮し48時間前の休薬も検討する．一方で休薬が血栓症リスクとなることもあるため，休薬中は血栓症の発現に注意する．特異的中和薬にプリズバインドがある

効能効果

非弁膜症性心房細動患者における虚血性脳卒中及び全身性塞栓症の発症抑制

用法用量

1回150mgまたは110mg，1日2回．ただし，中等度腎障害，P-gp阻害薬併用，70歳以上，消化管出血の既往は，1回110mg，1日2回　経口

重大な副作用

出血，間質性肺炎，アナフィラキシー，急性肝不全，肝機能障害，黄疸

禁忌

本剤の成分に対し過敏症の既往歴，透析中を含む高度の腎障害（クレアチニンクリアランス30mL/min未満），出血・出血性素因・止血障害のある患者，臨床的に問題となる出血リスクのある器質的病変（6ヶ月以内の出血性脳卒中を含む），脊椎・硬膜外カテーテルを留置している患者及び抜去後1時間以内，イトラコナゾール（経口剤）を投与中

商品名	イグザレルト		

一般名	リバーロキサバン	錠剤	2.5mg	2.5	細粒分包	10mg
		錠剤	10mg	10	細粒分包	15mg
		錠剤	15mg	15	ドライシロップ	51.7mg
		OD錠	10mg		ドライシロップ	103.4mg
		OD錠	15mg			

看護のポイント!!

➡ 頭蓋内出血，脳出血，出血性脳卒中，眼出血，網膜出血，直腸出血，胃腸出血，メレナ，上部消化管出血，下部消化管出血，出血性胃潰瘍，関節内出血，コンパートメント症候群を伴う筋肉内出血等の出血に注意する．大手術など出血が予想される治療や処置を行う場合は患者のリスクとベネフィットを鑑みて休薬を検討する．休

薬弁期間は24時間前を目安とする．一方で休薬が血栓症リスクとなることもあるため，休薬中は血栓症の発現に注意する．中和薬としてオンデキサがある

効能効果

①非弁膜症性心房細動患者における虚血性脳卒中及び全身性塞栓症の発症抑制
②成人：静脈血栓塞栓症（深部静脈血栓症及び肺血栓塞栓症）の治療及び再発抑制，小児：静脈血栓塞栓症の治療及び再発抑制
〈2.5mg錠のみ〉③下肢血行再建術施行後の末梢動脈疾患患者における血栓・塞栓形成の抑制

用法用量

①15mgを1日1回食後．クレアチニンクリアランス50mL/分未満で10mg1日1回に減量
②成人：発症後の初期3週間は15mgを1日2回食後，その後は15mgを1日1回食後
小児：2.6kg～12kg未満 1回0.8～3mg，1日3回（体重により異なる），12kg以上30kg未満 1回5mg，1日2回
体重30kg以上の小児には15mgを1日1回食後
③1回2.5mg，1日2回

重大な副作用

出血，肝機能障害，黄疸，間質性肺疾患，血小板減少

禁忌

〈効能共通〉本剤の成分に対し過敏症の既往歴，出血（頭蓋内出血，消化管出血等の臨床的に重大な出血），凝固障害を伴う肝疾患，中等度以上の肝障害（Child-Pugh分類BまたはCに相当），妊婦または妊娠している可能性，HIVプロテアーゼ阻害剤（リトナビル，ロピナビル・リトナビル，アタザナビル，ダルナビル，ホスアンプレナビル，ネルフィナビル），コビシスタットを含有する製剤を投与中，アゾール系抗真菌剤（イトラコナゾール，ボリコナゾール，ミコナゾール，ケトコナゾール）の経口または注射剤を投与中，急性細菌性心内膜炎
①：腎不全（クレアチニンクリアランス15mL/min未満）
②：重度の腎障害（成人ではクレアチニンクリアランス30mL/min未満，小児ではeGFR 30mL/min/1.73m^{2}未満）
③：腎不全（eGFR15mL/min/1.73m^{2}未満）

商品名	**エリキュース**
一般名	アピキサバン

錠剤	2.5mg	893
錠剤	5mg	894

看護のポイント!!

⮕ 頭蓋内出血，消化管出血，眼内出血等の出血に注意する．大手術など出血が予想される治療や処置を行う場合は患者のリスクとベネフィットを鑑みて休薬を検討する．休薬期間は24時間前を目安とするが，出血リスクを考慮し48時間前の休薬も検討する．一方で休薬が血栓症リスクとなることもあるため，休薬中は血栓症の発現に注意する．中和薬としてオンデキサがある

効能効果

①非弁膜症性心房細動患者における虚血性脳卒中及び全身性塞栓症の発症抑制
②静脈血栓塞栓症（深部静脈血栓症及び肺血栓塞栓症）の治療及び再発抑制

用法用量

①1回5mgを1日2回．年齢，体重，腎機能→80歳以上，60kg以下，血清クレアチニン1.5mg/dL以上の2つが該当すれば1回2.5mg，1日2回
②1回10mgを1日2回，7日間投与後，1回5mgを1日2回投与

重大な副作用

出血，間質性肺疾患，肝機能障害

禁忌

〈効能共通〉本剤の成分に対し過敏症の既往歴，臨床的に問題となる出血症状，血液凝固異常及び臨床的に重要な出血リスクを有する肝疾患
①：腎不全（クレアチニンクリアランス（CLcr）15mL/min未満）
②：重度の腎障害（CLcr 30mL/min未満）の患者

商品名	リクシアナ	

一般名	エドキサバントシル酸塩水和物

錠剤 15mg	DSC 471	OD錠 15mg
錠剤 30mg	DSC 472	OD錠 30mg
錠剤 60mg	DSC 475	OD錠 60mg

看護のポイント!!

➡ 消化管出血, 頭蓋内出血, 眼内出血, 創傷出血, 後腹膜出血等に注意する. 大手術など出血が予想される治療や処置をおこなう場合は患者のリスクとベネフィットを鑑みて休薬を検討する. 休薬期間は24時間前を目安とする. 一方で休薬が血栓症リスクとなることもあるため, 休薬中は血栓症の発現に注意する. 中和薬としてオンデキサがある

効能効果

①非弁膜症性心房細動患者における虚血性脳卒中及び全身性塞栓症の発症抑制
②静脈血栓塞栓症（深部静脈血栓症及び肺血栓塞栓症）の治療及び再発抑制
③次記の下肢整形外科手術施行患者における静脈血栓塞栓症の発症抑制:膝関節全置換術, 股関節全置換術, 股関節骨折手術

用法用量

①, ②:1回60mg, 1日1回　ただし体重60kg以下, 腎機能低下（クレアチニンクリアランス50mL/分）, 相互作用のある薬剤の併用では1回30mgに減量を考慮
①:80歳以上を目安に, 頭蓋内, 眼内, 消化管等重要器官での出血の既往, 45kg以下, クレアチニンクリアランス15mL/min以上30mL/min未満, 非ステロイド性消炎鎮痛剤の常用, 抗血小板剤の使用が当てはまり, 他のDOACが安全に使用できないと判断した場合1回15mg1日1回に減量も考慮する
③:1回30mg, 1日1回, クレアチニンクリアランス30mL/min以上50mL/min未満は1回15mgに減量を考慮

重大な副作用

出血，肝機能障害，黄疸，間質性肺疾患

禁忌

効能共通：本剤の成分に対し過敏症の既往歴，出血（頭蓋内出血，後腹膜出血または他の重要器官における出血等），急性細菌性心内膜炎
①②のみ：腎不全（クレアチニンクリアランス15mL/min未満），凝血異常を伴う肝疾患
③のみ：高度の腎機能障害（クレアチニンクリアランス30mL/min未満）

トロンボモジュリン

商品名	リコモジュリン	
一般名	トロンボモデュリンアルファ （遺伝子組換え）	点滴静注用　12800U

(写真提供：旭化成ファーマ)

看護のポイント!!

➡ ショック・アナフィラキシーが起こることがあるので，投与中，投与後は患者の状態をよく観察すること．頭蓋内出血，肺出血，消化管出血など出血に注意する．調製は，1バイアルに2mLの生食または5％ブドウ糖溶液を入れて溶解し，380U/kgとなるよう必要量を取り，100mLに希釈する

効能効果

汎発性血管内血液凝固症（DIC）

用法用量

1日1回380U/kg，30分かけて点滴静注．症状に応じ適宜減量

重大な副作用

出血

禁忌 🚺

頭蓋内出血，肺出血，消化管出血（継続的な吐血・下血，消化管潰瘍による出血），本剤の成分に対し過敏症の既往歴，妊婦または妊娠している可能性

赤血球造血刺激因子製剤－ESA 製剤

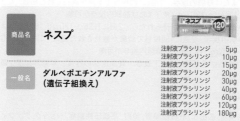

商品名	**ネスプ**	
		注射液プラシリンジ 5μg
		注射液プラシリンジ 10μg
		注射液プラシリンジ 15μg
一般名	ダルベポエチンアルファ（遺伝子組換え）	注射液プラシリンジ 20μg
		注射液プラシリンジ 30μg
		注射液プラシリンジ 40μg
		注射液プラシリンジ 60μg
		注射液プラシリンジ 120μg
		注射液プラシリンジ 180μg

（写真提供：協和キリン）

看護のポイント!!

➡ ショック・アナフィラキシーが起こることがあるので，投与中，投与後は患者の状態をよく観察すること

効能効果

①腎性貧血
②骨髄異形成症候群に伴う貧血

用法用量

①最高投与量　1回180μg，貧血症状の程度，年齢等により適宜増減
〈血液透析〉
初回：成人 週1回20μg　静脈内投与
小児 週1回0.33μg/kg（最高20μg）　静脈内投与
切替え初回：成人 週1回15〜60μg　静脈内投与
維持：成人 貧血改善効果が得られたら，週1回15〜60μg　静脈内投与．週1回投与で効果が維持された場合，2週に1回30〜120

μg静脈内投与が可能

小児 貧血改善効果が得られたら，1回5〜60μg 静脈内投与．週1回投与で効果が維持された場合，2週に1回10〜120μg静脈内投与が可能

〈腹膜透析及び保存期慢性腎臓病〉

初回：成人 2週に1回30μg 皮下または静脈内投与

小児 2週に1回0.5μg/kg（最高30μg） 皮下または静脈内投与

切替え初回：成人 2週に1回30〜120μg 皮下または静脈内投与

小児 2週に1回10〜60μg 皮下または静脈内投与

維持：成人 貧血改善効果が得られたら，2週に1回30〜120μg 皮下または静脈内投与．2週に1回投与で効果が維持された場合，4週に1回60〜180μg 皮下または静脈内投与が可能

小児 貧血改善効果が得られたら，2週に1回5〜120μg 皮下または静脈内投与．2週に1回投与で効果が維持された場合，4週に1回10〜180μg 皮下または静脈内投与が可能

②週1回，240mg 皮下投与，貧血症状の程度，年齢等により適宜減量

重大な副作用

脳梗塞，脳出血，肝機能障害，黄疸，高血圧性脳症，ショック，アナフィラキシー，赤芽球癆，心筋梗塞，肺梗塞

禁忌

本剤の成分またはエリスロポエチン製剤に過敏症

商品名	ミルセラ	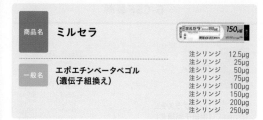 注シリンジ 12.5μg 注シリンジ 25μg 注シリンジ 50μg 注シリンジ 75μg 注シリンジ 100μg 注シリンジ 150μg 注シリンジ 200μg 注シリンジ 250μg
一般名	エポエチンベータペゴル （遺伝子組換え）	

看護のポイント!!

➡ ショック・アナフィラキシーが起こることがあるので，投与中，投与
後は患者の状態をよく観察すること

効能効果

腎性貧血

用法用量

ヘモグロビン濃度により投与量を調節
血液透析初回：1回50μg，2週に1回　皮下または静注
腹膜透析初回：1回25μg，2週に1回　皮下または静注
他製剤から切替1回100～150μg，4週に1回　皮下または静注
維持量：1回25～250μg，4週に1回　皮下または静注

重大な副作用

脳出血，心筋梗塞，高血圧性脳症，ショック，アナフィラキシー，
赤芽球癆，肺梗塞，脳梗塞，肝機能障害

禁忌

本剤の成分またはエリスロポエチン製剤・ダルベポエチン　アルファ
製剤に過敏症

G-CSF製剤

商品名	**グラン**
一般名	**フィルグラスチム (遺伝子組換え)**

注射液　　　75μg
注射液　　　150μg
注射液M　　300μg
シリンジ　　75μg
シリンジ　　150μg
シリンジM　300μg

(写真提供：協和キリン)

看護のポイント!!

➡ ショック・アナフィラキシーが起こることがあるので，投与中，投与後は患者の状態をよく観察すること．使用患者は①，⑧，⑨を除いて好中球が減少しているか，好中球低下が予測されるため，感染症の発生や悪化に十分注意する．患者の体温，SpO_2，血圧，心拍数，患者状態の変化を観察する

効能効果

①造血幹細胞の末梢血中への動員
②造血幹細胞移植時の好中球数の増加促進
③がん化学療法による好中球減少症
④ヒト免疫不全ウイルス (HIV) 感染症の治療に支障を来す好中球減少症
⑤骨髄異形成症候群に伴う好中球減少症
⑥再生不良性貧血に伴う好中球減少症
⑦先天性・特発性好中球減少症
⑧神経芽腫に対するジヌツキシマブ (遺伝子組換え) の抗腫瘍効果の増強
⑨再発または難治性の急性骨髄性白血病に対する抗悪性腫瘍剤との併用療法

用法用量

①：400μg/m², 1日1回または2回に分割し，5日間連日または末梢血幹細胞採取終了時まで連日皮下投与
②：300μg/m², 1日1回点滴静注，造血幹細胞移植施行翌日ないし5日後から
③：(急性白血病) がん化学療法剤投与終了後 (翌日以降)，骨髄中

の芽球が十分減少し末梢血液中に芽球が認められない時点から，200μg/m^2，1日1回　静脈内投与．出血傾向等の問題がない場合，100μg/m^2，1日1回　皮下投与

（悪性リンパ腫，小細胞肺癌，胚細胞腫瘍（睾丸腫瘍，卵巣腫瘍など），神経芽細胞腫，小児がん）がん化学療法剤投与終了後（翌日以降），50μg/m^2，1日1回　皮下投与．出血傾向等により皮下投与が困難な場合，100μg/m^2，1日1回　静脈内投与

（その他のがん腫）がん化学療法により好中球数1,000/mm^{3}未満で発熱（原則として38℃以上）あるいは好中球数500/mm^{3}未満の時点から，50μg/m^2，1日1回　皮下投与．出血傾向等により皮下投与が困難な場合，100μg/m^2，1日1回　静脈内投与

引き続き同一のがん化学療法を施行する場合，次回以降のがん化学療法施行時，好中球数1,000/mm^{3}未満の時点で，50μg/m^2，1日1回　皮下投与．出血傾向等により皮下投与が困難な場合，100μg/m^2，1日1回　静脈内投与

④好中球数が1,000/mm^{3}未満のとき，1回200μg/m^2，1日1回点滴静注

⑤好中球数が1,000/mm^{3}未満のとき，1回100μg/m^2，1日1回点滴静注

⑥好中球数が1,000/mm^{3}未満のとき，1回400μg/m^2，1日1回点滴静注

⑦好中球数が1,000/mm^{3}未満のとき，1回50μg/m^2，1日1回皮下

⑧ジヌツキシマブ及びテセロイキンとの併用において，1日1回，5μg/kg（体重）　皮下投与，28日間を1サイクルとし，1，3，5サイクルの1〜14日目に投与する

⑨併用化学療法の開始前日から併用化学療法終了日まで，1回300μg/m^2，1日1回　連日皮下または静脈内投与

重大な副作用

ショック，アナフィラキシー，間質性肺炎，急性呼吸窮迫症候群，急性骨髄性白血病・骨髄異形成症候群患者で芽球の増加，脾腫・脾破裂，毛細血管漏出症候群，大型血管炎（大動脈，総頸動脈，鎖骨下動脈等の炎症）

禁忌

本剤の成分または他の顆粒球コロニー形成刺激因子製剤に過敏症，（⑨を除く）骨髄中の芽球が十分減少していない骨髄性白血病及び末梢血液中に骨髄芽球の認められる骨髄性白血病

商品名	ノイトロジン	

一般名	レノグラスチム（遺伝子組換え）

注 50μg
注 100μg
注 250μg

看護のポイント!!

→ ショック・アナフィラキシーが起こることがあるので，投与中，投与後は患者の状態をよく観察すること．使用患者は基本的に好中球が減少しているので，感染症の発生や悪化に十分注意する．患者の体温，SpO₂，血圧，心拍数，患者状態の変化を観察する

効能効果

①造血幹細胞の末梢血中への動員
②造血幹細胞移植時の好中球数の増加促進
③がん化学療法による好中球減少症
④骨髄異形成症候群に伴う好中球減少症
⑤再生不良性貧血に伴う好中球減少症
⑥先天性・特発性好中球減少症
⑦ヒト免疫不全ウイルス（HIV）感染症の治療に支障を来す好中球減少症
⑧免疫抑制療法（腎移植）に伴う好中球減少症
⑨再発または難治性の急性骨髄性白血病に対する抗悪性腫瘍剤との併用療法

用法用量

①：1日量5〜10μg/kg，1日1回または2回に分けて　皮下
②：1回5μg/kg，1日1回　点滴静注
③：（急性白血病）1回5μg/kg，1日1回　点滴静注，または1回2μg/kg，1日1回　皮下
（その他のがん）1回2μg/kg，1日1回　皮下，または1回5μg/kg，1日1回　点滴静注
④，⑤，⑦：1回5μg/kg，1日1回　点滴静注
⑥，⑧：1回2μg/kg，1日1回　点滴静注
⑨：1回5μg/kg，1日1回　点滴静注，併用化学療法の開始前日から併用化学療法終了日まで

重大な副作用

ショック，アナフィラキシー，間質性肺炎，急性呼吸窮迫症候群，急性骨髄性白血病・骨髄異形成症候群患者で芽球の増加，毛細血管漏出症候群，大型血管炎（大動脈，総頸動脈，鎖骨下動脈等の炎症），脾腫，脾破裂

禁忌

本剤または他の顆粒球コロニー形成刺激因子製剤に過敏症，（⑨を除く）骨髄中の芽球が十分減少していない骨髄性白血病及び末梢血液中に芽球の認められる骨髄性白血病

Memo

商品名	**ジーラスタ**	

皮下注　3.6mg

一般名	ペグフィルグラスチム （遺伝子組換え）

（写真提供：協和キリン）

看護のポイント!!

➡ ショック・アナフィラキシーが起こることがあるので，投与中，投与後は患者の状態をよく観察すること．使用患者は好中球低下が予測されている患者のため，感染症の発生や悪化に十分注意する．患者の体温，SpO₂，血圧，心拍数，患者状態の変化を観察する

効能効果

①がん化学療法による発熱性好中球減少症の発症抑制
②同種末梢血幹細胞移植のための造血幹細胞の末梢血中への動員

用法用量

①：1回3.6mg，がん化学療法剤投与終了後の翌日以降に化学療法1サイクルあたり1回　皮下投与
②：1回7.2mg　皮下投与

重大な副作用

ショック，アナフィラキシー，間質性肺疾患，急性呼吸窮迫症候群，芽球の増加，脾腫・脾破裂，毛細血管漏出症候群，Sweet症候群，皮膚血管炎，大型血管炎（大動脈，総頸動脈，鎖骨下動脈等の炎症）

禁忌

本剤の成分または他の顆粒球コロニー形成刺激因子製剤に過敏症，（①のみ）骨髄中の芽球が十分減少していない骨髄性白血病，及び末梢血液中に骨髄芽球の認められる骨髄性白血病

がん疼痛鎮痛薬・緩和ケア用薬

強オピオイド

商品名	**MSコンチン,** **MSツワイスロン,** **モルペス**

一般名	**モルヒネ硫酸塩水和物**

（MSコンチン）		（MSツワイスロン）		（モルペス）	
錠剤	10mg @902:10	カプセル 10mg	TF-TL10	細粒 2%	
錠剤	30mg @902:30	カプセル 30mg	TF-TL30	細粒 6%	
錠剤	60mg @902:60	カプセル 60mg	TF-TL60		

看護のポイント!!

→ 呼吸抑制，眠気，ふらつき，悪心・嘔吐，便秘に注意する．内服からの切替，他のオピオイドからの切替時，開始時や増量後は特に悪心や眠気が生じやすいため，特に注意する．定期的に服用し，痛みが増強した場合は短時間作用のレスキュー薬を服用する．腎障害のある患者では眠気，ふらつきが特に起こりやすいため注意
噛まずに服用すること
開始時や増量後は特に悪心や眠気が生じやすい

粉砕注意!!

 徐放性製剤であることから，噛み砕かないように

効能効果

激しい疼痛を伴う各種癌における鎮痛

用法用量

1日20〜120mg，症状に応じて適宜増減
1日2回に分割　経口

重大な副作用

ショック，運用により薬物依存，運用中における投与量の急激な減

少ないし投与の中止により退薬症候, 呼吸抑制, 錯乱, せん妄, 無気肺, 気管支痙攣, 喉頭浮腫, 炎症性腸疾患の患者で麻痺性イレウス・中毒性巨大結腸, 肝機能障害

禁忌

重篤な呼吸抑制, 気管支喘息発作中, 重篤な肝障害, 慢性肺疾患に続発する心不全, 痙攣状態 (てんかん重積症, 破傷風, ストリキニーネ中毒), 急性アルコール中毒, アヘンアルカロイドに対し過敏症, 出血性大腸炎, ナルメフェン塩酸塩水和物を投与中または投与中止後1週間以内

商品名	**オプソ**	
一般名	**モルヒネ塩酸塩水和物**	内服液　　5mg 内服液　　10mg

看護のポイント!!

→ モルヒネ定時服用患者のレスキューとして用いる場合1日量の1/6の用量を服用する. 60分を目安に効果判定を行い, 必要に応じて追加する. 定時使用の場合は決まった時間に服用する. 呼吸抑制, 眠気, ふらつき, 悪心・嘔吐, 便秘に注意する. 服用後はしばらく患者の状態を観察すること. 腎障害のある患者では眠気, ふらつきが特に起こりやすいため注意

効能効果

中等度から高度の疼痛を伴う各種癌における鎮痛

用法用量

1日30〜120mg, 症状に応じて適宜増減
1日6回に分割　経口

重大な副作用

ショック, 連用により薬物依存, 連用中における投与量の急激な減

少ないし投与の中止により退薬症候, 呼吸抑制, 錯乱, せん妄, 無気肺, 気管支痙攣, 喉頭浮腫, 炎症性腸疾患の患者で麻痺性イレウス・中毒性巨大結腸, 肝機能障害

禁忌

重篤な呼吸抑制, 気管支喘息発作中, 重篤な肝障害, 慢性肺疾患に続発する心不全, 痙攣状態 (てんかん重積症, 破傷風, ストリキニーネ中毒), 急性アルコール中毒, アヘンアルカロイドに対し過敏症, 出血性大腸炎, ナルメフェン塩酸塩水和物を投与中または投与中止後1週間以内

商品名	モルヒネ塩酸塩		
		末	
		錠剤	10mg
		注	10mg
一般名	モルヒネ硫酸塩水和物	注	50mg
		注	200mg
		注シリンジ	100mg

看護のポイント!!

➡ モルヒネ定時服用患者のレスキューとして用いる場合, 60分を目安に効果判定を行い, 必要に応じて追加する. 定時使用の場合は決まった時間に服用する. 呼吸抑制, 眠気, ふらつき, 悪心嘔吐, 便秘に注意する. 服用後はしばらく患者の状態を観察すること. 腎障害のある患者では眠気, ふらつきが特に起こりやすいため注意 非癌患者の適応あり

効能効果

①激しい疼痛時における鎮痛・鎮静
②激しい咳嗽発作における鎮咳
③激しい下痢症状の改善及び手術後等の腸管蠕動運動の抑制

用法用量

1回5〜10mg, 1日15mg
なお, 年齢, 症状により適宜増減する
必要時　経口

重大な副作用

ショック，連用により薬物依存，連用中における投与量の急激な減少ないし投与の中止により退薬症候，呼吸抑制，錯乱，せん妄，無気肺，気管支痙攣，喉頭浮腫，炎症性腸疾患の患者で麻痺性イレウス・中毒性巨大結腸，肝機能障害

禁忌

重篤な呼吸抑制，気管支喘息発作中，重篤な肝障害，慢性肺疾患に続発する心不全，痙攣状態（てんかん重積症，破傷風，ストリキニーネ中毒），急性アルコール中毒，アヘンアルカロイドに対し過敏症，出血性大腸炎，ナルメフェン塩酸塩水和物を投与中または投与中止後1週間以内

商品名	アンペック		
一般名	モルヒネ塩酸塩水和物	坐 10mg	P187
		坐 20mg	P188
		坐 30mg	P189

看護のポイント!!

➡ モルヒネ定時服用患者のレスキューとして用いる場合，60分を目安に効果判定を行い，必要に応じて追加する．定時使用の場合は決まった時間に使用する．呼吸抑制，眠気，ふらつき，悪心嘔吐，便秘に注意する．服用後はしばらく患者の状態を観察すること．腎障害のある患者では眠気，ふらつきが特に起こりやすいため注意
吸収が速やかで持続性もある．投与後8時間程度は安定した血中濃度が保たれる

効能効果

激しい疼痛を伴う各種癌における鎮痛

用法用量

1日20〜120mg
なお，年齢，症状により適宜増減する
1日2〜4回に分割　挿門

重大な副作用

連用により薬物依存，連用中における投与量の急激な減少ないし投与の中止により退薬症候，呼吸抑制，錯乱，せん妄，無気肺，気管支痙攣，喉頭浮腫，炎症性腸疾患の患者で麻痺性イレウス・中毒性巨大結腸

禁忌

重篤な呼吸抑制，気管支喘息発作中，重篤な肝障害，慢性肺疾患に続発する心不全，痙攣状態（てんかん重積症，破傷風，ストリキニーネ中毒），急性アルコール中毒，アヘンアルカロイドに対し過敏症，出血性大腸炎，ナルメフェン塩酸塩水和物を投与中または投与中止後1週間以内

商品名	**アンペック**		
一般名	モルヒネ塩酸塩水和物	注	10mg
		注	50mg
		注	200mg

看護のポイント!!

➡ 呼吸抑制，眠気，ふらつき，悪心・嘔吐，便秘に注意する．内服からの切替，他のオピオイドからの切替時，レスキュー時，開始時や増量後は特に呼吸抑制，悪心や眠気が生じやすいため，特に注意する．腎障害のある患者では眠気，ふらつきが特に起こりやすいめ注意
単回または持続投与ができる
200mg製剤は濃度が他規格の4倍濃度であるため注意

効能効果

〔皮下及び静脈内投与の場合〕
①激しい疼痛時における鎮痛・鎮静
②激しい咳嗽発作における鎮咳
③激しい下痢症状の改善及び手術後等の腸管蠕動運動の抑制
④麻酔前投薬，麻酔の補助

⑤中等度から高度の疼痛を伴う各種癌における鎮痛
（硬膜外及びくも膜下投与の場合）
①激しい疼痛時における鎮痛
②中等度から高度の疼痛を伴う各種癌における鎮痛

用法用量

初回投与時には，24時間以内の総投与量が10mgを超えないこと
1回5〜10mg　皮下・静注
硬膜外：1回2〜6mg（持続2〜10mg/日）
くも膜下：1回0.1〜0.5mg（10mg，50mg注のみ）

重大な副作用

連用により薬物依存，連用中における投与量の急激な減少ないし
投与の中止により退薬症候，呼吸抑制，錯乱，せん妄，無気肺，
気管支痙攣，喉頭浮腫，炎症性腸疾患の患者で麻痺性イレウス・
中毒性巨大結腸

禁忌

重篤な呼吸抑制，気管支喘息発作中，重篤な肝障害，慢性肺疾患
に続発する心不全，痙攣状態（てんかん重積症，破傷風，ストリキ
ニーネ中毒），急性アルコール中毒，アヘンアルカロイドに対し過敏
症，出血性大腸炎，ナルメフェン塩酸塩水和物を投与中または投与
中止後1週間以内，注射部位またはその周辺に炎症（硬膜外・くも膜
下投与），敗血症（硬膜外・くも膜下投与），中枢神経系疾患（くも膜
下投与），脊髄・脊椎に結核，脊椎炎及び転移性腫瘍等の活動性疾
患（くも膜下投与）

商品名	オキシコンチン

一般名	オキシコドン塩酸塩水和物

TR錠	5mg	920:5
TR錠	10mg	921:10
TR錠	20mg	922:20
TR錠	40mg	923:40

看護のポイント!!

➡ 呼吸抑制，眠気，ふらつき，悪心・嘔吐，便秘に注意する．内服からの切替，他のオピオイドからの切替時，開始時や増量後は特に悪心や眠気が生じやすいため，特に注意する．定期的に服用し，痛みが増強した場合は短時間作用のレスキュー薬を服用する

効能効果

①中等度から高度の疼痛を伴う各種癌における鎮痛
②非オピオイド鎮痛薬または他のオピオイド鎮痛薬で治療困難な中等度から高度の慢性疼痛における鎮痛

用法用量

各種癌における鎮痛：1日10～80mg
(TR錠のみ) 非オピオイド鎮痛薬または他のオピオイド鎮痛薬で治療困難な慢性疼痛：1日10～60mg
1日2回　経口

重大な副作用

ショック，アナフィラキシー，連用により薬物依存，連用中における投与量の急激な減少ないし投与の中止により退薬症候，呼吸抑制，錯乱，せん妄，無気肺，気管支痙攣，喉頭浮腫，麻痺性イレウス，炎症性腸疾患の患者で中毒性巨大結腸，肝機能障害

禁忌

重篤な呼吸抑制・慢性閉塞性肺疾患，気管支喘息発作中，慢性肺疾患に続発する心不全，痙攣状態（てんかん重積症，破傷風，ストリキニーネ中毒），麻痺性イレウス，急性アルコール中毒，アヘンアルカロイドに対し過敏症，出血性大腸炎，ナルメフェン塩酸塩水和物を投与中または投与中止後1週間以内

商品名	**オキノーム**		

一般名	**オキシコドン塩酸塩水和物**	散 2.5mg 散 5mg	散 10mg 散 20mg

看護のポイント!!

➡ オキシコドン定時服用患者のレスキューとして用いる場合1日量の1/8〜1/4の用量を服用する. 服用後60分を目安に効果判定を行い, 必要に応じて追加する. 定時使用の場合は決まった時間に服用する. 呼吸抑制, 眠気, ふらつき, 悪心嘔吐, 便秘に注意する. 服用後はしばらく患者の状態を観察すること

効能効果

中等度から高度の疼痛を伴う各種癌における鎮痛

用法用量

1日10〜80mg
1日4回に分割　経口
必要時　経口

重大な副作用

ショック, アナフィラキシー, 連用により薬物依存, 連用中における投与量の急激な減少ないし投与の中止により退薬症候, 呼吸抑制, 錯乱, せん妄, 無気肺, 気管支痙攣, 喉頭浮腫, 麻痺性イレウス, 炎症性腸疾患の患者で中毒性巨大結腸, 肝機能障害

禁忌

重篤な呼吸抑制・慢性閉塞性肺疾患, 気管支喘息発作中, 慢性肺疾患に続発する心不全, 痙攣状態 (てんかん重積症, 破傷風, ストリキニーネ中毒), 麻痺性イレウス, 急性アルコール中毒, アヘンアルカロイドに対し過敏症, 出血性大腸炎, ナルメフェン塩酸塩水和物を投与中または投与中止後1週間以内

商品名	**オキファスト**		
一般名	**オキシコドン塩酸塩水和物**	注	10mg
		注	50mg

看護のポイント!!

➡ 呼吸抑制，眠気，ふらつき，悪心・嘔吐，便秘に注意する．内服からの切替，他のオピオイドからの切替時，レスキュー時，開始時や増量後は特に呼吸抑制，悪心や眠気が生じやすいため，特に注意する

レスキューは1/24日量を目安に投与する

投与速度注意!!

➡ 皮下注の場合は基本1mL/h以下

効能効果

中等度から高度の疼痛を伴う各種癌における鎮痛

用法用量

1日7.5～250mg
持続静注，静注，皮下注

重大な副作用

ショック，アナフィラキシー，連用により薬物依存，連用中における投与量の急激な減少ないし投与の中止により退薬症候，呼吸抑制，錯乱，せん妄，無気肺，気管支攣縮，喉頭浮腫，麻痺性イレウス，炎症性腸疾患の患者で中毒性巨大結腸，肝機能障害

禁忌

重篤な呼吸抑制・慢性閉塞性肺疾患，気管支喘息発作中，慢性肺疾患に続発する心不全，痙攣状態（てんかん重積症，破傷風，ストリキニーネ中毒），麻痺性イレウス，急性アルコール中毒，アヘンアルカロイドに対し過敏症，出血性大腸炎，ナルメフェン塩酸塩水和物を投与中または投与中止後1週間以内

	フェントステープ			

	テープ	0.5mg	HP3160T
	テープ	1mg	HP3161T
	テープ	2mg	HP3162T
	テープ	4mg	HP3164T
	テープ	6mg	HP3166T
	テープ	8mg	HP3168T

一般名 フェンタニルクエン酸塩

看護のポイント!!

➡ 呼吸抑制，眠気，ふらつき，悪心嘔吐，便秘に注意する．特にモルヒネ，オキシコドンと比較して呼吸抑制，意識障害が発現しやすい．内服からの切替，他のオピオイドからの切替時，開始時，増量時は悪心，嘔吐，傾眠，浮動性めまい等が起こりやすいため患者状態をよく観察する．痛みが増強した場合は短時間作用のレスキュー薬を服用する．増量時は2日以上あけて行う．テープはハサミで切らないこと
　貼付部位の温度上昇で吸収量が増加し，過量投与となるため注意

効能効果

〈成人〉非オピオイド鎮痛剤及び弱オピオイド鎮痛剤で治療困難な次記疾患における鎮痛（ただし，慢性疼痛は他のオピオイド鎮痛剤から切り替えて使用する場合に限る）：①中等度から高度の疼痛を伴う各種がん，②中等度から高度の慢性疼痛
〈小児〉非オピオイド鎮痛剤で治療困難な次記疾患における鎮痛（ただし，他のオピオイド鎮痛剤から切り替えて使用する場合に限る）：①中等度から高度の疼痛を伴う各種がん

用法用量

①：成人 初回 0.5mgより開始，または使用していたオピオイドから換算 1回24mgまで，小児 使用していたオピオイドから換算して，6歳以上の場合は，0.5mg，1mg，2mg，4mg，6mgのいずれか，2歳以上6歳未満の場合は，0.5mg，1mg，2mgのいずれかの用量を選択 24時間ごと 貼付
②：成人 使用していたオピオイドから換算して0.5mg，1mg，2mg，4mg，6mgのいずれかの用量を選択 24時間ごと 貼付

重大な副作用

呼吸抑制，意識障害，連用により依存性，連用中に投与量の急激な減量ないし中止により退薬症候，ショック，アナフィラキシー，痙攣

禁忌

本剤の成分に対し過敏症，ナルメフェン塩酸塩水和物を投与中または投与中止後1週間以内

商品名	**フェンタニル**	
一般名	**フェンタニルクエン酸塩**	注　0.1mg 注　0.25mg 注　0.5mg

看護のポイント!!

⇒ 呼吸抑制，眠気，ふらつき，悪心嘔吐，便秘に注意する．特にモルヒネ，オキシコドンと比較して呼吸抑制，意識障害が発現しやすい．内服からの切替，他のオピオイドからの切替時，開始時，増量時は悪心・嘔吐，傾眠，浮動性めまい等が起こりやすいため患者状態をよく観察する

効能効果

①全身麻酔，全身麻酔における鎮痛
②局所麻酔における鎮痛の補助
③激しい疼痛（術後疼痛，癌性疼痛など）に対する鎮痛

用法用量

①：0.5〜1mL（間欠）　0.01〜0.1mL/kg/h，または0.4〜0.8mL/kg/h，静注，持続点滴
②：0.02〜0.06mL/kg，静注，持続点滴
③：0.02〜0.04mL/kg/h，または2〜6mL/日，静注，持続点滴
硬膜外　0.5〜2mL/回　0.5〜2mL/h
くも膜下　0.1〜0.5mL/回

重大な副作用

依存性，呼吸抑制，無呼吸，換気困難，血圧降下，ショック，アナフィラキシー，不整脈，期外収縮，心停止，興奮，筋強直，チアノーゼ

禁忌

〈投与法共通〉筋弛緩剤の使用が禁忌，本剤の成分に対し過敏症の既往歴，頭部外傷，脳腫瘍等による昏睡状態のような呼吸抑制を起こしやすい状態，痙攣発作の既往歴，喘息，ナルメフェン塩酸塩水和物を投与中または投与中止後1週間以内

〈硬膜外投与・くも膜下投与共通〉注射部位またはその周辺に炎症，敗血症
〈くも膜下投与〉中枢神経系疾患（髄膜炎，灰白脊髄炎，脊髄癆等），脊髄・脊椎に結核，脊椎炎及び転移性腫瘍等の活動性疾患

商品名	**アブストラル，イーフェン**

一般名	フェンタニルクエン酸塩

（アブストラル）		
舌下錠	100μg	KH11
舌下錠	200μg	KH12
舌下錠	400μg	KH13

（イーフェン）		
バッカル錠	50μg	05
バッカル錠	100μg	1
バッカル錠	200μg	2
バッカル錠	400μg	4
バッカル錠	600μg	6
バッカル錠	800μg	8

看護のポイント!!

➡ 呼吸抑制，眠気，ふらつき，悪心嘔吐，便秘に注意する．特にモルヒネ，オキシコドンと比較して呼吸抑制，意識障害が発現しやすい．必ず最小用量から開始，使用後は十分に患者状態を観察する．口腔粘膜から吸収させる製剤のためかんだり飲み込んだりしないこと，いずれも1段階ずつ徐々に増量すること

効能効果

強オピオイド鎮痛剤を定時投与中の癌患者における突出痛の鎮痛

用法用量

アブストラル：1回100～800μgまで，1日4回まで　舌下投与
イーフェン：1回50～800μgまで，1日4回まで　上顎臼歯の歯茎と頬の間で溶解

重大な副作用

呼吸抑制，意識障害，連用により依存性，連用中に投与量の急激な減量ないし中止により退薬症候，ショック，アナフィラキシー，痙攣

禁忌

本剤の成分に対し過敏症，ナルメフェン塩酸塩水和物を投与中または投与中止後1週間以内

商品名	デュロテップ, ワンデュロ

一般名	フェンタニル

	（デュロテップ）		（ワンデュロ）	
	MTパッチ	2.1mg	パッチ	0.84mg
	MTパッチ	4.2mg	パッチ	1.7mg
	MTパッチ	8.4mg	パッチ	3.4mg
	MTパッチ	12.6mg	パッチ	5mg
	MTパッチ	16.8mg	パッチ	6.7mg

看護のポイント!!

➡ 呼吸抑制，眠気，ふらつき，悪心嘔吐，便秘に注意する．特にモルヒネ，オキシコドンと比較して呼吸抑制，意識障害が発現しやすい．内服からの切替，他のオピオイドからの切替時，開始時，増量時は悪心，嘔吐，傾眠，浮動性めまい等が起こりやすいため患者状態をよく観察する．痛みが増強した場合は短時間作用型のレスキュー薬を服用する．増量時は2日間以上あけて行う．テープはハサミで切らないこと

貼付部位の温度上昇で吸収量が増加し，過量投与となるため注意

効能効果

非オピオイド鎮痛剤及び弱オピオイド鎮痛剤で治療困難な次記疾患における鎮痛（但し，慢性疼痛は他のオピオイド鎮痛剤から切り替えて使用する場合に限る）：中等度から高度の疼痛を伴う各種癌，中等度から高度の慢性疼痛

用法用量

デュロテップ：1回2.1mg 〜，3日（72時間）に1回ごと，最大50.4mgまで

ワンデュロ：1回0.84mg 〜，1日1回24時間ごとに，最大20.1mgまで

重大な副作用

呼吸抑制，意識障害，連用により依存性，連用中に投与量の急激な減量ないし中止により退薬症候，ショック，アナフィラキシー，痙攣

本剤の成分に対し過敏症，ナルメフェン塩酸塩水和物を投与中または投与中止後1週間以内

商品名	**タペンタ**			
一般名	**タペンタドール塩酸塩**	錠剤	25mg	OMJ 25
		錠剤	50mg	OMJ 50
		錠剤	100mg	OMJ 100

看護のポイント!!

➡ 呼吸抑制，眠気，ふらつき，悪心・嘔吐，便秘に注意する．内服からの切替，他のオピオイドからの切替時，開始時や増量後は特に悪心や眠気が生じやすいため，特に注意する．定期的に服用し，痛みが増強した場合は短時間作用型のレスキュー薬を服用する．噛んだりつぶしたりしない
残渣が消化されず糞便中に排泄される可能性あり

効能効果

中等度から高度の疼痛を伴う各種癌における鎮痛

用法用量

1回50〜400mg，1日2回に分割　経口

重大な副作用

呼吸抑制，アナフィラキシー，依存性，痙攣，錯乱状態，せん妄

禁忌

重篤な呼吸抑制，重篤な慢性閉塞性肺疾患，気管支喘息発作中，麻痺性イレウス，アルコール・睡眠剤・中枢性鎮痛剤・または向精神薬による急性中毒患者，モノアミン酸化酵素（MAO）阻害剤（セレギリン塩酸塩，ラサギリンメシル酸塩，サフィナミドメシル酸塩）を投与中または投与中止後14日以内，ナルメフェン塩酸塩を投与中の患者または投与中止後1週間以内，出血性大腸炎，本剤の成分に対し過敏症の既往歴

商品名	**ナルサス**

一般名	ヒドロモルフォン塩酸塩

錠剤	2mg	DCE2
錠剤	6mg	DCE6
錠剤	12mg	DCE12
錠剤	24mg	DCE24

看護のポイント!!

→ 呼吸抑制，眠気，ふらつき，悪心嘔吐，便秘に注意する．内服からの切替，他のオピオイドからの切替時，開始時や増量後は特に悪心や眠気が生じやすいため，特に注意する．定期的に服用し，痛みが増強した場合は短時間作用型のレスキュー薬を服用する．噛んだりつぶしたりしない
レスキュー錠（ナルラピド錠）との取り間違え注意

効能効果

中等度から高度の疼痛を伴う各種癌における鎮痛

用法用量

1回4〜24mg
1日1回　経口

重大な副作用

依存性，呼吸抑制，意識障害，イレウス（麻痺性イレウスを含む），中毒性巨大結腸

禁忌

重篤な呼吸抑制，気管支喘息発作中，慢性肺疾患に続発する心不全，痙攣状態（てんかん重積症，破傷風，ストリキニーネ中毒），麻痺性イレウス，急性アルコール中毒，本剤の成分およびアヘンアルカロイドに対し過敏症，出血性大腸炎，ナルメフェン塩酸塩水和物を投与中または投与中止後1週間以内

商品名	**ナルラピド**

一般名	ヒドロモルフォン塩酸塩	錠剤 1mg DCl1 錠剤 2mg DCl2 錠剤 4mg DCl4

看護のポイント!!

➡ ナルサスの定時服用患者のレスキューとして用いる場合1日量の1/6〜1/4の用量を服用する．服用後60分を目安に効果判定を行い，必要に応じて追加する．定時使用の場合は決まった時間に服用する．呼吸抑制，眠気，ふらつき，悪心・嘔吐，便秘に注意する．服用後はしばらく患者の状態を観察すること
速効性，レスキューとして使用．レスキューは1日量の1/8を目安

効能効果

中等度から高度の疼痛を伴う各種癌における鎮痛

用法用量

1日4〜24mg
1日4〜6回に分割　経口
または必要時　経口

重大な副作用

依存性，呼吸抑制，意識障害，イレウス（麻痺性イレウスを含む），中毒性巨大結腸

禁忌

重篤な呼吸抑制，気管支喘息発作中，慢性肺疾患に続発する心不全，痙攣状態（てんかん重積症，破傷風，ストリキニーネ中毒），麻痺性イレウス，急性アルコール中毒，本剤の成分およびアヘンアルカロイドに対し過敏症，出血性大腸炎，ナルメフェン塩酸塩水和物を投与中または投与中止後1週間以内

商品名	**ナルベイン**

一般名	ヒドロモルフォン塩酸塩	注 2mg 注 20mg

看護のポイント!!

⇒ 呼吸抑制，眠気，ふらつき，悪心・嘔吐，便秘に注意する，内服からの切替，他のオピオイドからの切替時，レスキュー時，開始時や増量後は特に呼吸抑制，悪心や眠気が生じやすいため，特に注意する．2mgと20mgでは濃度が異なるため，切り替え時は組成，注入速度などに注意する

効能効果

中等度から高度の疼痛を伴う各種癌における鎮痛

用法用量

1日0.5〜25mg
皮下注の場合は基本1mL/h以下
持続静注
持続皮下注

重大な副作用

依存性，呼吸抑制，意識障害，イレウス（麻痺性イレウスを含む），中毒性巨大結腸

禁忌

重篤な呼吸抑制，気管支喘息発作中，慢性肺疾患に続発する心不全，痙攣状態（てんかん重積症，破傷風，ストリキニーネ中毒），麻痺性イレウス，急性アルコール中毒，本剤の成分およびアヘンアルカロイドに対し過敏症，出血性大腸炎，ナルメフェン塩酸塩水和物を投与中または投与中止後1週間以内

商品名	メサペイン		
一般名	メサドン塩酸塩	錠剤　5mg	M-5755
		錠剤　10mg	M-5771

看護のポイント!!

→ 呼吸抑制，眠気，ふらつき，悪心・嘔吐，便秘に注意する．特に他のオピオイドと比較して不整脈，呼吸抑制，意識障害が発現しやすい．内服からの切替，他のオピオイドからの切替時，開始時，増量時はQT延長や心室頻拍，呼吸抑制等が起こりやすいため患者状態をよく観察する．心電図および心拍数を観察すること．痛みが増強した場合は短時間作用型のレスキュー薬を服用する．増量時は7日間以上あけて行う

効能効果

他の強オピオイド鎮痛剤で治療困難な次記疾患における鎮痛
中等度から高度の疼痛を伴う各種癌

用法用量

初回投与量1回5〜15mg，1日3回経口投与，その後は適宜増減
なお，増量は7日以上あけて行う（他のオピオイドから切り換えて使用）

重大な副作用

ショック，アナフィラキシー，連用により薬物依存，連用中における投与量の急激な減少ないし投与の中止により退薬症候，呼吸停止，呼吸抑制，心停止，心室細動，心室頻拍（Torsades de pointesを含む），心不全，期外収縮，QT延長，錯乱，せん妄，肺水腫，無気肺，気管支痙攣，喉頭浮腫，腸閉塞，麻痺性イレウス，中毒性巨大結腸，肝機能障害

禁忌

重篤な呼吸抑制，重篤な慢性閉塞性肺疾患，気管支喘息発作中，麻痺性イレウス，急性アルコール中毒，本剤の成分に対し過敏症の既往歴，出血性大腸炎，ナルメフェン塩酸塩水和物を投与中または投与中止後1週間以内

弱オピオイド

商品名	**コデインリン酸塩**	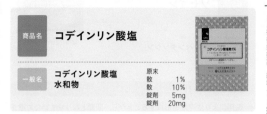

一般名	**コデインリン酸塩水和物**	原末	
		散	1%
		散	10%
		錠剤	5mg
		錠剤	20mg

看護のポイント!!

⇒ 原末，10%散，20mg錠は麻薬であり，取り扱いには注意する．
濫用により依存性を形成することから，問題となりやすいため適正
使用を心掛ける．他のオピオイドと比べると，作用は弱いものの呼
吸抑制，眠気，ふらつき，悪心・嘔吐，便秘には注意する
12歳未満の小児は禁忌
急激に減量した場合，悪心，倦怠感など離脱症状が生じることが
ある

効能効果

各種呼吸器疾患における鎮咳・鎮静，疼痛時における鎮痛，激しい
下痢症状の改善

用法用量

1回20mg，1日60mg（原末量），適宜

重大な副作用

依存性，連用中における投与量の急激な減少ないし投与の中止によ
り退薬症候，呼吸抑制，錯乱，せん妄，無気肺，気管支痙攣，喉
頭浮腫，炎症性腸疾患の患者で麻痺性イレウス・中毒性巨大結腸

禁忌

重篤な呼吸抑制，12歳未満の小児，扁桃摘除術後またはアデノイ
ド切除術後の鎮痛目的で使用する18歳未満，気管支喘息発作中，
重篤な肝機能障害，慢性肺疾患に続発する心不全，痙攣状態（て
んかん重積症，破傷風，ストリキニーネ中毒），急性アルコール中毒，
アヘンアルカロイドに対し過敏症，出血性大腸炎

商品名	ソセゴン	
一般名	塩酸ペンタゾシン	錠剤　25mg　MI210

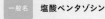

看護のポイント!!

➡ 濫用により依存性を形成することから，問題となりやすいため適正
使用を心掛ける．他のオピオイドと比べると，作用は弱いものの呼
吸抑制，眠気，ふらつき，悪心・嘔吐，便秘には注意する
向精神薬に分類される．ナロキソンが添加されている
自動車の運転等危険を伴う機械の操作に従事させないよう注意

効能効果

各種癌における鎮痛

用法用量

1回25〜50mg
追加投与の場合，3〜5時間の間隔をおく
※添付文書（電子添文）より抜粋

重大な副作用

ショック，アナフィラキシー，呼吸抑制，連用により依存性，無顆
粒球症

禁忌

ペンタゾシンまたはナロキソン過敏症の既往歴，頭部傷害または頭
蓋内圧上昇，重篤な呼吸抑制状態および全身状態が著しく悪化，
ナルメフェン塩酸塩水和物を投与中または投与中止後1週間以内

商品名	ソセゴン

一般名	ペンタゾシン	注 15mg 注 30mg

看護のポイント!!

➡ 濫用により依存性を形成することから, 問題となりやすいため適正
使用を心掛ける. 他のオピオイドと比べると, 作用は弱いものの呼
吸抑制, 眠気, ふらつき, 悪心・嘔吐, 便秘には注意する
皮下注, 筋注では15〜20分で鎮痛効果が発現し, 約3〜4時間
持続

効能効果

①各種癌, 術後, 心筋梗塞, 胃・十二指腸潰瘍, 腎・尿路結石, 閉
塞性動脈炎, 胃・尿管・膀胱検査器具使用時における疼痛
②麻酔前投薬及び麻酔補助

用法用量

①：1回15mg, 必要時に皮下注または筋注, 3〜4時間ごとに反
復投与
②：30〜60mgを筋注または皮下注または静注
※添付文書（電子添文）より抜粋

重大な副作用

ショック, アナフィラキシー, 呼吸抑制, 連用により依存性, TEN,
無顆粒球症, 大量連用により神経原性筋障害, 痙攣

禁忌

本剤の成分に対し過敏症の既往歴, 頭部傷害または頭蓋内圧上昇,
重篤な呼吸抑制状態および全身状態が著しく悪化, ナルメフェン塩
酸塩水和物を投与中または投与中止後1週間以内

商品名	**レペタン**	

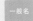 一般名	**ブプレノルフィン塩酸塩**	注 0.2mg 注 0.3mg

看護のポイント!!

➡ 濫用により依存性を形成することから，問題となりやすいため適正使用を心掛ける

投与後，特に起立，歩行時に悪心，嘔吐，めまいなどが起こりやすい

効能効果

①心筋梗塞症，各種癌，術後の疼痛
②麻酔補助

用法用量

①：1回0.2～0.3mg　筋注，心筋梗塞症の場合は0.2mgを静注（癌・術後）6～8時間おきに反復投与
②：0.2～0.4mgを静注

重大な副作用

呼吸抑制，呼吸困難，舌根沈下，ショック，せん妄，妄想，長期使用により依存性，急性肺水腫，血圧低下から失神

禁忌

本剤の成分に対し過敏症の既往歴，重篤な呼吸抑制状態および肺機能障害・肝機能障害，頭部傷害，脳に病変のある場合で意識混濁が危惧される患者，頭蓋内圧上昇，妊婦または妊娠している可能性，直腸炎，直腸出血または著明な痔疾，ナルメフェン塩酸塩水和物を投与中の患者または投与中止後1週間以内

商品名	**トラマール**	

| 一般名 | トラマドール塩酸塩 | OD錠 25mg 132 |
| --- | --- | OD錠 50mg 133 |

看護のポイント!!

➡ 濫用により依存性を形成することから，問題となりやすいため適正使用を心掛ける．他のオピオイドと比べると，作用は弱いものの呼吸抑制，眠気，ふらつき，悪心・嘔吐，便秘には注意する．レスキューとしても用いることができる
作用が増強するため，投与中はアルコールを控える
眠気，めまい，意識消失が起こることがあるので，自動車の運転等危険を伴う機械の操作に従事させないよう注意

効能効果

非オピオイド鎮痛剤で治療困難な次記疾患における鎮痛：疼痛を伴う各種癌，慢性疼痛

用法用量

1日100～300mg，1日400mg以下とする
1日4回

重大な副作用

ショック，アナフィラキシー，呼吸抑制，痙攣，依存性（長期使用時に，耐性，精神的依存及び身体的依存），意識消失

禁忌

本剤の成分に対し過敏症の既往歴，アルコール，睡眠剤，鎮痛剤，オピオイド鎮痛剤または向精神薬による急性中毒患者，MAO阻害剤（セレギリン塩酸塩，ラサギリンメシル酸塩，サフィナミドメシル酸塩）を投与中または投与中止後14日以内，ナルメフェン塩酸塩水和物を投与中または投与中止後1週間以内，治療により十分な管理がされていないてんかん患者，12歳未満の小児

商品名	**ワントラム**	

| 一般名 | **トラマドール塩酸塩** |

錠剤　100mg　134

看護のポイント!!

➡ トラマドールの1日1回製剤．粉砕したりかみ砕いたりしないこと．
濫用により依存性を形成することから，問題となりやすいため適正
使用を心掛ける．他のオピオイドと比べると，作用は弱いものの呼
吸抑制，眠気，ふらつき，悪心・嘔吐，便秘には注意する
作用が増強するため，投与中はアルコールを控える
眠気，めまい，意識消失が起こることがあるので，自動車の運転
等危険を伴う機械の操作に従事させないよう注意

効能効果

疼痛を伴う各種癌，慢性疼痛

用法用量

1日100mg～300mg，1日400mg以下とする
1日1回

重大な副作用

ショック，アナフィラキシー，呼吸抑制，痙攣，依存性（長期使用時に，
耐性，精神的依存及び身体的依存），意識消失

禁忌

本剤の成分に対し過敏症の既往歴，アルコール，睡眠剤，鎮痛剤，
オピオイド鎮痛剤または向精神薬による急性中毒患者，MAO阻害剤
(セレギリン塩酸塩，ラサギリンメシル酸塩，サフィナミドメシル酸塩)
を投与中または投与中止後14日以内，ナルメフェン塩酸塩水和物を
投与中または投与中止後1週間以内，治療により十分な管理がされ
ていないてんかん患者，12歳未満の小児，高度の腎機能障害また
は高度の肝機能障害

商品名	**ツートラム**

一般名	トラマドール塩酸塩

錠剤	25mg
錠剤	50mg
錠剤	100mg
錠剤	150mg

看護のポイント!!

➡ トラマドールの1日2回製剤．粉砕したりかみ砕いたりしないこと．
濫用により依存性を形成することから，問題となりやすいため適正
使用を心掛ける．他のオピオイドと比べると，作用は弱いものの呼
吸抑制，眠気，ふらつき，悪心・嘔吐，便秘には注意する
作用が増強するため，投与中はアルコールを控える
眠気，めまい，意識消失が起こることがあるので，自動車の運転
等危険を伴う機械の操作に従事させないよう注意

効能効果

疼痛を伴う各種癌，慢性疼痛

用法用量

1日100mg〜300mg，1日400mg以下とする
1日2回に分割（1回200mgを超えないこと）

重大な副作用

ショック，アナフィラキシー，呼吸抑制，痙攣，依存性（長期使用時に，
耐性，精神的依存及び身体的依存），意識消失

禁忌

本剤の成分に対し過敏症の既往歴，アルコール，睡眠剤，鎮痛剤，
オピオイド鎮痛剤または向精神薬による急性中毒患者，MAO阻害剤
（セレギリン塩酸塩，ラサギリンメシル酸塩，サフィナミドメシル酸塩）
を投与中または投与中止後14日以内，ナルメフェン塩酸塩水和物を
投与中または投与中止後1週間以内，治療により十分な管理がされ
ていないてんかん患者，12歳未満の小児，高度な腎機能障害または
高度な肝機能障害

商品名	**トラマール**	

一般名	**トラマドール塩酸塩**

注 100mg

看護のポイント!!

➡ 濫用により依存性を形成することから，問題となりやすいため適正
使用を心掛ける．他のオピオイドと比べると，作用は弱いものの呼
吸抑制，眠気，ふらつき，悪心・嘔吐，便秘には注意する
作用が増強するため，投与中はアルコールを控える
眠気，めまい，意識消失が起こることがあるので，自動車の運転
等危険を伴う機械の操作に従事させないよう注意

効能効果

下記疾患ならびに状態における鎮痛
各種癌，術後

用法用量

1回100mg～150mg　筋注，その後必要に応じて4～5時間ごと
に反復注射，症状により適宜増減

重大な副作用

ショック，アナフィラキシー，呼吸抑制，痙攣，依存性（長期使用時に，
耐性，精神的依存及び身体的依存），意識消失

禁忌

重篤な呼吸抑制状態，12歳未満の小児，扁桃摘除術後またはアデ
ノイド切除術後の鎮痛目的で使用する18歳未満，頭部傷害，脳に
病変がある場合などで意識混濁，本剤の成分に対し過敏症の既往
歴，アルコール，睡眠剤，鎮痛剤，オピオイド鎮痛剤または向精神
薬による急性中毒，モノアミン酸化酵素阻害剤（セレギリン塩酸塩，
ラサギリンメシル酸塩，サフィナミドメシル酸塩）を投与中の患者ま
たは投与中止後14日以内，ナルメフェン塩酸塩水和物を投与中の患
者または投与中止後1週間以内，治療により十分な管理がされてい
ないてんかん患者

商品名	ジクトルテープ 75mg	
一般名	ジクロフェナクナトリウム	テープ 75mg

看護のポイント!!

→ 全身作用を目的としたNSAIDs貼付薬. 副作用は経口薬や注射薬, 坐薬と同等である
解熱鎮痛作用, 抗炎症作用を目的とした使用はしない
胸, 腹部, 上腕, 背中, 腰, 太ももの正常で健康な皮膚に貼付

効能効果

①各種がんにおける鎮痛
②腰痛症, 肩関節周囲炎, 頸肩腕症候群及び腱鞘炎における鎮痛・消炎

用法用量

①1回2～3枚, 1日1回 胸部, 腹部, 上腕部, 背部, 腰部または大腿部に貼付
②1回1～2枚, 1日1回 胸部, 腹部, 上腕部, 背部, 腰部または大腿部に貼付

重大な副作用

ショック, アナフィラキシー, 出血性ショックまたは穿孔を伴う消化管潰瘍, 消化管の狭窄・閉塞, 再生不良性貧血, 溶血性貧血, 無顆粒球症, 血小板減少症, TEN, Stevens-Johnson症候群, 紅皮症 (剝脱性皮膚炎), 急性腎障害 (間質性腎炎, 腎乳頭壊死等), ネフローゼ症候群, 重症喘息発作 (アスピリン喘息), 間質性肺炎, うっ血性心不全, 心筋梗塞, 無菌性髄膜炎, 重篤な肝機能障害, 急性脳症, 横紋筋融解症, 脳血管障害

禁忌

消化性潰瘍, 重篤な血液の異常, 重篤な腎機能障害, 重篤な肝機能障害, 重篤な高血圧症, 重篤な心機能不全, 本剤の成分に対し

567

過敏症の既往歴，アスピリン喘息（非ステロイド性消炎鎮痛剤等により誘発される喘息発作）またはその既往歴，妊婦または妊娠している可能性，トリアムテレンを投与中

Memo

がん悪液質治療薬

商品名	**エドルミズ**
	錠剤 50mg
一般名	アナモレリン塩酸塩

看護のポイント!!

➡ がん悪液質に用いることができる唯一の薬剤. 食欲を増進し, 体重を増加させる作用がある. 心電図異常（顕著なPR間隔またはQRS幅の延長, QT間隔の延長等）が起こることがあるため, 心電図, 心拍数の観察を行うこと. また高血糖や肝機能障害にも注意する. 空腹時に服用し1時間は食事しない

効能効果

次記の悪性腫瘍におけるがん悪液質：非小細胞肺癌, 胃癌, 膵癌, 大腸癌

用法用量

1回100mg, 1日1回, 空腹時 経口

重大な副作用

刺激伝導系抑制, 高血糖, 糖尿病の悪化, 肝機能障害

禁忌

本剤の成分に対し過敏症の既往歴, うっ血性心不全, 心筋梗塞または狭心症, 高度の刺激伝導系障害（完全房室ブロック等）, 次の薬剤を投与中：クラリスロマイシン, イトラコナゾール, ボリコナゾール, リトナビル含有製剤, コビシスタット含有製剤, エンシトレルビル フマル酸, 中等度以上の肝機能障害（Child-Pugh分類BおよびC）, 消化管閉塞等, 消化管の器質的異常による食事の経口摂取が困難

麻酔・鎮静薬

麻酔・鎮静薬

商品名	**プレセデックス**

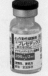

一般名	デクスメデトミジン 塩酸塩

注 200μg

看護のポイント!!

→ 本剤の投与により低血圧，高血圧，徐脈，心室細動等があらわれ，
心停止にいたるおそれがあるため，患者状態の変化とバイタルサインのモニタリングを頻回に行う
持続注入するにあたっては，投与速度の調節可能な注入器具（シリンジポンプ等）を使用する

効能効果

①集中治療における人工呼吸中及び離脱後の鎮静
②局所麻酔下における非挿管での手術及び処置時の鎮静

用法用量

①，②成人（初期負荷投与）6μg/kg/時の投与速度で10分間持続
静注
①，②成人（維持量）0.2〜0.7μg/kg/時
①小児（6歳以上）0.2〜1.0μg/kg/時
①小児（6歳未満）0.2〜1.4μg/kg/時

重大な副作用

低血圧，高血圧，徐脈，心室細動，心停止，洞停止，低酸素症，
無呼吸，呼吸困難，呼吸抑制，舌根沈下

禁忌

本剤の成分に対し過敏症の既往歴

570

商品名	**ドルミカム**

一般名	ミダゾラム

注 10mg

看護のポイント!!

➡ 無呼吸，呼吸抑制，舌根沈下，血圧低下等のため，投与開始時から，投与中，そして完全に回復するまで患者の状態を注意深く観察すること，動脈内に注射した場合，末梢の壊死を起こすおそれがあるので動脈内には絶対に注射しないこと

効能効果

①麻酔前投薬，②全身麻酔の導入・維持，③集中治療における人工呼吸中の鎮静，④歯科・口腔外科領域における手術及び処置時の鎮静

用法用量

①：0.08〜0.10mg/kg，筋注（手術前30分〜1時間）
②：0.15〜0.30mg/kg，1分間以上の時間をかけて緩徐に　静注
③：(導入) 0.03〜0.06mg/kg，必要に応じて0.03mg/kg投与 (5分以上間隔空ける) 1分以上かけて　静注
〔維持投与〕0.03〜0.06mg/kg/時より開始，0.03〜0.18mg/kg/時の範囲で持続静注
④：初回投与：1〜2mg　必要に応じて0.5〜1mg投与 (2分以上間隔空ける)　静注
※添付文書（電子添文）より抜粋

重大な副作用

連用により依存性，無呼吸，呼吸抑制，舌根沈下，アナフィラキシーショック，心停止，心疾患患者で心室頻拍・心室性頻脈，悪性症候群

禁忌

本剤の成分に対し過敏症の既往歴，急性閉塞隅角緑内障，重症筋無力症，HIVプロテアーゼ阻害剤（リトナビルを含有する薬剤，ネ

ルフィナビル，アタザナビル，ホスアンプレナビル，ダルナビルを含
有する薬剤），エファビレンツ，コビシスタットを含有する薬剤およ
びニルマトレルビル・リトナビルを投与中，ショック，昏睡，バイタ
ルサインの抑制がみられる急性アルコール中毒

商品名	**1%ディプリバン注**	
一般名	**プロポフォール**	注 1% 20mL 注 1% 50mL 注 1% 100mL

看護のポイント!!

➡ 小児（集中治療における人工呼吸中の鎮静）には禁忌
　投与開始時，投与中，完全に覚醒するまで血圧，心拍数などのバイ
　タルサインを注意深く観察する．細菌汚染しやすいため調製時は
　汚染に注意し，投与開始12時間経過したら，注射器，点滴ライン
　は交換すること

効能効果

全身麻酔の導入及び維持，集中治療における人工呼吸中の鎮静

用法用量

導入：0.05mL/kg/10秒　静注（就眠が得られるまで）
維持：0.4〜1.0mL/kg/時　静注
集中治療における人工呼吸中の鎮静：0.03mL/kg/時　持続静注

重大な副作用

低血圧，アナフィラキシー，気管支痙攣，舌根沈下，一過性無呼吸，
てんかん様体動，重篤な徐脈，不全収縮，心室頻拍，心室性期外
収縮，左脚ブロック，肺水腫，覚醒遅延，横紋筋融解症，悪性高
熱類似症状

禁忌

本剤または本剤の成分に対し過敏症の既往歴，小児（集中治療にお
ける人工呼吸中の鎮静）